专家汇聚
孕育经典
高端品牌
精致享受

适合中国妈妈的权威孕育指南

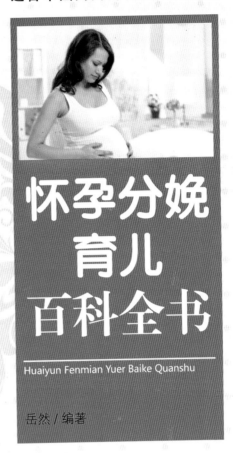

怀孕分娩育儿百科全书

Huaiyun Fenmian Yuer Baike Quanshu

岳然 / 编著

上海科学普及出版社

图书在版编目（CIP）数据

怀孕分娩育儿百科全书 / 岳然编著.—上海：上海科学普及出版社，2013.1

（百科全书系列）

ISBN 978-7-5427-5554-4

Ⅰ.①怀… Ⅱ.①岳… Ⅲ.①妊娠期－妇幼保健－基本知识②分娩－基本知识③婴幼儿－哺育－基本知识 Ⅳ.①R715.3②R714.3③R174

中国版本图书馆CIP数据核字(2012)第254429号

责任编辑　张吉容
统　　筹　徐丽萍　刘湘雯

怀孕分娩育儿百科全书
岳　然　编著
上海科学普及出版社出版发行
（上海中山北路832号　邮政编码200070）
http://www.pspsh.com

各地新华书店经销　　北京燕旭开拓印务有限公司印刷
开本720×1000　1/16　　印张25　　字数480 000
2013年1月第1版　　　　2013年1月第1次印刷

ISBN 978-7-5427-5554-4　　　　定价：24.80元

Contents 目录

Contents

目录

Contents

Part 7　甜蜜在7月：睁眼看世界的宝宝

Part 8　渴望在8月：宝贝，做个好梦

目录

Part 9　等待在9月：我和宝宝有个约会

Part 10　幸福在10月：迎接天使的到来

Contents

Part 11　分娩：短暂疼痛换来长久幸福

Part 12　产生恢复：做健康美丽的妈妈

目录

Contents

目录

Part 17　第5个月宝宝会吃"饭"了

Part 18　第6个月宝宝开始会坐了

Contents

Part 19　第7个月宝宝会用手势语了

目录

Contents

Part 22　第 10 个月宝宝会叫爸爸妈妈了

宝宝护理

宝宝喂养

宝宝早教

Part 23　第 11 个月宝宝站起来了

宝宝护理

宝宝喂养

目录

Part 24　第 12 个月宝宝走两步

Part 25　0~3 岁宝宝常见病的防治

Contents

Part 1

准备在一月：播下一颗幸福的种子

孕期饮食方案

❋ 本月营养指导

本月的前两周准父母还处于孕前的准备状态，直到第二周末或第三周，孕妈妈的排卵期到来，一颗幸福的种子——受精卵才会形成。

为了保证准父母在受孕时体力充沛，这一段时间，孕妈妈在饮食上要保证热能的充足供给，最好在每天供给正常成人需要的 2200 千卡（1千卡＝4.1848千焦）的基础上，再加上 400 千卡，以供给性生活的消耗，同时为受孕积蓄一部分能量。

具体地说，建议夫妻双方每人每天摄入肉类 150～200 克，鸡蛋 1～2 个，豆制品 50～150 克，蔬菜 500 克，水果 100～150 克，主食 400～600 克，植物油 25～40 克，坚果类 20～50 克，牛奶 500 毫升。

本月主打营养素——叶酸

补充叶酸可以防止贫血、早产，防止胎宝宝畸形，这在妊娠早期尤为重要，因为早期正是胎宝宝神经器官发育的关键时期。孕妈妈应继续按照孕前医生所嘱，坚持口服叶酸片来保证每日所需的叶酸。

此外，还要注意多吃富含叶酸的食物，如深绿叶蔬菜（苋菜、菠菜、油菜等）、动物的肝脏（鸡肝、猪肝、牛肝等）、谷类食物（全麦面粉、大麦、米糠、小麦胚芽、糙米等）、豆类、坚果类食品（黄豆、绿豆、豆制品、花生、核桃、腰果等）以及新鲜水果（枣、柑橘、橙子、草莓等）。

早餐要保质保量

一定要吃早餐，而且要保证质量。在合理的早餐营养结构中三大产热营养素——蛋白质、脂肪、碳水化合物的比例应该在12∶（25～30）∶60（中国营养学会推荐）。

通过胎盘侵入胎宝宝大脑，影响胎宝宝智力发育。

一日早餐举例：50 克面包或饼干等主食，1 个鸡蛋（或 4～5 片酱牛肉），250 毫升牛奶或豆浆，少量蔬菜，还可以适当搭配果酱或蜂蜜，做到营养均衡。

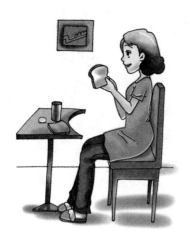

早餐应该吃温、热的食物，以保护胃气。食用热稀饭、热燕麦片、热牛奶、热豆花、热面汤等热食，可以起到温胃、养胃的作用。尤其在寒冷的冬季，这点特别重要。改掉早餐吃油条的习惯，炸油条使用的明矾含有铝，铝可

孕事早知道

有些孕妈妈在本月末会有晨起恶心的症状，这往往是由于空腹造成的，你可以早晨醒来先吃一些含蛋白质、碳水化合物的食物，如温牛奶加苏打饼干，再去洗漱，就会缓解症状。

❀ 孕妈妈主题餐厅：美味叶酸餐

🌱 清炒莴笋

做法：将莴笋去皮、去叶，洗净切成丝；鸡蛋打入碗内调成蛋汁；木耳洗净切成细丝。起锅热油，倒入蛋液炒成松散蛋块，放入木耳、莴笋丝、盐炒熟，然后调入味精炒匀即可起锅。

🌱 什锦鸡蛋羹

做法：香菇洗净后切丁；胡萝卜洗净、去皮后切丁；火腿切丁。鸡蛋打入碗内搅散，按 1：2 的比例倒入凉水，上锅蒸 15 分钟后取出。起锅热油，放入香菇丁、胡萝卜丁、火腿丁、青豆、

玉米粒，翻炒片刻后，加入少许清水，放入盐、鸡精炒匀，等材料熟透后用水淀粉勾芡，即可盛出淋在鸡蛋羹上。

🌱 水果拌酸奶

做法：香蕉去皮，切成小方块；猕猴桃去皮，切成小方块；草莓洗净，去蒂后，对切后再切成 4 块（还可以选择橘子、樱桃、柠檬、桃子、李、杏、杨梅、海棠、酸枣、山楂、石榴、葡萄、梨等富含叶酸的水果随意搭配）。把切好的水果丁放入碗内，淋上酸奶，以没过水果为好，拌匀即可。

❤ 孕妈妈放轻松

要想保证叶酸的摄取量，应该食用新鲜蔬菜和水果。每餐尽量选择两种以上蔬菜，以一种做成半荤半素的菜肴、一种做成全素的菜肴为好。在搭配上，选择一种果类蔬菜和一种叶类蔬菜相配，或一种根类蔬菜和一种叶类蔬菜相配。还可以选择不同颜色的蔬菜相配，红色、紫色或黄色蔬菜和绿色蔬菜相配，如茄子和黄瓜。这样营养会更均衡。

孕1月生活细节

❀ 孕期可以饲养宠物吗

宠物身上可能隐藏着弓形虫

弓形虫是一种肉眼看不见的小原虫，广泛存在于动物中，这种原虫寄生在人和动物体内就会引起弓形虫病。正常人感染弓形虫大多不表现出症状，只有少数人会发低烧、流鼻涕等，并且可自愈。但是孕妇如果在怀孕早期感染弓形虫就会引起死胎、流产或畸形儿等严重后果。

在众多的宠物中，猫的粪便最易传播弓形虫。一只猫每天可以排泄数以万计的弓形虫卵囊，人通过接触猫的唾液、粪便或饮用受污染的水，或食用受污染的食物，都有被感染的危险。

孕期养宠物如何确保卫生安全

如果在孕前就一直饲养宠物，孕期

也不想离开宠物的话，就要特别注意宠物的卫生问题。

❶ 在计划怀孕之前，带宠物去检查一下弓形虫病，防患于未然。

❷ 减少宠物在外游荡及与其他动物接触的机会，特别注意不要让宠物在外面吃不洁食物。自己动手替宠物清洁或喂饲时，最好先戴上手套，用完的手套也要第一时间彻底清洁或扔掉。当完成清洁或喂饲的工作后，切记马上用肥皂洗手。

❸ 限制猫、狗在一个房间活动，不要让它上床和自己一起睡，接触宠物后要洗手。也不要让猫咪跳入孕妈妈怀中，否则就有可能影响胎宝宝了。

❹ 处理宠物粪便的工作由家中其他成员代劳，若需要自己清理，那就戴手套，并且事后一定要用肥皂洗手。

❺ 不要接触来路不明、卫生状况不明的小动物。

如果孕前并没有养过宠物，那么孕期最好不要饲养任何宠物。

🏵 如何避免电磁辐射

电磁辐射从哪里来

电磁辐射污染又称电子雾污染，高压线、变电站、电台、电视台、雷达站、电磁波发射塔和电子仪器、医疗设备、办公自动化设备和微波炉、收音机、电视机以及手机等家用电器工作时，会产生各种不同频率的电磁波。这些电磁波充斥空间，无色、无味、无形，可以穿透人体。当电磁波辐射的强度超过人体或环境所能承受的限度时就会对人体造成污染。

有关研究表明，电磁波的致病效应随着磁场振动频率的增大而增大，频率超过10万赫兹，可对人体造成潜在威胁。人体如果长期暴露在超过安全标准的辐射剂量下，人体细胞就会被大面积杀伤或杀死。

如何避免电磁辐射的危害

❶ 提高自我保护意识，多了解有关电磁辐射的常识。按照电器的《应用手册》的指导，保持安全操作距离等。如：眼睛离电视荧光屏的距离，一般为荧光屏宽度的5倍左右；微波炉在开启之后要离开至少1米远；手机在使用时，应尽量使头部与手机天线的距离远一些，最好使用分离耳机和话筒接听电话。

❷ 不要把家用电器摆放得过于集中，或经常一起使用，以免使自己暴露在超剂量辐射的环境之中。特别是电视、电脑、冰箱等电器更不宜集中摆放在卧室里。

❸ 各种家用电器、办公设备、移动电话等都应尽量避免长时间操作。如

电视、电脑等电器需要较长时间使用时，应注意至少每 1 小时离开一次，采用眺望远方或闭上眼睛的方式，以减少眼睛的疲劳程度和所受辐射的影响。

❹ 有条件的孕妈妈应配备针对电磁辐射的屏蔽服，将电磁辐射最大限度地阻挡在身体之外。

孕妈妈放轻松

多食用一些富含维生素 A、维生素 C 和蛋白质的食物，如胡萝卜、豆芽、番茄、油菜、海带、卷心菜、瘦肉、动物肝脏等以利于调节人体电磁场紊乱状态，加强身体抵抗电磁辐射的能力。

❋ 为孕妈妈打造安全家居环境

保持室内通风

注意空气的流通，尽量少用空调，保持适当的温度和湿度。经常开窗换气，让新鲜空气不断流入，并让室内的二氧化碳及时排出，减少空气中病原微生物的滋生。同时还要注意保证居室的温度、湿度适宜。如果空气过于干燥，可采用加湿器加湿，或是在室内放置两盆水。

营造温馨卧室

卧室内的卧具摆放合适与否与孕妈妈的睡眠质量有直接的关系。卧室要选择采光、通风较好的地方，床铺要放在远离窗户、相对背光的地方，因为在窗户下睡觉容易受风着凉，从窗户照进的太亮的光线也影响睡眠。

屋内去蟑灭螨

蟑螂能携带的细菌病原体有 40 多种，螨虫的分泌物足以引起过敏性哮喘、过敏性鼻炎和过敏性皮炎等疾病，严重危害妈妈和宝宝的健康。此外，地毯是螨虫栖息的良好场所，所以一定要注意清洁地毯，或者干脆把地毯卷起来，暂不使用。

购买家具认环保

如果孕期要购买新家具，就尽量购买真正的木制品家具。另外也可在家具外面喷一层密封胶，以防止甲醛雾气的散发。

房子装修要谨慎

装修材料中的有害物质，如甲醛、苯、甲苯、乙苯、氨等，无法在短时间内完全散发掉，不但有害于母体健康，还会增加胎宝宝先天性畸形、白血病的发病率。所以，怀孕前后如果打算装修房子的话，一定要选择环保、无污染的装修材料。装修之后至少要闲置 3 个月再入住。为了确保安全，在装修好后请卫生防疫部门进行甲醛检测。

❀ 让孕妈妈美美地睡个舒服觉

打造完美卧室

❶ 将其他用品搬到另一间房去，让卧室只成为安静休息的场所。还可以将明亮耀眼的聚光灯换成柔和的或可以调挡的灯，营造出浅黄色并且温馨的卧室气氛，这也有助于睡眠。

❷ 床上用品的选择也很重要。要选棉麻织品的床单和被罩。床单、被罩和人的皮肤直接接触，必须要符合卫生、舒适的要求，要有较好的透气性和吸湿性。枕头内的填充品和枕头的高低要适合，一般认为荞麦皮枕芯无论冬夏都适合，不会成为过敏原，可以放心选用。

❸ 经常将卧具放在阳光下晾晒，利用紫外线杀菌消毒，保证卧具的卫生，这对睡眠质量及健康都非常重要。

❤☕ 孕妈妈放轻松

有些孕妈妈会经常做噩梦，并对此忧心不已。

做噩梦大多是因为心理压力过大造成的，孕妈妈要适时调节自己的情绪，与身边的人多做交流。也有少量噩梦是由心脑血管疾病引起的。所以，如果孕妈妈没有任何思想上的疑虑，却经常做噩梦，应及时去医院检查、治疗，以保证安全度过孕期。

睡前的准备

❶ 睡前喝一杯牛奶可以帮助尽快入睡。注意，为了避免半夜上厕所，除了牛奶，孕妈妈最好在睡前 2 小时不再喝水，也不要喝咖啡、浓茶等易引起兴奋的饮料。

❷ 睡前不要看刺激性强的图书或电视节目，以免引起精神兴奋，难以入睡。上床后还可缓缓地做几下深呼吸，使脑部纷乱活跃的思维逐渐转为平静。

❸ 在睡前痛快地洗个热水澡或用热水浸泡双足，亦能解除困乏，有助于顺利地进入梦乡。

轻松一觉到天明

不正确的睡眠姿势也会降低睡眠的质量。

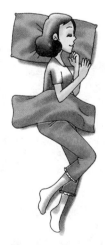

孕期最好的睡觉姿势是侧卧，左侧卧尤佳，并保持腿和膝盖弯曲。这种姿

势可以改善子宫的右旋转程度，减轻妊娠子宫对下腔静脉的压迫，增加回到心脏的血流量，保证胎盘的血液供给，给胎宝宝提供生长发育所需的营养物质，有利于胎宝宝的生长发育。

孕妈妈如果觉得保持左侧卧睡觉比较劳累，可用枕头垫高头部、背部，还可以在膝盖之间垫上小枕头，让身体舒服地靠在垫子上。

> **孕妈妈放轻松**
>
> 孕妈妈宜选择棕绷床或硬板床，然后铺上9厘米厚的棉垫或4千克以上的棉被褥。席梦思太过柔软，容易造成孕妈妈腹主动脉和下腔静脉受压，还可能导致孕妈妈脊柱不同程度地向侧面弯曲，加重腰肌负担，从而增加了孕妇腰痛与腿痛的发病率。

孕期安胎保健有对策

❋ 怎样判断自己是否怀孕了

怀孕最明显的特征：停经

假如平时月经很准，有性生活又未采取避孕措施，那么当月经逾期10天时应怀疑妊娠。如果平时月经不准，就需要看看是否伴有其他怀孕特征了。

看看有没有早孕反应：恶心、呕吐

早孕反应一般表现为早晨起床后感到恶心、呕吐，部分孕妇的早孕反应可能会持续一整天。如果你出现反常的恶心和呕吐，吐的却只是清水而已，就应该去医院，验尿便可知有没有受孕。

怀孕早期其他身体特征

疲倦：感觉随时都会打瞌睡，有些更是在起床后数小时便又倒回床上，继续大睡。而有些是一到下午便力不从心，需要闭目养神一会儿才能继续工作。

乳房发胀：怀孕一个月左右，你的乳房由于受到雌激素和孕激素的刺激，两侧乳房与乳头均会有所变大、不时发胀并伴以轻微的刺痛，以及乳晕的颜色加深。

胃口改变：一会儿想吃这个，一会儿又想吃那个，平时爱吃的东西突然不想吃了，以前不爱吃的东西反倒想吃。

最保险的方法：去医院做体检

要最终确定自己有没有怀孕，最保险的方法还是在停经6周后去医院做检查。

检查方法	怀孕特征	检查时间	准确率
妇科检查	子宫开始变大，宫颈及子宫下段变软和发紫，阴道黏膜颜色变深等	受孕后2周	准确性几乎达100%
尿妊娠试验	收集清晨第一次小便，测定尿中有无绒毛膜促性腺激素，从而达到确诊怀孕的目的	停经5～20天后	准确性达95%
B超检查	用一个超声探头，在腹部检查，从屏幕上可看到子宫里有幼小的胚胎囊	怀孕5周后	准确性达100%

去医院做检查的时候，医生一般会问你一些问题，去医院之前孕妈妈做好相应的准备，到时候就不会措手不及了。以下9个问题是医生常问的问题：

❶ 月经是否一向正常，最后一次的月经是几号。

❷ 月经一般持续几天。

❸ 有没有"害喜"的情况出现，如果有的话，大概是什么时候。

❹ 以前有没有生产过，如果有的话，以前怀孕的时候有没有出现过什么问题。

❺ 有没有做过刮宫手术，有没有流产过。

❻ 对药物有没有过敏史。

❼ 现在是否正患有某种疾病，是否正在治疗当中。

⑧ 先生的年龄情况和身体情况。

⑨ 夫妻双方有没有什么家族病史。

在家使用早孕试纸要注意方法

❶ 注意产品的生产日期，不要使用过期的测试卡，因为化学药剂时间长了就会失效。

❷ 去卫生间具体操作之前要仔细读测试卡使用说明，然后要小心谨慎地按照说明去做。

❸ 如果你对测试结果拿不准，最好打咨询电话问问医生，在医生的指导下完成测试。比如测试结果呈阳性但很不明显，应先假设自己怀孕了，

及时去医院做检查。

④ 如果自测结果呈阴性，但一周之后月经仍未来潮，应再做一次自测。如果不是阴性，最好去医院做检查。

☕ 孕事早知道

妇科专家指出，女性在家里做怀孕自我测试，没有任何外界的指导，一般测试结果只能达到50％～75％的准确率。因此，最好能在医生指导下使用早孕试纸，测试准确率就有可能接近100％。

❀ 怀孕后还可以过性生活吗

孕期可以有性生活

只要是身体健康的准父母，怀孕中期（4～7个月）仍然可以进行正常的性生活。

怀孕后，孕妈妈的生殖器官血流量更加丰富，血管充血而粗大，变得更加敏感，阴道也变得湿润而容易进入，夫妻双方很容易得到快感。

有些孕妈妈孕期还会性欲变强，有研究表明，妊娠使某些妇女的性欲增加。有些妇女在怀孕时过性生活，才第一次感觉到性高潮或多次性高潮。但也有少数孕妈妈因为受心理和内分泌的影响，性欲会有所下降。

☕ 孕妈妈放轻松

孕妈妈的乳房非常敏感，过分地抚摸、挤压可以引起乳房内部损伤，引起乳腺增生等。而且受内分泌的影响，孕妈妈的乳房对爱抚的反应更加强烈，虽然这种变化对性生活有提升作用，但容易引起子宫收缩，从而造成流产或早产。因此，孕期不宜过多地刺激孕妈妈敏感的乳房。

哪些孕妈妈须谨慎过性生活

曾有流产史的孕妈妈：在怀孕的前几个月和后几个月最好禁止性生活，直

到流产的危险期过去为止。

患阴道炎的孕妈妈：在性交时会将病菌传染给胎宝宝，在彻底治愈之前，应禁止性生活。

胎盘异常的孕妈妈：如果孕妈妈有前置胎盘，或胎盘与子宫连接不紧密时，性交可能会导致流产，应暂时停止性生活，等情况稳定后才可恢复性生活。

子宫异常的孕妈妈：如果孕妈妈发现子宫收缩太频繁，为了避免发生早产，还是要避免性生活，并找医师检查一下。子宫闭锁不全时，随时都有流产的危险，应避免性生活。

孕1月到孕3月——尽量避免过性生活

孕早期，胚胎正处在发育阶段，特别是胎盘和母体子宫壁的连接还不紧密。如果这时进行性生活，很可能由于动作不当或精神过度兴奋，使子宫受到震动，极容易使胎盘剥离而引起流产。所以，孕早期应尽量避免性生活。

> **孕妈妈放轻松**
>
> 孕期性生活中一旦发生性交腹痛，应禁止性生活。此外，在日常就有性交腹痛的孕妈妈在孕期进行性生活时一定要咨询医生，谨慎过性生活。

孕4月到孕7月——有节制地进行性生活

此期，胎盘已经发育完全，胎儿生活在一个壁很厚的子宫腔里，周围又是温暖的羊水，羊水可以减轻震荡和摇摆，而且在孕晚期之前，孕妈妈的子宫颈是紧闭的，同时还有许多黏液封闭着，能够防止病原菌的侵入。因此，孕中期可以说是孕期的最佳做爱时期。

不过，怀孕中期孕妈妈子宫逐渐增大，胎膜里的羊水量增多，胎膜的张力逐渐增加，导致体重迅速增长，身子变得笨拙，在做爱过程中不利于维护子宫的稳定、保护胎宝宝的正常环境。如果性生活次数过多，用力比较大，容易造成脐带脱离，造成胎宝宝缺氧引起流产，也可能使子宫腔感染。而且由于性高潮可引起子宫收缩，有诱发流产的可能性。所以，孕中期性生活要有节制。

> **孕妈妈放轻松**
>
> 精子中的前列腺素对子宫有刺激作用，可使敏感孕妈妈的子宫发生强烈收缩，有导致流产的危险。因此，基于卫生、安全和优生考虑，建议准爸爸还是戴避孕套。

孕8月到孕9月——性生活慎之又慎

这一段时间是胎宝宝发育的最后关键阶段，胎宝宝生长迅速，子宫增大很明显，对任何外来刺激都非常敏感。而且此时胎膜里的羊水量也日渐增多，张力随之加大，在性生活中稍有不慎，即可导致胎膜早破，致使羊水大量地流出，使胎宝宝的生活环境发生变化而使其活动受到限制。子宫壁紧裹于胎体，直接引起胎宝宝宫内缺氧，引起早产，不利于宝宝安全。即使在胎膜破裂后勉强保胎，也有可能引起宫腔内感染，使胎宝宝在未出生之前就饱受了各种细菌的袭击，引起新生儿感染，轻者可以给婴儿后天的发育及智力带来不良影响，重者则危及生命。

因此，孕晚期过性生活一定要节制，特别是孕期最后一个月，要避免性生活，以免对母婴造成严重影响。

孕10月——严禁性生活

孕10月，胎宝宝已经发育成熟，并已进入骨盆，子宫颈逐渐成熟或子宫颈变短，子宫已经下降，子宫口逐渐张开。如果这时性交，羊水感染的可能性很大，有可能会引起早产、早期破水，也会把细菌或其他病原体带入阴道和子宫颈而引起感染。

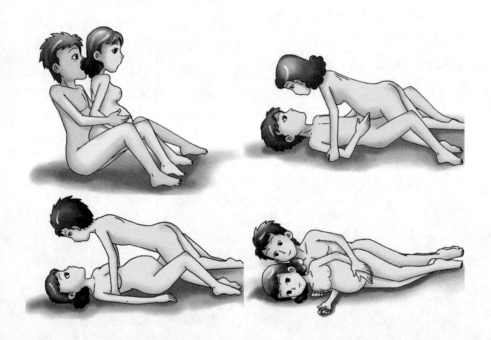

❋ 制订孕妈妈的运动计划

孕早期——轻松运动

如果孕妈妈孕早期十分健康，可参加一些不剧烈的活动。但如果身体不太好就最好不要运动，因为这时胚胎在子宫里还没有牢固地"扎下营盘"，运动不当很可能会导致流产。

一般可进行步行、游泳等运动。原来运动强度不大的，则孕前习惯的运动仍可继续进行。

不过，孕早期运动时间不可过久，否则会影响胎宝宝摄取足够的氧，从而影响胎宝宝发育。孕早期的运动一般以自我不感到疲劳为度；也可以运动停止后15分钟之内心率能恢复到运动前的水平作为衡量运动量是否适度的标准。

孕妈妈放轻松

在衣着方面：孕妈妈在运动时，应穿着宽松而舒适的运动衣，合脚、防滑的运动鞋。

在饮食方面：孕妈妈应在进食后最少1小时后再运动。运动前后和中间都要及时补充水分。

在环境方面：孕妈妈应在平整的地面上运动，以避免受伤。不要在炎热潮湿的天气中进行锻炼。

孕中期——多做舒缓的运动

这个阶段的运动量应随孕期的增长而逐渐减小，毕竟肚子越来越大，很多动作做起来也越来越不方便了，而且运动的时间要越来越短，动作要越来越轻柔。一定要避免强烈的腹部运动。

适合孕中期的运动有快走、慢跑、游泳等，这些运动不会让孕妈妈过度劳累，较为安全；同时还能减轻孕期静脉曲张等不良反应，对缓解背痛、腰痛也有好处。一般来说，这类运动只能做到中期即怀孕7个月前。

孕妈妈放轻松

为了安全起见，开始某项孕期运动之前，最好咨询妇产科大夫，看自己是否适合做运动、适合做什么运动以及运动注意事项。运动期间要注意休息，想休息就休息。

孕后期——活动量要适时减少

孕后期，胎宝宝已经长得很大了，动作过大有可能导致早产等问题。孕妈妈可以选择散步或者一些简单的运动，微微出汗即可，不能让自己感觉到累或者吃力。

哪些运动不适合孕妈妈

❶ 需要仰卧或右侧卧超过3分钟的运动（尤其是怀孕3个月后）。

❷ 容易摔倒的运动（如滑冰和骑马）。

❸ 可能和身体接触和碰撞的运动，如垒球、足球、篮球和排球（受伤的概率大）。

❹ 可能引起腹部受伤的运动，即使可能性很小。这种运动包括腹部震动或快速转动。

❺ 任何需要大量跑、跳、蹦的运动。

❻ 深屈膝，完整的仰卧起坐，高抬腿，直腿趾触练习。

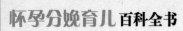# ❀ 及早发现葡萄胎、宫外孕

宫外孕

宫外孕指受精卵在宫腔外着床发育，以输卵管妊娠最多见。发生宫外孕的孕妈妈，一般会在怀孕 6～8 周时（不知道自己怀孕，一旦出现长时间的停经，也应注意宫外孕的可能）出现不规则阴道流血，血量可多可少，同时伴有下腹一侧出现隐痛或胀痛，有排便感，疼痛为阵发性或持续性时，应立即送医院救治。

孕妈妈如果以前就发生过宫外孕，在彻底治愈后必须坚持避孕一段时间，待医生检查认为一切正常后方可考虑怀孕，以免再次引发危险的宫外孕。

葡萄胎

葡萄胎是一种妊娠期的良性肿瘤，是胚胎的滋养细胞绒毛水肿增大，形成大小不等的水疱，相连成串，像葡萄一样，故称葡萄胎。

发生葡萄胎的孕妈妈，一般表现为闭经后的 6～8 周有不规则阴道流血，最初出血量少，为暗红色，后逐渐增多或继续出血。可伴有阵发性下腹痛，腹部呈胀痛或钝痛。一般能忍受，常发生于阴道流血前，也可伴有妊娠呕吐。

患有葡萄胎的孕妈妈，在孕早期就有妊娠高血压综合征征象，如高血压、下肢水肿和尿中有白色絮状沉淀。在妊娠 4 个月左右，临近自行排出时可发生大出血，并可见到葡萄样组织。

一旦发现以上症状，应及时将孕妈妈送医就诊。葡萄胎一旦确诊后应及早手术，以求保留子宫。

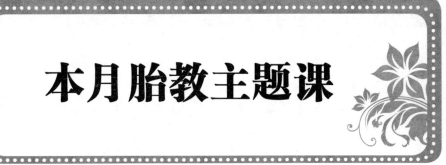

本月胎教主题课

❋ 科学理解胎教的含义

　　胎教是指孕妈妈在各方面有意识地、主动地采取一些相应的措施，对胎宝宝进行良好影响的方法，有广义胎教和狭义胎教之分。

　　广义胎教是指为了促进胎宝宝生理上和心理上的健康发育成长，同时确保孕产妇能够顺利地度过孕产期所采取的精神、饮食、环境、劳逸等各方面的保健措施。而狭义胎教是指根据胎宝宝各感觉器官发育成长的实际情况，在胎宝宝发育成长的各个时间段，科学地提供视觉、听觉、触觉等方面的刺激，如光照、音乐、对话、拍打、抚摸等，以最大限度地发掘胎宝宝的智力潜能，达到提高人类素质的目的。

　　本书所指的胎教，主要以狭义胎教为主，同时结合了部分广义上的情绪胎教。

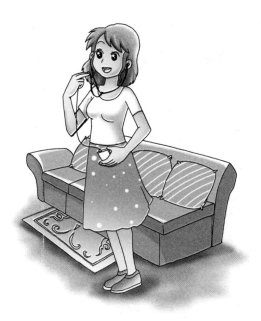

🌸 胎教过的宝宝有什么特点

❶ 胎教过的宝宝一般不爱哭。虽然婴儿在饥饿、尿湿和身体不适时也会啼哭，但得到满足之后啼哭便会停止。

❷ 胎教过的宝宝容易养成规律的作息。受过胎教的宝宝感音能力较好，每当听到母亲的脚步声、说话声时就会停止啼哭。这样的宝宝比较容易养成正常的生活规律。比如在睡前播放胎教音乐或母亲哼唱一段催眠曲，宝宝就能很快入睡，满月后就能养成白天醒、晚上睡的好习惯。

❸ 胎教过的宝宝大都能够较早地与人交往，学习语言的能力也更强。胎教的孩子能够较早地学会发音。受过胎教的婴儿2个月时会发几个元音，4个月会发几个辅音，5~6个月发出的声音能表达一定的意思。

 孕妈妈放轻松

胎教的真谛在于激发胎宝宝内部的潜力，有效地改善胎宝宝的素质，并不是追求培养神童或天才。

🌸 胎教应从什么时候开始

狭义胎教主要建立在胎宝宝各感觉器官发育成长的基础上。只有这些感觉器官发育成熟，才可以接收到外界传达的刺激，并能使胎宝宝产生反应，胎教才可以开始实施。

要建立胎宝宝的条件反射，需要三方面的物质基础：

❶ 要有接收外界刺激的感受器和效应器，人的眼、耳、鼻、舌及体表都是天然自备的感受器。

❷ 要有连接感受器、效应器及反射中枢的传出神经。

❸ 要有反射中枢，也就是大脑、脊髓等中枢神经系统。

胎宝宝大脑和各感觉器官的发育状况，可参考下文：

听觉：15周开始有听力，20周时听觉功能已经完全建立，25周时听力几乎与成人相当，28周时对音响刺激已经具备充分的反应能力。

视觉：13周时视觉已经形成，27~32周，胎宝宝开始尝试睁开眼睛。

触觉：一般而言，在12周左右，胎宝宝的触觉就形成了。

大脑：12周时胎宝宝逐渐有了接收能力，16周时胎宝宝已能表示喜恶。

各种有针对性的胎教训练，都应该根据胎宝宝各类器官的发育成熟度来实施。

孕妈妈放轻松

　　胎教不是孤立的，而是受诸多因素的影响和控制的。每个人的遗传基因、身体素质、先天条件、自身文化修养的水平、环境因素以及父母对胎教实施的程度，都导致胎教出现不同的结果。

Part 2

反应在N月 ：真的怀孕了吗

孕期饮食方案

❋ 本月营养指导

本月是胎宝宝生长发育非常关键的时期，宝宝的神经系统、内脏、五官、四肢等器官，都会在这个月内形成雏形。孕妈妈要继续补充叶酸及其他维生素、矿物质、蛋白质、脂肪等营养素，并避免化学、物理、生物等可能致畸的因素。

同时，本月胎宝宝还很小，还不需要大量的营养素，孕妈妈只要保持饮食均衡即可满足胎宝宝的营养需求。在饮食安排上，如果孕妈妈以前的营养状况就很好，体质也不错，一般来说就不需要再特意加强营养。但如果孕妈妈自身营养状况不佳，体质又较弱，就应该及早改善营养状况，把增加营养当成孕早期保健的一项重要内容。

本月主打营养素——维生素 C、维生素 B₆

本月，有些孕妈妈刷牙时会发现牙龈出血，适量补充维生素 C 能缓解牙龈出血的现象，同时可以帮助提高机体抵抗力、预防牙龈疾病。多吃新鲜的水果、蔬菜，就可以补充足够的维生素 C。注意，维生素 C 是水溶性的，容易流失，因此，烹煮食物的时间不宜过长。

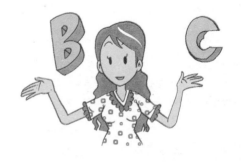

对于那些受孕吐困扰的孕妈妈来说，维生素 B₆ 是妊娠呕吐的克星。维生素 B₆ 在麦芽糖中含量最高，每天吃 1～2 勺麦芽糖不仅可以抑制妊娠呕吐，

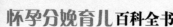

而且能使孕妇精力充沛。如果孕妈妈想通过补充维生素 B$_6$ 制剂来缓解孕吐现象，在服用之前一定要先咨询医生，不可擅自服用。

不要患上营养恐惧症

许多女性怀孕以后，都会担心营养补充不够，常强迫自己猛吃猛喝，或者盲目补充保健食品。殊不知这样反而会给自身和胎宝宝的健康埋下隐患。

其实，怀孕是再自然不过的事情，孕期的你和正常的健康人没有什么太大的不同，只需在医生的指导下，补充所需的食物和营养即可，完全没有必要乱补。如果你确实缺某些营养的话，也应该及时去医院就诊，并在医生的指导下有针对性地补充。

注意，补充营养最好的办法就是食补。

❋ 孕吐期孕妈妈应如何保证营养

孕吐是早孕反应的一种常见症状，一般会在怀孕 4～8 周的时候开始，在第 8～10 周时达到顶峰，然后在第 12 周时回落。不过也有部分孕妈妈孕吐的现象持续的时间会更长。

饮食、精神因素、怀孕后体内激素的变化以及黄体酮的增加，都是引发孕吐的原因。轻度的孕吐反应，一般在妊娠 3 个月左右即会自然消失；剧烈而持续性的呕吐（表现为全身困倦无力、消瘦、脱水、少尿甚至酸中毒等危重病症），对母子健康影响很大，应及时请医生治疗。

由于怀孕最初 3 个月，是胎宝宝各种器官形成的关键时期，因此，孕吐期的饮食调理十分重要。

早餐一定不能少

孕吐期的孕妈妈大部分都会有晨起恶心的症状，这是由于较长时间没有吃东西导致体内血糖含量降低造成的。因此，孕妈妈早晨起床之前应该先吃点含蛋白质、碳水化合物的食物，如温牛奶加苏打饼干，再去洗漱，就会缓解症状。

此外，清晨不要太着急起床，起床太猛了会加重反胃的情况。

少食多餐，干稀搭配

孕妇的进食方法以少食多餐为好。每 2～3 小时进食一次，一天 5～6 餐，甚至可以想吃就吃。恶心时吃干的，不恶心时吃稀汤。进食后万一呕吐，可做做深呼吸，或听听音乐、散散步，再继续进食。晚上反应较轻时，食量宜增加，食物要多样化，必要时睡前可适量加餐。

呕吐剧烈时可以尝试用水果入菜，如利用柠檬、脐橙、菠萝等做材料来烹煮食物，以增加食欲；也可用少量的醋来增添菜色美味，还可以试一试用酸梅汤、橙汁、甘蔗汁等来缓解妊娠的不适。

中医调理孕吐的方法

中医认为，孕妇产生恶心、呕吐的症状，主要是由于胃气虚弱或肝热气逆导致的。

属胃气虚弱的，症状有呕恶不食、脘腹胀闷，或食入即吐、全身乏力、头晕思睡、舌苔白、舌质淡、脉滑无力。饮食以牛奶、豆浆、蛋羹、米粥、软饭、软面条为主。可选用健胃和中、降逆止呕的食物调治。

属肝热气逆的，则宜多吃蔬菜和水果。一般症状有呕吐苦水或酸水、胸胁及脘腹胀满、嗳气、长出气、头晕且涨、烦急易怒、舌苔微黄、舌边尖红、脉弦滑，可选用清热和胃、凉血安胎的食物调治。

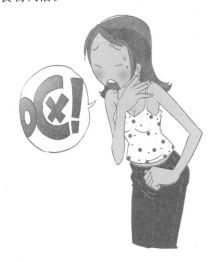

❀ 为什么孕妈妈爱吃酸

有研究表明，孕妈妈嗜酸实际上是胎宝宝吸收营养的一种表现。

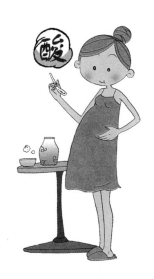

在怀孕2～3个月时，胎宝宝骨骼开始形成，构成骨骼的主要成分是钙，要使钙盐形成骨质，需要酸性物质的参加。铁是人体不可缺少的微量元素，是孕妇、胎宝宝制造血红蛋白必需的原料，但铁元素只有在酸性环境下才能吸收。人体吸收维生素C也需要酸来调剂，否则维生素C就会流失。而此时，有不少孕妈妈的胎盘会分泌出一种绒毛膜促性腺激素，这种物质能抑制胃酸分泌，使胃酸减少、消化酶活力降低。这样，为了满足胎宝宝对钙、铁等营养素的需求，便促使母体嗜酸来增加对这些营养物质的吸收，这就是孕妇嗜酸之原因。

❤ **孕妈妈放轻松**

　　孕妈妈应该有选择地吃一些酸性食物，如番茄、柑橘、杏、草莓等新鲜水果，既能满足孕妇嗜酸的需要，又能增加营养，可谓一举两得。应尽量少吃米醋、腌渍的酸菜及酸性较大的刺激性食物等，这对孕妈妈和胎宝宝的健康都不利。

❀ 孕妈妈主题餐厅：止吐开胃餐

🌷 烤全麦三明治

　　做法：将全麦吐司切成小块，抹上一层果酱。将葡萄干、核桃、杏仁片和樱桃放在吐司上，然后撒上起司粉即可食用。

🌷 姜味豆皮寿司

　　做法：把嫩姜洗净切成薄片，加一点点盐软化；用冷开水冲洗软化后的嫩姜片，然后加入糖、醋拌匀，腌2小时左右；把熟山药和熟地瓜切成小块，分别与白米饭拌匀，塞入豆皮内；和腌好的嫩姜片一起食用即可。

🌷 陈皮卤牛肉

　　做法：把陈皮用水稍微泡软，葱洗净切成段；牛肉洗净切成薄片，加酱油拌匀，腌10分钟；将腌好的牛肉一片一片放到热油里，炸到稍干一些；把陈皮、葱、姜先爆香，然后加入酱油、糖、水和牛肉稍炒一下，就可以吃了。

❤ **孕妈妈放轻松**

　　建议孕吐期的孕妈妈多吃新鲜蔬菜、干果、燕麦、全麦面包、米饼或薄脆饼干、全麦三明治、新鲜水果、向日葵子或南瓜子、腰果、酸奶等可以减轻孕吐的食物；少吃肉饼、馅饼、香肠、汉堡以及油腻和煎炸食品，晚上尤其要注意避免吃得太多。

孕 2 月生活细节

❋ 孕妈妈要注意避免哪些噪声

长期生活在噪声污染的区域会使人烦躁不安、情绪不稳，影响食欲、休息和睡眠，还可导致听力下降。噪声对孕妈妈的危害更大，不仅可影响孕妈妈的中枢神经系统，并使孕妈妈内分泌功能紊乱，还可使胎心音加快、胎动增加。高分贝噪声可损害胎宝宝的听觉器官，诱发子宫收缩而引起早产、流产、新生儿体重减轻及先天性畸形。

胎宝宝内耳蜗处在生长发育阶段，极易遭受噪声损害，大量低频率噪声可进入子宫被胎宝宝听到，影响胎宝宝耳蜗发育。胎宝宝内耳受到噪声影响，可能使脑的部分区域受损，严重影响大脑的发育，导致宝宝出生后智力低下。有调查研究证实，孕妇若长时间受 85 分贝以上的噪声影响，胎宝宝在出生前就已丧失了听觉的灵敏感。

宝宝的耳蜗发育会一直持续到出生后，因此，孕妈妈在整个孕期都应尽量避免噪声环境。

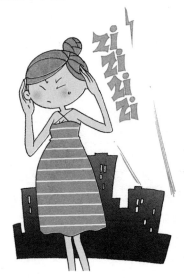

❀ 孕妈妈外出时要注意哪些交通细节

孕妈妈开车的出行安全

❶ 孕妈妈不宜长时间开车。开车时长期处于单一姿势，坐得时间过久，会使得孕妈妈腰部受力最大，致使腹压过大，从而可能引发流产。而且，开车时长期处于震动和摇晃之中，对孕妈妈来说过于疲劳，胎宝宝长时间处于颠簸状态，可能会引起不正常的胎动和腹痛。

❷ 开车时一定要系上安全带。孕妈妈宜将安全带的肩带置于肩胛骨处，而不是紧贴脖子。肩带部分应该以穿过胸部中央为宜，腰带应置于腹部下方，不要压迫到隆起的肚子。身体姿势要尽量坐正，以免安全带滑落压到胎宝宝。

❸ 避免在凹凸不平或弯曲的路面上行驶，更不要快速行驶，以防紧急刹车碰撞腹部。

♥ 孕妈妈放轻松

孕早期应尽量避免开车。因为孕早期的孕妈妈由于体内激素的变化，心理状态不稳定，注意力容易分散，也容易产生困倦，对于需要高度集中精神的开车来说是不适合的。

孕妈妈乘坐公交车的出行安全

❶ 尽量避开上、下班高峰期，留出足够的时间。不要不顾一切地追赶即将开动的汽车，不要与他人争抢车门、座位，以免造成危险。

❷ 宜选择汽车靠前的位置，这样能减少颠簸，以免发生意外。可以大方地亮出自己的孕妇身份，请别人给你让个座位；也可以让售票员帮你找个座位。

❸ 随身带个塑料袋，以防随时到来的孕吐污染环境。坐在靠窗通风的位置对孕妈妈有好处。

孕妈妈骑自行车的出行安全

❶ 孕早期和孕晚期都不宜骑自行车出行。在孕早期，胎盘发育尚未稳定，自行车的颠簸会导致孕妈妈流产；而在孕晚期，腹部增大，肢体不灵活，应付紧急情况的能力差，容易引起羊水早破甚至早产。

❷ 孕中期骑自行车时，应适当调节车座的高度，坐垫也要柔软一点，缓冲车座对会阴部的反压力。孕中期骑车或乘车时尽量避开不平的道路，以免发生意外。

❸ 骑车速度不要太快，骑车时间不要太长，遇到上下陡坡或道路不太平坦时，不要勉强骑过，以免剧烈震动和过度用力引起流产。

长途出行时怎样注意交通安全

火车：孕妈妈坐火车是比较安全的，但路程太长容易疲倦，最好能乘卧铺或是软卧。

飞机：乘飞机时间较短，不易疲劳，但胎盘功能不良的孕妇不宜乘飞机，因为高空飞行时的缺氧对胎宝宝不利。

汽车：乘汽车宜避免启动或紧急刹车时腹部被撞；乘公共汽车要有座位以免拥挤；乘长途汽车可在腰部放一块靠垫，尽量坐在车前部，如有停车可下车活动一下。

轮船：要考虑由于风浪大而可能发生晕船，诱发早产或流产等。

孕妈妈放轻松

孕妈妈在孕早期和孕晚期应尽量避免出远门。如果不得已要远行，一定要预先咨询妇产科医生的意见，做好必要的准备工作，以防万一。

孕期安胎
保健有对策

❋ 推算预产期

预产期，顾名思义是预计分娩的日期，胎宝宝在子宫内的年龄是以周为单位计算的。根据孕周可以判断胎宝宝成熟与否。从末次月经的第一天以后的280天（即40周）为胎宝宝在宫内的生长发育期。

在预产期的前后两周分娩都算正常。不过推算出大致的预产期，对孕妈妈及时、有计划地做相应的孕期准备是非常有益的。

预产期月份的计算

如果孕妈妈最后月经来潮是在3月份以后，就在这个月份上减去3，就是第二年宝宝出生的月份；如果月经来潮是在1～3月，那么就在这个月份上加上9即是分娩的月份。

预产期日期的计算

在最后月经来潮的第一天日期上加上 7，就得出预产期的日期。如果得数超过 30，减掉 30 以后得出的数字就是预产期的日期。

例如：最后一次月经来潮是 2008 年 8 月 15 日，预产期月份＝8－3＝5（即 2009 年 5 月）；预产期日期＝15＋7＝22（即 22 日），即预产期为 2009 年 5 月 22 日。

孕妈妈放轻松

从怀孕到分娩约需 266 天，因此，如果孕妈妈通过基础体温表对自己的排卵日非常确定，那么从排卵日向后推算 264～268 天，即是预产期了。

❋ 应对妊娠反应全策略

有关研究表明，半数以上的孕妈妈在怀孕 6～12 周时，都会出现程度不等的妊娠反应，如食欲缺乏、挑食、恶心、呕吐等。这是因为此期间孕妇的胎盘会分泌出一种叫绒毛膜促性腺激素的物质，该物质能抑制胃液的分泌，使胃液显著减少，造成体内消化酶的活力大大降低，进而影响孕妇的正常消化吸收功能，产生食欲减退等消化道症状。而情绪低落则会加剧妊娠反应的程度。

妊娠反应是正常的妊娠生理现象，就整个妊娠过程而言仅是阶段性现象，一般在停经 12 周后自行消失。度过这一时期，孕妈妈身体会很快复原。所以，如果妊娠反应对孕妈妈的生活和工作影响不大，无须特殊治疗。

缓解妊娠反应

怀孕 3 个月前后，也正好是胎宝宝智力发育的关键时期。从胎宝宝的整个发育过程看，其心、脑、口、牙、耳、腭等器官的分化，均在怀孕 3 个月内形成。因此，发生妊娠反应的时候，孕妈妈一定要做好自我调节，避免妊娠反应对自己和胎宝宝产生不利影响。

❶ 放松心情，并多了解一些孕产期的相关知识，了解妊娠呕吐是一种正常的生理反应，不是疾病。只要解除思想顾虑，树立胜利的信心，保持精神和心理平衡，就可减轻妊娠反应的症状。

❷ 轻度妊娠反应不影响正常生活和工作，孕妈妈只要适度休息，减少不必要的消耗，就可减轻反应的发生。

❸ 少吃多餐，孕吐时吃干的，不吐时吃稀的，既能保证营养的摄入，还能保证孕妈妈补充足够的水分，以免孕吐引起身体脱水。在食物的选择上，可以根据孕妈妈的个人喜好，选择喜欢吃的、营养丰富的、易消化的食物。

❹ 如果妊娠反应严重可考虑就医，并在医生指导下用药物减轻妊娠反应。

🍵 孕妈妈放轻松

孕妈妈还可以根据妊娠反应症状的轻重，寻求中医疗法来减轻妊娠反应。呕吐严重者，可用针灸止吐，取内关、足三里、中脘等穴，也可用耳针。针灸治疗止吐效果较好，对胎宝宝没有不良影响。

✿ 孕妈妈运动之散步

散步是孕妇最适宜的运动

鉴于孕妇的生理特点，散步是促进孕妇和胎宝宝健康的有效方法。

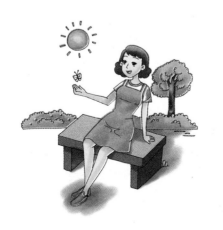

❶ 有节律而平静地步行，可使腿肌、腹壁肌、心肌加强活动。

❷ 散步可以提高神经系统和心肺的功能，促进新陈代谢。在散步中，肺的通气量增加，呼吸变得深沉。

❸ 散步可以扩大血管的容量，让肝和脾所储存的血液进入血管。动脉血的大量增加和血液循环的加快，对身体细胞的营养，特别是心肌的营养有良好的作用。

散步的时间很重要

应选择风和日丽的天气，雾、雨、风及天气骤变时不宜外出，以免感冒。孕妈妈可以根据自己的工作和生活情况安排适当的散步时间。

选好散步的地点

花草茂盛、绿树成荫的公园小道是最理想的散步场所。这些地方空气清新、氧气浓度高，尘土和噪声少。孕妈妈置身于这样宜人的环境中散步，无疑会身心愉悦。

一定要避开空气污浊的地方，如闹市区、集市以及交通要道。在这些地方散步，不仅起不到应有的作用，反而对孕妈妈和胎宝宝的健康有害。

孕妈妈放轻松

散步时最好请准爸爸陪同，这样可以增加夫妻间的交流，培养准爸爸对胎宝宝的感情。散步时，要穿宽松舒适的衣服和鞋。

❋ 谨防流产

所谓流产（自然流产），即因某种原因胚胎或胎宝宝自动脱离母体而排出。在孕28周前或胎宝宝体重在1000克以下终止妊娠者都是流产。临床上以12周为界，将流产发生在孕12周前者称为早期流产，发生在12周后者称为晚期流产。

导致流产的原因

导致自然流产的原因很多，遗传基因缺陷、免疫因素、母体疾病因素甚至是环境因素，都可能引起自然流产。

❶ 胚胎发育不正常，是早期流产最常见的原因。极少数发育不正常的胚胎，即使保住，在出生后也会造成胎宝宝某些功能异常或发育畸形。

❷ 孕妈妈如果患有慢性疾病，比如贫血、高血压、慢性肾炎、心脏病，容易导致流产。患有子宫畸形、盆腔肿瘤、宫腔内口松弛或有裂伤等生殖器官疾病的孕妈妈，也有可能造成流产。

❸ 孕妈妈若受到含汞、铅、镉等有害物质或有毒环境的影响，又或者受到物理因素如高温、噪声的干扰和影响，也可导致流产。

❹ 孕妈妈若受到病毒感染，母体的病毒通过血液进入胎盘，会导致流产。孕妈妈体内黄体功能失调，或者甲状腺功能低下也会造成流产。

自然流产是一种淘汰缺陷胎宝宝的机制，不是完全有害的。因此，一旦发生流产，孕妈妈也不必过于伤心。

流产的征兆

流产最主要的信号就是阴道出血和腹痛（主要是因为子宫收缩而引起腹痛）。如果孕妈妈发现自己阴道有少量流血，下腹有轻微疼痛或者感觉腰酸下坠，这可能就是流产的前兆。这时孕妈妈也不必太过紧张，最好的方法就是卧床休息，如果情况变严重，则需要及时就医。

怎样预防流产

❶ 在适宜年龄生产，可以减少流产的发生。

❷ 注意均衡营养，摄取足够的维生素与矿物质。

❸ 养成良好的生活习惯，协调工作压力，改善工作环境，避开所有污染

物质。

❹ 避免做使腹部紧张或受压迫的动作，如弯腰、搬重物、伸手到高处去取东西及频繁地上楼下楼等活动。

❺ 不要乘坐震动很剧烈的交通工具，如坐汽车时尽量坐在前排。

❻ 稳定情绪，不紧张、不兴奋，情绪激动和波动会诱发子宫收缩。

❼ 一旦发生流产征兆，就应卧床休息，必要时去医院就诊。

习惯性流产的孕妈妈怎么办

习惯性流产是指连续发生自然流产达3次或3次以上者。

偶然一次流产，可能是自然淘汰或由于精子、卵子或受精卵的发育异常引起的。但多次、连续的自然流产，流产可能是有特殊的因素了，这也就是造成不育的原因。

如果经过全面检查后确定夫妇双方均无严重疾病，医生同意再次怀孕，准父母就可以放心地迎接下一次妊娠的到来。

避免食用容易导致流产的食物

芦荟：孕妈妈若饮用芦荟汁，会导致骨盆出血，甚至造成流产。

螃蟹：性寒凉，有活血祛淤之功，故对妊娠不利，尤其是蟹爪，有明显的堕胎作用。

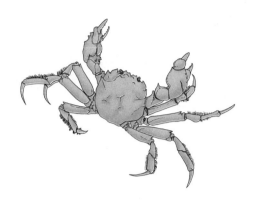

甲鱼：性味咸、寒，有着较强的通血络、散淤块作用，误食后容易导致流产。

薏苡仁：其质滑利，对子宫平滑肌有兴奋作用，可促使子宫收缩，因而有诱发流产的可能。

马齿苋：性寒凉而滑利，其汁液对子宫有明显的兴奋作用，能使子宫收缩次数增多、强度增大，易造成流产。

孕妈妈放轻松

有习惯性流产的孕妈妈在医生指导下再次怀孕之后，应绝对卧床休息，停止性生活，补充维生素，酌情使用镇静剂。如在条件允许的情况下，可住院保胎，观察妊娠的进展。

本月胎教主题课

❋ 情绪胎教的好处

情绪胎教是指通过对孕妇的情绪进行调节，使之忘掉烦恼和忧虑，创造轻松的氛围及和谐的心境，通过妈妈的神经递质作用，促使胎宝宝的大脑得以良好的发育。

有关专家认为，妊娠期间母亲心境平和、情绪较稳定时，胎动缓和而有规律。而孕妇情绪激动，则可造成胎宝宝的过度活动和心率加快。当这种恶劣的情绪持续较长的时间时，胎宝宝活动的强度和频率可比平时增加10倍，并且将持续较长一段时间，从而给胎宝宝带来不同程度的伤害。

孕妈妈情绪对胎宝宝会产生直接影响

医学研究表明，孕妇在情绪好的时候，体内可分泌一些有益的激素，以及酶和乙酰胆碱，有利于胎儿的正常生长发育。而孕妇在情绪不良的情况下，如在应激状态或焦虑状态中，会产生大量肾上腺皮质激素，并随着血液循环进入胎儿体内，使胎儿产生与母亲一样的情绪，并破坏胚胎的正常发育。

❶ 早期孕妈妈紧张、恐惧不安，会导致胎宝宝发生腭裂或形成早产及未成熟儿。尤其是在妊娠7～10周内，是胎宝宝腭骨的发育期。此时孕妈妈若过度不安，可导致胎宝宝唇腭裂。

❷ 孕妈妈如果在孕期经受了巨大的恐惧，还可以导致死胎，或足月胎宝宝体重过低。

❸ 临产前的孕妈妈若过度不安，肾上腺素分泌增加，可能发生滞产或产后大出血、难产率增高。

❹ 如果孕妈妈在妊娠期情绪低落、高度不安，孩子出生后会出现智力低下、个性怪僻、容易激动等状况。

❀ 情绪胎教怎么做

孕妈妈要保持好心情

情绪胎教体现了父母之爱，情绪胎教即为爱的胎教。要做好情绪胎教，最重要的就是孕妈妈要始终保持美好的心境和愉快的情绪。当孕妈妈情绪不好的时候，可以采用以下方法来改善：

告诫法：当你有坏情绪时，告诫自己："不要生气，生气解决不了问题，现在肚子里还有个宝宝正在看着你呢!"

转移法：这是一种较常用的方法，即当自己情绪不好时，可以通过一些你所喜欢的方式，如听音乐、看画册、郊游等，使自己的情绪由不好转向欢乐、高兴等。

释放法：可以找朋友诉说，可以写妊娠日记，甚至哭一场，也是可以释放心理的压力、委屈和不安的。

总之，在出现坏情绪时，一定要想办法改善和调节，从而使自己的情绪得到积极的感染，从中得到满足和快慰。

准爸爸的作用不可忽视

准爸爸也要迅速进入胎教状态。因为情绪胎教的成功，是准爸爸的责任与孕妈妈的行为结合的结果，也是孩子出生时夫妻双方共同育儿的准备过程。准爸爸应经常关心和体贴孕妈妈，及时给予适宜的开导或具体的帮助。

❀ 情绪胎教的注意事项

孕妈妈情绪变化快

怀孕之后，孕妈妈面临着从心理到生理，甚至生活习惯的调整等各种变化。在生理方面，孕妈妈体内的激素分泌改变，这会造成孕妈妈情绪随之而产生变化；在心理方面，孕妈妈更是被宝宝的健康问题、自己会不会变丑、分娩会不会顺利等问题所困扰。尤其是孕早期的妊娠反应，更会给孕妈妈造成极大的不适应。因此，孕妈妈的孕期情绪会变得难以捉摸，甚至喜怒无常。尤其是

在怀孕初期的 3 个月，情绪最不稳定。

孕早期正好是胎宝宝发育的关键时期，大部分的器官都在这一期间发育形成，如果这期间孕妈妈的情绪一直很糟糕的话，对胎宝宝的早期发育可是非常不利的，严重的还会导致畸形。所以，孕妈妈要懂得如何适时地调整好自己的情绪。

适时调整情绪很重要

❶ 多学习一些孕、产方面的知识，对妊娠过程中出现的各种生理现象有

正确的认识，并为进入母亲角色做好心理准备。

❷ 对于孕期出现的各种问题有疑问时，可以问一问有妊娠经历的前辈、朋友或者查阅书本，还可以向医生咨询。

❸ 日常生活中要多看积极的、高尚的、乐观的事物，给胎宝宝以有利的影响。还可以参加一些安全、轻松的娱乐活动，转移自己的注意力，尽量化解内心的郁闷。

❹ 在面对情绪变化时，要及时将自己的疑问与准爸爸或亲朋好友进行沟通，争取到你最需要的家人的关心和帮助。

❺ 必要时寻求心理医生的帮助，同时切记不可自己随便用药。

孕妈妈放轻松

孕妈妈可以用记孕期日记的方法，把自己的身心变化记录下来，这也是排解忧虑情绪的好方法。

胎教贵在持之以恒

如果希望有个良好的胎教效果，必须持之以恒，天天实践，"三天打鱼，两天晒网"是要前功尽弃的。不同胎教有不同的时间规定，如音乐胎教，每天2次，每次20分钟；抚摸胎教每天2次，每次5分钟。孕妈妈和准爸爸在进行胎教时，一定要预先明确各类胎教的详细指导，做到事半功倍。

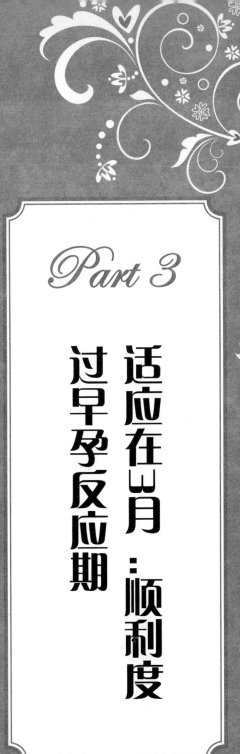

Part 3

适应在W月：顺利度
过早孕反应期

孕期饮食方案

❀ 本月营养指导

本月是孕妈妈妊娠反应比较严重的时期，恶心、呕吐、食欲缺乏等妊娠反应会让孕妈妈持续没有胃口进食。孕妈妈可以参考防治妊娠反应的指导，减轻妊娠反应带来的呕吐、厌食等症状，同时坚持少量多餐，及时补充孕期所需的营养。

此外，孕早期的3个月，虽然宝宝的身体发育还比较缓慢，但脑部的发育却在怀孕第7周开始出现雏形，神经管开始发育，3个月后神经管闭合，大脑和脊椎开始发育。因此这个阶段是宝宝脑组织增殖的激增期，是胎宝宝成长的关键阶段，孕妈妈要特别注意多吃富含DHA和胆碱的海产品、花生等，补充充足的蛋白质，以满足胎宝宝脑部发育所需营养。

本月主打营养素——镁、维生素A

镁不仅对胎宝宝肌肉的健康至关重要，而且也有助于骨骼的正常发育。

研究表明，孕早期的3个月，如果镁摄入不足，会影响到胎儿以后的身高、体重和头围大小。孕期保证摄入充足的镁还可以预防妊娠抽搐、早产等，对产后妈妈的子宫肌肉恢复也很有好处。孕妈妈可以多吃绿叶蔬菜、坚果、大豆、南瓜、甜瓜、香蕉、草莓、葵花子和全麦食品等，来保证镁的摄入。

维生素A参与了胎宝宝发育的整个过程，对胎宝宝皮肤、胃肠道和肺部发育尤其重要。由于孕早期的3个月内，胎宝宝自己还不能储存维生素A，因此孕妈妈一定要及时补充足够的维生素A。建议孕妈妈多吃甘薯、南瓜、菠菜、杧果等补充维生素A。

❋ 孕妈妈应根据体质来补充营养

中医强调要辨证论治，依每个人不同的体质，饮食、补养方式也不同。

血虚体质

血虚体质的孕妈妈，经常显得精神委靡、面色苍白，站立时容易感到头晕；比较怕冷，四肢经常寒冷，并喜爱喝热饮，而且不易口渴。

这类体质的孕妈妈，应多吃较温补的食物，可以促进血液循环，达到气血双补的目的，同时减轻腰背酸痛。原则上进补不能太油腻，以免腹泻。

> **❤ 孕妈妈放轻松**
>
> 适合血虚体质孕妈妈的水果：荔枝、龙眼、苹果、草莓、樱桃、葡萄、水蜜桃、椰子等。
>
> 血虚体质孕妈妈忌吃的水果：如西瓜、木瓜、柚子、梨、香瓜、哈密瓜、杨桃等。

热性体质

热性体质的孕妈妈，一般表现为皮肤易长痘，嘴唇易破，舌头发干，舌苔发黄，口干并发苦，容易口渴；十分怕热，四肢尤其是手、足心发热；容易便秘，尿量少并且颜色发黄；面红目赤，容易胡思乱想、烦躁不安，站着、躺着都容易头晕。

这类体质的孕妈妈，宜用食物来滋补，多吃排骨汤、鱼汤、黑糯米、青菜豆腐汤等，蔬菜可以选择些降火的丝瓜、冬瓜、莲藕等。

> **❤ 孕妈妈放轻松**
>
> 适合热性体质孕妈妈的水果：西瓜、柚子、梨、香瓜、哈密瓜、杨桃、香蕉、柿子、猕猴桃、枇杷果、橘子、葡萄柚。
>
> 热性体质孕妈妈忌吃的水果：如荔枝、龙眼、苹果、草莓、樱桃、葡萄。

中性体质

中性体质的孕妈妈一般不畏热也不畏寒，不特别口干，也无特殊常发作之疾病。饮食上较容易选择，如果口干、口苦或长痘子，就停一下药补，吃些较降火的蔬菜，也可喝不冰的果汁如橙子汁或葡萄汁降火。

❀ 孕妈妈主题餐厅：止吐食疗方

🌸 麦冬粥

做法：准备鲜麦冬汁、鲜生地汁各50克，生姜10克，薏苡仁15克，大米80克。将薏苡仁、大米及生姜入锅，加水煮熟，再下麦冬汁、生地汁，调匀，煮成稀粥，空腹食用，每日2次。

🌸 姜汁牛奶

做法：准备鲜牛奶200克，生姜汁10克，白糖20克。将鲜牛奶、生姜汁、白糖混匀，煮沸即可。温热时服用，每日2次。

🌸 生姜乌梅饮

做法：准备乌梅肉、生姜各10克，红糖适量。将乌梅肉、生姜、红糖加水200克煎汤。每次服100克，每日2次。

🌸 砂仁蒸鲫鱼

做法：准备鲜鲫鱼250克，砂仁5克。将砂仁研成细末；鲜鲫鱼去鳞和内脏。将酱油、盐、砂仁末搅匀，放入鲫鱼腹中，用淀粉封住鲫鱼腹部的刀口，放入盘中盖严，上笼蒸熟后即可食用。

💗 孕妈妈放轻松

有研究发现，如果孕妇饮食中含有大量的肉、糖、油以及酒精，孕吐的情况就会比较严重，相反，如果多吃谷物和豆类食物症状就会轻很多。孕妈妈可以等孕吐症状减轻、精神好转、食欲增加后，再适当吃些瘦肉、鱼、虾、蛋类、乳类、动物肝脏及豆制品等。同时要尽量供给充足的糖类、维生素和矿物质，以保证孕妈妈和胎宝宝的需要。

孕3月生活细节

❀ 经常泡热水澡对孕妈妈不利

研究显示，在怀孕前3个月，如果让身体温度持续超过39℃以上，就容易造成发育中的胎儿脊髓缺损。尤其是在怀孕第1个月，这种伤害的发生机会明显增高。因此，孕妈妈在孕早期的3个月内，最好不要泡热水澡。在洗澡的时候，最好把水温控制在38℃以下，并缩短洗澡的时间。

为了避免其他高温环境，孕妈妈也不要使用电热毯，而改用空调取暖。

孕早期之后，孕妈妈泡热水澡也要因个人体质而定。因为此时孕妈妈的血液循环和常人不同，在经历冷、热水的过度刺激后，其心脑负荷可能无法像一般人调试得那么好，很可能产生休克、晕眩或虚脱的情况。

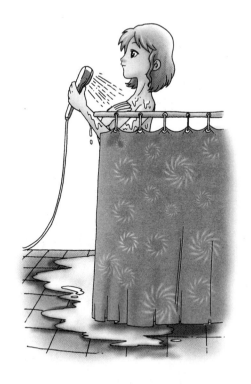

❀ 孕妈妈健康用手机

在胚胎组织分化、发育最为关键的孕早期，长期不正确地使用手机可能会对胎宝宝器官发育产生影响。为了避免手机对胎宝宝造成危害，孕妈妈在妊娠早期应尽量少使用手机。在使用手机时可以参考以下的健康建议：

❶ 在信号接通的瞬间最好把手机放在离头部远一点的地方，这样可以减少 80%～90% 的辐射量。

❷ 在通话过程中，让手机与大脑相距15 厘米。建议最好使用耳机，以避免手机天线靠近头部，从而减少辐射的直接危害。有座机的时候最好改用座机通话。

❸ 不要把手机挂在胸前或者靠近腹部，因为即使在待机状态下，手机周围也存在电磁辐射，虽不及接通时危害大，但时间一长也会对孕妈妈和胎宝宝造成伤害。

❹ 手机的充电器在充电时，周围会产生很强的电磁波，能杀死人体内的免疫细胞，所以专家提醒，人体应

远离手机充电插座 30 厘米以上，切忌将手机充电器放在床边。

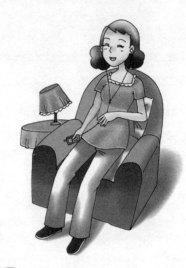

☕ 孕妈妈放轻松

经常使用手机和电脑等辐射电器的孕妈妈可以多吃一些胡萝卜、豆芽、番茄、油菜、海带、卷心菜、瘦肉、动物肝脏等富含维生素A、维生素 C 和蛋白质的食物，加强机体抵抗电磁辐射的能力。

❀ 孕妈妈的嘴唇也要做好清洁

外出回来时给嘴唇做个清洁

孕妈妈一般外出的时候，通常都很注意不随便用手拿东西吃，或从外面一回到家，就马上去洗手。可是，孕妈妈

很少想到嘴唇也同样应该做清洁——空气中不仅有大量的尘埃，而且其中还混杂不少的有毒物质，如铅、氮、硫等元素。它们落在孕妈妈身上、脸上的同

时，也会落在嘴唇上。

孕妈妈经常在没有清洁嘴唇的情况下喝水、吃东西，或时不时地总去舔嘴唇。殊不知这些不经意的小动作，却将附着在嘴唇上的很多有害化学物质以及病原微生物带入了口腔。这些物质对一般人群没多大影响，但对孕早期各器官都处于形成关键期的胎宝宝来说，却会带来很大的影响，如引起胎宝宝组织器官畸形等。

建议孕妈妈外出时，如果要喝水或吃东西，一定要先用清洁湿巾擦拭干净嘴唇。回到家后，洗手的同时别忘了清洗嘴唇。

孕妈妈嘴唇干燥时可以使用润唇膏吗

秋、冬天气干燥的时候，不少人都会出现嘴唇干裂的现象。孕妈妈出现嘴唇干裂时可以使用润唇膏吗？

一般而言，润唇膏属于外用药品，各个厂家的选料、配方、制作技术都不同，虽然有些产品标明是孕妇唇膏，但实际上大部分唇膏是合剂，成分多样，给判断能否使用该种药品带来较大困难。因此，建议孕妈妈最好选用天然的维生素 E 来滋润嘴唇，还可以通过多补充花生油（天然植物油）来改善嘴唇干裂的症状。

孕期安胎
保健有对策

❀ 孕早期发生尿频怎么办

为什么孕早期小便频繁

在孕早期，孕妈妈们特别容易感到尿频，主要是因为孕激素会引起盆腔充血，而子宫在盆腔中占据了大部分的空间，造成盆腔内器官相对位置的改变，导致膀胱承受的压力增加，使其容量减少，即便有很少的尿也会使孕妇产生尿意，进而发生尿频；到了孕期的第4个月，由于子宫出了骨盆腔进入腹腔中，膀胱所受压力减轻，因此症状就会慢慢地减轻。

有些孕妈妈为了减少上厕所的次数而有意少喝水，甚至口渴才饮水，这是不对的。水是维持准妈妈身体机能的主要物质，缺水会影响胎宝宝的发育。

怎样减少尿频的发生

❶ 孕妈妈可以调整饮水时间，在白天保证水分摄入，控制盐分，为避免在夜间频繁起床上厕所，可以从傍晚时就减少喝水。切记，万万不可因为尿频

就刻意少喝水，这样只会导致身体缺水，进而影响胎宝宝的发育。

❷ 有了尿意应及时排尿，切不可憋尿。如果憋尿时间太长，会影响膀胱的功能，以致最后不能自行排尿，造成尿潴留。

❸ 可做凯格尔运动（也叫骨盆底收缩运动或者会阴收缩运动），不仅可收缩骨盆肌肉，以控制排尿，亦可减少生产时产道的撕裂伤。此外，排尿时身体向前倾，可以帮助你彻底排空膀胱。

☕ 孕妈妈放轻松

正常的尿频只是小便频繁，身体不会出现其他症状和不适。如果孕妈妈排尿时出现尿急、尿频、尿痛及尿色异常，并有尿道口刺痛或小腹疼痛，则应及时到医院去诊治，以免影响孕妈妈和胎宝宝的健康。

❀ 孕妈妈运动之凯格尔运动

让女性受益终生的凯格尔运动

凯格尔运动是一套可以用来增强骨盆底肌肉力量的练习。骨盆底肌肉承载着尿道、膀胱、子宫和直肠。这套运动可以增强骨盆底的肌肉力量，从而减轻压力性尿失禁——70％的女性在怀孕期间或生产后会被这个问题所困扰。甚至还有证据表明，强健的骨盆底肌肉会缩短第二产程的时间。

骨盆底肌肉练习还能促进直肠和阴道区域的血液循环，预防痔疮，加快会阴侧切或会阴撕裂的愈合。最后，在产后经常坚持进行骨盆底肌肉练习，不仅有助于对膀胱的控制，而且会增强阴道的弹性，让产后的性生活更加幸福。

孕妈妈最好在刚怀孕时，就开始骨盆底肌肉练习，产后也应该继续进行。如果孕妈妈没有开始做骨盆底肌肉练习，建议从现在就开始进行，并且要一直坚持下去，成为伴随自己一生的好习惯。

☕ 孕妈妈放轻松

骨盆底收缩运动是以妇科医生阿诺德·凯格尔的名字来命名的。凯格尔早在20世纪40年代就推荐出现小便失禁或膀胱控制减弱的妇女进行这套练习。生过孩子后，这两种情况都有可能发生。

凯格尔运动分步骤解析

❶ 在开始锻炼之前，要排空膀胱。如果有必要的话，可以垫上护垫接住遗漏的尿液。运动的全程照常呼吸，保持身体其他部分的放松（在整个运动中，只有你的骨盆底肌肉是在用力的）。可以用手触摸腹部，如果腹部有紧缩的现象，则运动的肌肉为错误。

❷ 平躺，双膝弯曲。练习时，把手放在肚子上，可以帮助确认自己的腹部保持放松状态。

❸ 收缩臀部的肌肉向上提肛。

❹ 紧闭尿道、阴道及肛门（它们同时受到骨盆底肌肉的支撑），此感觉如尿急，但是无法到厕所去完成排尿的动作。

❺ 保持骨盆底肌肉收缩5秒，然后慢慢地放松，5～10秒后，重复收缩。

♥ 孕妈妈放轻松

如果孕妈妈有小便失禁的问题，尝试在打喷嚏或咳嗽时，收紧你的骨盆底肌肉。这样做可以有效地防止发生令人尴尬的尿失禁。

每天练习多少次

刚开始时，孕妈妈可以在一天中分

多次练习骨盆底肌肉。随着骨盆底肌肉的不断增强，孕妈妈可以逐渐增加每天练习的次数，并延长每次收紧骨盆底肌肉的时间。你可以每天做 3 次，每次练习 3～4 组，每组 10 次。

让骨盆底肌肉练习成为你生活的一部分，坚持每日必做：比如在你早晨醒来时，在你看电视时以及睡觉前，你都可以进行一次练习。只要坚持做下去，不管你什么时间或在什么地方做骨盆底肌肉练习都没问题。

 妊娠剧吐怎么办

妊娠剧吐的主要症状

妊娠剧吐是指少数孕妇早孕反应严重、恶心、呕吐频繁，不能进食，影响身体健康，甚至威胁孕妇生命。妊娠剧吐多见于年轻初孕妇，一般在停经 40 天前后出现。刚开始为早孕反应，逐渐加重，直至呕吐频繁，不能进食，呕吐物中有胆汁或咖啡渣样物质。

早孕反应是一种生理现象，一般对生活与工作影响不大，不需特殊治疗，多在妊娠 12 周前后自然消失；妊娠剧吐则为一种病理情况，常需住院治疗，以纠正体内代谢紊乱和水、电解质失衡，否则不仅影响孕妇身体健康，甚至造成胎宝宝生长发育不良。

妊娠剧吐的恶劣影响

❶ 由于严重呕吐，引起失水及电解质紊乱。

❷ 由于长期饥饿，机体动用脂肪组织供给能量，导致脂肪代谢中的产物——酮体的积聚，引起酮症酸中毒。患者明显消瘦、极度疲乏，皮肤黏膜干燥，眼球下陷，脉搏增快，体温轻度升高，甚至血压下降，血红蛋白和红细胞压积升高，尿量减少，并出现酮体。

❸ 患者可因肝、肾功能受损，出现黄疸、血胆红素和转氨酶升高，尿素氮和肌酐增高，尿中出现蛋白和管型。眼底检查可发现视网膜出血，病情继续发展，患者可出现意识模糊及昏睡状态。

怎样治疗妊娠剧吐

一旦发生妊娠剧吐，孕妈妈应解除思想顾虑，积极配合医生检查、治疗，通常应住院治疗。经治疗若病情不见好转，体温增高达 38℃以上，心率每分钟超过 120 次或出现黄疸，应考虑终止妊娠。

孕妈妈放轻松

　　发生妊娠剧吐后，在积极治疗的同时，首先要排除葡萄胎，因为葡萄胎也易引起妊娠剧吐。其次应进行一些必要的检查，如查肝功能、肝炎病毒血清学指标、胆红素、胰蛋白酶等，以排除这些合并症造成妊娠剧吐的可能。

❀ 防治牙龈炎

引发妊娠牙龈炎的原因

　　妊娠牙龈炎主要是由于孕妈妈体内的孕激素增多，使牙龈毛细血管扩张、弯曲，弹性减弱、血液淤滞等原因而引起的。口腔卫生差、有牙垢、牙齿排列不整齐和喜欢张口呼吸等因素也容易导致孕妈妈发生妊娠牙龈炎。

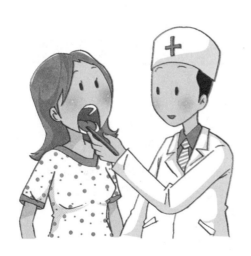

　　妊娠本身不会引起牙龈炎，只是由于妊娠时性激素水平的改变，使原有的慢性牙龈炎加重和改变特性。所以，如果孕妈妈孕前就患有牙龈炎，那么孕期患牙龈炎的概率就会大大增加。一般妊娠牙龈炎从妊娠 2～3 个月开始出现症状，至 8 个月时达到高峰，分娩后 2 个月时，牙龈炎症状大部分退至妊娠前水平。

妊娠牙龈炎的症状

　　妊娠牙龈炎可发生于个别牙或全口牙，以牙间乳头处最明显，前牙区重于后牙区。以牙龈色鲜红或暗红，极度松软光亮，轻触之极易出血，有时甚至以自动出血为特征。一般无疼痛症状，但重症者龈缘可有溃疡和假膜形成，有轻度叩痛。牙齿可出现松动及龈沟加深。

防治妊娠牙龈炎的方法

❶ 进行细致的口腔健康维护，吃饭后用牙线和牙刷彻底清洁牙齿。

❷ 注意均衡营养，补充维生素和钙质。

❸ 去医院牙科仔细、轻巧地除去一切局部刺激因素，如牙石、牙菌斑、不良修复体、充填开放的龋洞。若能在妊娠初期及时治疗原有的牙龈炎，并能认真控制牙菌斑，可预防妊娠期牙龈炎的发生或复发。

④ 孕期患了牙龈炎，必要时应去看牙科医生，但不要接受放射线照射和麻醉，同时尽量避免使用抗生素等消炎药，以免影响胎宝宝。

⑤ 对一些体积较大、妨碍进食的妊娠瘤，则可手术切除。但手术时间应尽量选择在妊娠第 4～6 个月。切除应达骨面，包括骨膜，以免复发。

本月胎教主题课

❀ 抚摸胎教的好处

① 抚摸胎教可以锻炼胎宝宝皮肤的触觉，并通过触觉神经感受体外的刺激，从而促进胎宝宝大脑细胞的发育，加快胎宝宝的智力发育。

② 抚摸胎教还能激发胎宝宝活动的积极性，促进运动神经的发育。经常受到抚摸的胎宝宝，对外界环境的反应也比较机敏，出生后翻身、抓握、爬行、坐立、行走等大运动发育都能明显提前。

③ 在进行抚摸胎教的过程中，不仅能让胎宝宝感受到父母的关爱，还能使孕妈妈身心放松、精神愉快，也加深了一家人的感情。

❀ 抚摸胎教怎么做

一般过了孕早期，抚摸胎教就可以开始实施，下面介绍几种抚摸胎教的

方法：

抚摸胎教方法之一：来回抚摸法

来回抚摸胎教可以从孕3月后开始。具体做法如下：

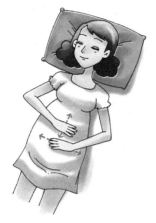

孕妈妈腹部完全松弛，然后孕妈妈或者准爸爸用手从上至下、从左至右，来回抚摸。

抚摸胎教方法之二：触压拍打法

触压拍打式抚摸胎教可以从孕4个月后，在抚摸的基础上进行。具体做法如下：

孕妈妈平卧，放松腹部，先用手在腹部从上至下、从左至右来回抚摸，并用手指轻轻按下再抬起，然后轻轻地做一些按压和拍打的动作，给胎宝宝以触觉的刺激。

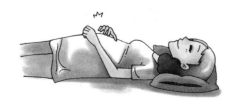

刚开始时，胎宝宝不会做出反应，孕妈妈不要灰心，一定要坚持长久地、有规律地去做。一般需要几个星期的时间，胎宝宝会有所反应，如身体轻轻蠕动、手脚转动等。

抚摸胎教方法之三：推动散步法

推动散步式抚摸胎教可以从怀孕6～7个月后，孕妈妈可以在腹部明显地触摸到胎宝宝的头、背和肢体时进行。具体做法如下：

孕妈妈平躺在床上，全身放松，轻轻地来回抚摸、按压、拍打腹部，同时也可用手轻轻地推动胎宝宝，让胎宝宝在子宫内"散步"。

抚摸胎教方法之四：亲子游戏法

亲子游戏法可以在怀孕5个月以后，有胎动了再开始进行。具体做法如下：

孕妈妈先用手在腹部从上至下、从左至右轻轻地、有节奏地抚摸和拍打，当胎宝宝用小手或小脚给予还击时，孕妈妈可在被踢或被推的部位轻轻地拍两下，一会儿胎宝宝就会在里面再次还击，这时孕妈妈应改变一下拍的位置，改拍的位置距离原拍打的位置不要太远，胎宝宝会很快从改变的位置再做还击。这个过程可反复进行。

❋ 抚摸胎教的注意事项

❶ 进行抚摸胎教时，动作宜轻，时间不宜过长。开始时每次 5 分钟，等胎宝宝有反应后，每次 5~10 分钟。

❷ 在按压拍打胎宝宝时，动作一定要轻柔，孕妈妈还应随时注意胎宝宝的反应，如果感觉到胎宝宝用力挣扎或蹬腿，表明他不喜欢，应立即停止。

❸ 推动散步法应在医生的指导下进行，以避免因用力不当或过度而造成腹部疼痛、子宫收缩，甚至引发早产。如果胎宝宝用力来回扭动身体，孕妈妈应立即停止推动，可用手轻轻抚摸腹部，胎宝宝就会慢慢地平静下来。

❹ 亲子游戏最好在每晚临睡前进行，此时胎宝宝的活动最多。游戏时间不宜过长，一般每次 10 分钟即可，以免引起胎宝宝过于兴奋，导致孕妈妈久久都不能安然入睡。

❋ 准爸爸怎么做胎教

准爸爸对胎教的参与，不仅仅限于辅助妻子，还可以直接对胎宝宝进行胎教。如每天就寝前，可以由准爸爸通过孕妈妈的腹部轻轻地抚摸胎宝宝，同时可与胎宝宝交谈，如："宝贝，爸爸又来啦，跟爸爸玩会儿吧，小手在哪儿呢？来，让爸爸摸一摸!"也可以给宝宝唱唱歌，或是拿本故事书，给宝宝朗读等，每次这种胎教时间以 5~10 分钟为宜，内容可多种多样。总之，准爸爸可对宝宝实施的胎教内容很多，只要你愿意去做，相信孩子在胎宝宝期就感受到父爱，会促进日后与父亲建立亲密的关系。

不要因为热衷于胎教而感到尴尬，要知道，你所做的一切，都是为了自己心爱的人和自己爱情的结晶平安、健康，即使再累，也是幸福的。所以准爸爸一定要认真对待。

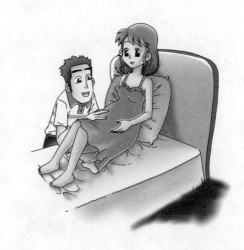

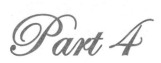

Part 4

欣喜在5月：令人激动的胎动

孕期饮食方案

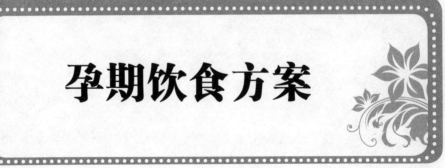

❀ 本月营养指导

一般情况下，到了本月，早孕反应会逐渐消失，孕妈妈会一反先前恶心呕吐、无食欲的状况，变得胃口大开、食欲旺盛。因为正在迅速成长的胎宝宝需要更多的营养和热量。孕妈妈可以放心地吃各种平时喜欢但因为担心发胖而不敢吃的东西了。但不要一次吃得过多、过饱，或一连几天大量食用同一种食品。

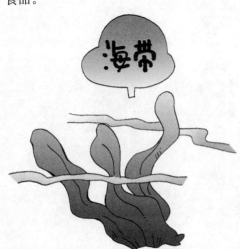

这时食品的种类应该丰富，包括充足的蛋白质（肉、蛋、奶），适量的碳水化合物（五谷杂粮），低脂食品（鱼、奶），多种维生素和微量元素（水果、蔬菜），富含钙和铁的食物（海带、鱼虾）。注意少吃高糖食物，这些食物会令孕妈妈体重超标，甚至诱发妊娠糖尿病。

本月主打营养素——锌、碘

本月开始，孕妈妈需要增加锌的摄入量。缺锌会造成孕妈妈味觉、嗅觉异常，食欲减退，消化和吸收功能不良，免疫力降低。富含锌的食物有生蚝、牡蛎、肝脏、口蘑、芝麻、赤贝等，尤其在生蚝中含量丰富。每天膳食中锌的补充量不宜超过 20 毫克。

妊娠 14 周左右，胎宝宝的甲状腺开始起作用，制造自己的激素。而甲状腺需要碘才能发挥正常的作用。母体摄入碘不足，新生儿出生后甲状腺功能低下，会影响孩子的中枢神经系统尤其是大脑的发育。鱼类、贝类和海藻等海洋食物是含碘最丰富的食物来源，每周至少要吃2次。

❀ 素食孕妈妈需要特别注意补充哪些营养

吃素一样生个健康宝宝

不论荤素，都有发生营养不良的可能。这主要取决于饮食行为是否科学，并不取决于吃荤还是吃素。

素食孕妈妈的每日热量需求

热量的作用是维持人体的基础代谢、日常活动、生长发育、抵抗疾病。一旦热量摄入不足，则容易造成孕妈妈体弱生病。热量主要来源于碳水化合物、蛋白质和脂类。孕妈妈从妊娠4个月开始，则要在平常热量的基础上，每天增加200千卡的热量。

素食孕妈妈的蛋白质来源

在孕早期的3个月，孕妈妈的蛋白质摄入量为每天80克，到妊娠12周增加为每天85克，妊娠13～27周，增加为每天95克，妊娠28周之后增加为每天100克。素食孕妈妈的蛋白质来源如下：

谷物杂粮：主食是主要来源；豆类，包括青豆、红豆、黑豆、扁豆、豌豆、蚕豆、绿豆等及其制品都含量极高，其中，以大豆为主。

蔬菜、水果：如黄花菜、口蘑、松子、杏仁、花生、瓜子、芝麻、干果、干货等。

要摄取足够的热量及蛋白质，如果有摄取不足的现象，可增加全谷类制品或植物性蛋白奶粉，如增加豆奶粉的摄入量。

素食孕妈妈的补钙食物

谷物杂粮：玉米、大麦、荞麦；上述豆类及其制品，仍以大豆为主。

蔬菜类：菜心、油菜、芥菜、甘蓝、萝卜缨、苋菜、野苋菜、荠菜、金针菜、白沙蒿、茵陈蒿、口蘑、木耳、海带、发菜。

水果、干果类：酸枣、沙棘、柠檬、核桃、松子、杏仁、瓜子、芝麻。

素食孕妈妈的其他矿物质补充

补铁：小米、小麦、荞麦、香米、莜麦、藕粉、豆类及制品、苋菜、莴笋、水芹菜、百合、紫菜、干果、干蘑菇、木耳、银耳和青稞。

补锌：大麦、黑豆、饭豆、干辣椒、笋干、干蘑菇、口蘑、松蘑、木耳、核桃、松子、杏仁、腰果、花生、瓜子、黑芝麻。

补碘：海带、碘盐。

孕妈妈放轻松

为使胎宝宝能有更充足的营养来源，建议素食孕妈妈广泛地选择可摄取的食物，利用各类食物所含不同的营养素之互补作用，获得充足的热量、维生素、矿物质及较完全的蛋白质。如果是蛋奶素食的孕妈妈，则应多喝些牛奶，多吃蛋类。

❀ 孕期防便秘食物大搜集

孕妈妈易便秘有原因

进入孕中期之后，由于体内的激素水平发生变化，黄体酮分泌增加，使肠道的蠕动减慢，同时，随着子宫的逐渐增大，会慢慢压迫到肠道，这些都会造成孕妈妈便秘的现象。还有一些孕妈妈是因为在饮食上过于精细，含渣的食物太少，加上活动量不够，随着胎宝宝的发育，子宫不断增大继而开始压迫直肠，造成胃肠的蠕动频率减弱，排便困难。

便秘的饮食调理方法

❶ 多喝水。尤其是每日清晨起床后，可以喝一杯温水，润通肠道，促进排便。

❷ 多吃富含纤维素的食物。富含纤维素的食物，能使粪便膨胀、体积增大，利于粪便排出。所以，要多吃粗粮、杂粮，少吃精细米面，注意谷豆混着吃，营养价值更高。

❸ 为了减少粪便与肠道的摩擦力，饮食中要增加一定量的能起润滑作用的油

脂，建议每周吃一次红烧肉，并搭配着芹菜腐竹、醋烹豆芽、香菇油菜、虾皮菠菜等含粗纤维多的菜肴。

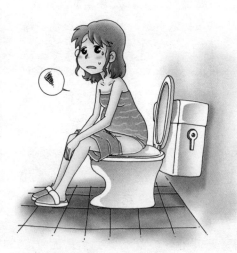

❹ 充足的蛋白质能给胃肠以动力，使胃肠蠕动有力量，促进肠蠕动。所以，蛋白质才是防治便秘的首要因素。可以适当摄入含优质蛋白质的食物（如瘦牛肉、瘦猪肉、蛋白粉、酸奶等），尤其是富含双歧杆菌等益生菌的酸奶，可改善胃肠内菌群，抑止腐败细菌的繁殖，使肠内环境干净。

有便秘问题的孕妈妈千万不要随便用泻药、蓖麻油、番泻叶等有刺激性的药物，这些药物可能会引起腹部绞痛，轻则出现子宫收缩，严重时甚至可能流产。

其他健康通便窍门

❶ 每天坚持适量运动。适量的运动可增强孕妇的腹肌收缩力，促进肠道蠕动，预防或减轻便秘。

❷ 养成定时排便的习惯，保证每天排便一次。每天早上和每次进餐后最容易有便意，肠蠕动较快，一有便意就要及时去厕所。

✿ 孕妈妈主题餐厅：通便润肠餐

醋腌圆白菜

做法：将圆白菜洗净备用。锅内加入适量的水，煮沸后加少许的盐，然后放入圆白菜用开水焯一下。把圆白菜捞出放凉，然后切成块，挤出水分。用适量醋、鱼汤、料酒、盐调匀成味汁，浇在圆白菜上，然后把圆白菜倒在一个密封的坛子里储存一天即可食用。

木耳芝麻大米粥

做法：准备适量黑木耳、白木耳、黑芝麻、桑葚、大米。先把大米洗净，放入锅内，加适量水煮成粥，在大米粥半熟后，将泡发的黑木耳、白木耳洗净后切碎，同桑葚和碾碎的黑芝麻一起放入粥中，煮熟即可食用。

烤紫菜芝麻饭

做法：将适量烤紫菜剪成细丝，再取黑芝麻和白芝麻适量，用擀面杖擀碎。把3种原料拌在一起储存在瓶子里，每餐舀1～2勺和米饭拌在一起食用即可。

有便秘的孕妈妈平时可以多吃一些促进排便的食物，如莲藕、紫菜、芝麻、海带、黄豆、圆白菜等，同时，核桃、酸奶、烤紫菜、青梅干等零食也有助于缓解便秘。

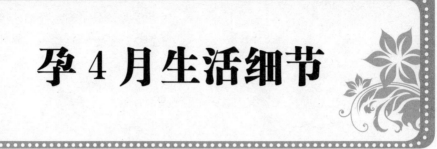

孕4月生活细节

❋ 破解孕期能否化妆的疑问

对孕期不利的化妆品黑名单

口红：口红中的油脂会让空气中的一些有害物质很容易地吸附在嘴唇上，并随着唾液侵入体内，使腹中的胎宝宝受害。口红还含有铅等对胎宝宝不利的化学物质。

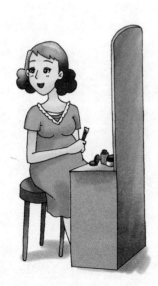

脱毛剂：脱毛剂是化学制品，会影响胎宝宝的健康。

指甲油：指甲油里含有一种叫"酞酸酯"的物质，这种物质若被人体吸收，不仅对人的健康有害，而且容易引起流产及胎宝宝畸形。

祛斑霜：很多祛斑霜都含有铅、汞等化合物以及某些激素，长期使用会影响胎宝宝发育，有发生畸胎的可能。

香熏精油：部分精油对胎宝宝的发育不利，还可能导致流产。要尽量少用香熏美容护肤，孕早期最好不用。在使用精油前，一定要咨询相关的专业人士和自己的妇产科大夫。

染发剂：据调查，染发剂不仅会引起皮肤癌，而且还会引起乳腺癌，导致胎宝宝畸形。

冷烫精：冷烫精会影响孕妇体内胎宝宝的正常生长发育，少数孕妇还会对其产生过敏反应。

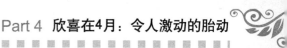

孕妈妈可以偶尔化淡妆

孕妈妈可偶尔化淡妆，但绝不能浓妆艳抹。孕期必须化妆的孕妈妈，请参考以下建议：

❶ 选择透气性好、油性小、安全性强、含铅少、不含激素且品质优良的产品，否则天气热时不利于排汗，会影响代谢功能。

❷ 最好使用同一品牌。像高科技生化产品、祛痘祛斑的特殊保养品、含激素及磨砂类产品不要使用。建议孕妈妈最好使用婴儿用的安全皮肤护理品。

❸ 妊娠期不文眼线、眉毛，不绣红唇，不拔眉毛，改用修眉刀。尽量不要涂抹口红，如有使用，喝水时、进餐前应先抹去，防止有害物质通过口腔进入母体。

❹ 每次妆容的清洗一定要彻底，防止色素沉着。

 孕妈妈放轻松

化妆品的配方是否真的天然、安全是难以说清的。化妆品抽查中经常发现部分化妆品有害物质超标。所以，为了确保孕期安全，尤其是敏感、关键的孕早期，还是尽量少化妆的好。

❀ 孕期护肤全攻略

孕妈妈皮肤会在妊娠期发生改变

皮肤出油：由于新陈代谢缓慢，皮下脂肪增厚，汗腺、皮脂腺分泌增加，全身血液循环量增加，面部油脂分泌旺盛的情况会加重，皮肤变得格外油腻。此时，应多饮水，适当地活动，注意皮肤清洁。

皮肤脱皮：由于孕激素的关系，皮肤失去了以前的柔软感，而略显粗糙，甚至会很干燥，有些区域会出现脱皮现象。这时，孕妈妈不宜频繁洗脸，加重脱皮现象。

色素沉着：面部会出现黄褐斑、蝴蝶斑；腹部及外阴部出现明显的色素沉着；乳头、乳晕变黑。这是因为孕期肾上腺皮质激素分泌增加的缘故。一般这类色素沉着在产后会逐渐消退，孕妈妈没必要太担心。

出现妊娠纹：随着妊娠子宫的增大，腹壁被撑大，纤维断裂，因此出现了条纹状的妊娠纹。妊娠纹一旦出现就不会消退，只能由紫红色的转变成白色的，因此孕妈妈应增强腹壁的弹力，在孕期加强防范。

孕妈妈护肤品选购指南

❶ 一定要选择温和、不刺激的产品，比如纯植物油或纯矿物油的卸妆油、婴儿油，不含皂基的洁面皂、婴儿皂，

适合敏感肌肤的洗面奶、洁面粉等。

❷ 慎用祛斑、美白产品。因为一些祛斑、美白成分可能对胎宝宝不利。在孕期可食用一些含维生素 C 的食品，即可淡化色斑。自制去斑面膜也是不错的选择。

❀ 减少妊娠纹的方法

到孕中期，受增大的子宫的影响，皮肤弹性纤维与腹部肌肉开始伸长，当超过一定限度时，皮肤弹性纤维发生断裂，于是，在腹部会出现粉红色或紫红色的不规则纵形裂纹。除腹部外，它还可延伸到胸部、大腿、背部及臀部等处。

专家介绍，并不是每一位孕妇都会有妊娠纹，而妊娠纹的严重程度也因人而异，它因个人的体质、遗传基因、孕期体重增加的程度等而有所不同。妊娠纹在生产以后，会逐渐变为银白色条纹，但很难完全消失。通常情况下，无须对妊娠纹进行专门的治疗，而且目前也没有特别有效的方法。

如何预防、减少妊娠纹

虽然想要完全消除妊娠纹是不可能的，但适当地预防可以从一定程度上淡化产后妊娠纹的程度。具体方法孕妈妈可以参考以下建议：

❶ 控制孕期体重增长的速度，避免脂肪过度堆积是减轻妊娠纹的有效方法。一般而言，怀孕期间最好将体重增加控制在 10～12 千克。

❷ 摄取均衡的营养，避免摄取过多的甜食及油炸食物，改善皮肤的肤质，让皮肤保持弹性，减少妊娠纹的发生。

❸ 适度地按摩可以增加皮肤弹性，减轻妊娠纹。建议从怀孕 3 个月开始到生产后的 3 个月内坚持腹部按摩，可以有效预防妊娠纹生成或淡化已形成的细纹。可以配合使用孕妇专用的除纹霜，产后还可以配合使用精油按摩。

❹ 游泳对于恢复皮肤弹性也很有好处，可以借助水的阻力进行皮肤按摩，促进新陈代谢，消耗多余脂肪，因此建议有条件的女性在产后体质恢复以后，可以适当游游泳。

☕ 孕妈妈放轻松

目前有一些保健品，主要是供孕妇使用的，可以促进真皮的纤维生长，增加皮肤弹性，预防妊娠纹，但对于已经形成的伸展纹还没有可以用的方法。建议不要随便用药，可请医生帮忙。否则误食激素类药物，还会造成类似的萎缩纹。

❀ 选购孕妇装，秀出别样"孕"味

选购孕妇装的几个标准

面料：选择质地柔软、透气性强、易吸汗、性能好的衣料，因为怀孕期间皮肤非常敏感，如果经常接触人造纤维的面料，容易引起过敏。天然面料包括棉、麻、真丝等，而以全棉最为常见。尤其是贴身的衣物，最好选择全棉的。

款式：最好以舒适、宽大为原则，简单、易穿脱的式样为主。上衣适宜选择开前襟的。有些品牌的孕妇装，设计成产后依然可以穿着的样式，比如有可伸缩的腰带、可脱卸的部分等，这样的孕妇装即使到了产后，也可以变成正常的服装继续穿着。

大小：建议选择可调节式的孕妇装，这样就不一定要准备很多孕妇装，以节省开支。不管选择怎样的孕妇装，都应以宽松为原则，尤其胸、腹部、袖口处要宽松，这样会使孕妈妈感到舒适。

颜色：最好选择色调明快、柔和甜美的颜色，这些明快的色彩可以让孕妈妈消除疲劳、抑制烦躁、控制情绪、调整和改善机体功能。

体形与孕妇装

每一个人的身材比例都不相同，找到适合自己风格的服装，才能穿出美丽的"孕"味。

身材高大的孕妈妈：购买衣服时一定要考量胸部、肩膀的宽度，可以选择连袖的孕妇装，布料上不要挑选太蓬松感的衣服，以免看起来更臃肿。

身材娇小的孕妈妈：建议选择可爱、轻巧的孕妇装。若是二件式的套装式孕妇装，注意上衣不要太长，这样会让身形看起来比较修长。

身材瘦削的孕妈妈：建议可以多穿背心裙，领口不要太低，此外留意肩膀宽度是否合适。

胸部丰满的孕妈妈：不要穿细肩带的衣服或洋装，以免看起来不平衡；避免高腰或胸线偏下的衣服，以免胸部更明显。

☕ 孕妈妈放轻松

孕妈妈可以买一些基本的衣服，例如，样式简单的黑、白色长裤，可以自由搭配不同的上衣，冬天时则建议购买背心裙，里面可以更换不同的上衣，若是夏天则需要几套可以替换的洋装，另外，短裤也是居家休闲的必备品。可能也需要一两套较正式的服装，在重要场合时穿着。

孕期安胎 保健有对策

❋ 感受并关注胎动

胎动从什么时候开始

一般在怀孕 16 周时，用听筒可以听到胎动，怀孕 18～20 周时，孕妈妈自己也能够感受到胎动了。

胎动是胎宝宝在子宫内安危的一个重要指标，通过胎动计数可以了解胎宝宝在子宫内的情况。例如，胎动减少就是胎宝宝缺氧的一个重要信号，常见于胎盘功能减退。一旦胎动完全停止，24～48 小时内胎心也会消失。

最初的胎动很轻微，似肠子蠕动，随着妊娠的进展，胎动越来越强烈，孕妈妈的感觉也会越来越明显。到妊娠 28～32 周，胎动会达到高峰。而到了妊娠最后一个月，胎宝宝长大充满宫腔，胎动反而略有减少。

胎动的规律

一般而言，昼夜胎动变化规律为上午均匀，下午减少，晚间 8～11 时胎动最多。

此外，胎动还与母体关系密切，如孕妈妈休息时胎动较多，而孕妈妈在运动时胎动就会比较少；母体情绪紧张时胎动减少，情绪平稳后胎动恢复正常。

胎动与孕妈妈的体位也有关。左侧卧位时胎动最多，站立时胎动少，当孕妇使用麻醉剂、镇静药物时胎动也受到抑制。

妊娠28周开始坚持数胎动

从妊娠 28 周开始直至临产，孕妈妈可以每天早晨、中午、晚上各数一次胎动，每次 1 小时。然后把测得的 3 次胎动数相加，再乘以 4，就是 12 小时的胎动数。具体的数胎动方法如下：

孕妈妈可采取坐位或侧卧位，将两手放在腹壁上。从胎儿开始动，连续不断地直到胎宝宝停止不动为 1 次。

一般情况下，每小时胎动应在 3 次以上，计算出的 12 小时胎动在 30 次以上即表明胎宝宝情况良好。12 小时胎动少于 20 次，则意味着胎宝宝有宫内缺氧；胎动在 10 次以下说明胎宝宝有危险。孕妈妈在数胎动时，一旦发现胎动次数低于正常值，应立即到医院检查以明确原因，确保胎宝宝安全。

❈ 孕期如何护理私密处

孕期阴道分泌物会增多

在妊娠期，受胎盘分泌激素的影响，阴道黏膜有充血、水肿现象，外观呈紫蓝色，阴道皱襞增多，松软而有弹性，表面积增大。此时，阴道黏膜的通透性增高，渗液比非孕时明显增多，同时子宫颈管的腺体分泌增多。因此妊娠期阴道分泌物比非孕期明显增多，这属正常生理变化，无须治疗。

孕期正常的阴道分泌物呈白色糊状，无气味。如果孕妈妈白带不但多而且有臭味，呈豆渣样或灰黄色泡沫状，并伴外阴瘙痒，则属异常，应及时就诊。

保持私密处的卫生

由于孕期阴道分泌物增多，所以，孕妈妈如果不注意阴部卫生，常常会产生真菌性阴道炎。具体的护理私密处卫生的方法，可参考以下指导：

❶ 每晚睡前或大便后应冲洗外阴。切忌将手指伸入阴道内掏洗。也不要用碱性皂洗阴道，这样会使阴道呈碱性，利于致病菌的侵入与繁殖。用盆洗外阴时，应由前向后洗，注意不要把脏水灌入阴道内。

❷ 内裤应选用纯棉、透气的款式。注意每日更换，并及时清洗、晾晒。

❸ 阴部如果有发炎现象，在淋浴时，切忌使用肥皂或含有香精成分的刺激性用品，也不可使用过热的热水淋浴，以免加剧红肿或瘙痒的症状。

☕ 孕妈妈放轻松

女性在怀孕期间，子宫颈本身具有保护机制，细菌要上行感染进而影响腹中胎宝宝的概率不大。但如果感染严重或治疗不及时，细菌上行经早破的胎膜到达子宫，就有可能会波及胎宝宝，使胎宝宝发生宫内感染。孕妇念珠菌混合其他细菌感染还可引起胎膜早破、早产等。

❀ 怎样缓解孕期胃灼热

是什么造成了孕期的胃灼热

怀孕期间，胎盘会分泌一种叫孕酮的激素，使子宫的平滑肌变得松弛。但这种激素也会使隔离食管和胃的贲门变松，导致胃酸回流到食管里，从而产生不舒服的烧灼感。孕酮还会减慢食管和肠的波状收缩，使消化变慢。这些都会导致孕妈妈从胸部到咽喉之间产生烧灼感，也就是所谓的胃灼热。

到怀孕后期，随着胎宝宝的不断长大，腹部的空间越来越小，胃部会被挤压，从而造成胃酸被"推"回食管，导致胃部反酸，也会造成烧灼的感觉。

如何减轻孕期胃灼热

❶ 发生胃灼热期间，少进食引起胃肠不适的食物和饮料，如碳酸饮料、咖啡因饮料、巧克力、酸性食物、肉类熟食、薄荷类食物，辛辣、味重、油炸或脂肪含量高的食物。

❷ 白天应尽量少食多餐，使胃部不要过度膨胀，可减少胃酸的反流。睡前2小时不要进食，饭后半小时至1小时内避免卧床。

❸ 放慢吃饭的速度，细嚼慢咽。不要在吃饭时大量喝水或饮料，以免胃胀。吃东西后嚼一块口香糖，可刺激唾液分泌，有助于中和胃酸。

❹ 穿着宽松舒服的衣服，不要让过紧的衣服勒着腰和腹部。睡觉时多垫几个枕头或楔形的垫子。垫高上半身有助于使胃酸停留在胃里，促进消化。

本月胎教主题课

✿ 语言胎教的好处

所谓语言胎教就是给胎宝宝的大脑新皮质输入最初的语言印记，为宝宝后天的学习打下基础。换句话说，就是对胎宝宝多说说话，激发胎宝宝的听觉神经，帮助胎宝宝对语言有一个最初步的认识。父母用优美的语言和胎宝宝对话，反复进行，可以促进胎宝宝大脑的发育。教育界和医学界已认可了语言胎教的作用。

语言胎教并不是要胎宝宝听懂什么，而是要培养胎宝宝"听"语言的意识和能力，让胎宝宝对语言产生感觉。在怀孕4～5个月，胎宝宝有了听觉和一定的感知能力，这时便可以开始进行相应的语言胎教了。

✿ 语言胎教怎么做

给胎宝宝起个乳名

在怀孕5～6个月，胎宝宝有了听觉，准父母可给腹中的胎宝宝取一乳名。准父母经常呼唤胎宝宝的乳名，胎宝宝会记忆深刻。胎宝宝出生后，当呼唤其乳名时，他听到曾经熟悉的名字，就会有一种特殊的安全感，烦躁、哭闹会明显减少，有时还会露出高兴的表情。

和腹中的胎宝宝说话

可从4～5个月开始，每天定时和胎宝宝说话，每次时间不宜过长，1～3分钟即可。说话的内容不限，可以问候，可以聊天，可以讲故事、朗诵诗词、唱歌等，但应以简单、轻松、明快

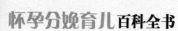

为原则。最好每次都以相同的词句开头和结尾，以加深记忆，这样循环发展，不断强化，效果会很好。

在开始的时候，准父母可以对胎宝宝重复一些简单的字，如奶、干、湿、尿、口、鼻、水等。以后，除了重复单字练习外，还可以对胎宝宝进行系统性的语言诱导。

准爸爸也要参与语言胎教

胎宝宝特别喜欢准爸爸的声音，因为男性的声音低沉、浑厚。心理学家特别指出，让父亲多对胎宝宝讲话，这样不仅增加夫妻间的恩爱，共享天伦之乐，还能将父母的爱传到胎宝宝那里，这对胎宝宝的情感发育有很大的好处。

❋ 怎样提高胎教的成效

胎宝宝的接收能力取决于母亲的用心程度，胎教的最大障碍是母亲杂乱不安的心情。因此，要想提高胎教的成效，最首要的就是要让孕妈妈的心情保持良好的平静状态。孕妈妈可以尝试在胎教时用以下的呼吸法，来稳定自己的情绪并集中注意力：

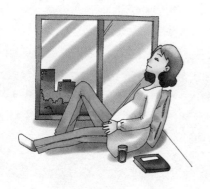

❶ 选择一个安静的场所，可以在床上，也可以在沙发上，坐在地板上也可以。这时要尽量使腰背舒展，全身放松，微闭双目，手可以放在身体两侧，只要没有不适感，也可以放

在腹部。尽量不去想其他事情，要把注意力集中在吸气和呼气上。

❷ 准备好以后，用鼻子慢慢地吸气，以5秒钟为标准，在心里一边数1、2、3、4、5……一边吸气。肺活量大的人可以吸6秒，感到困难时可以吸4秒。吸气时，要让自己感到气体被储存在腹中，然后缓慢、平静地将气呼出来，用嘴或鼻子都可以。呼气的时间是吸气时间的2倍。也就是说，如果吸气时是5秒的话，呼气时就是10秒。

❸ 反复呼吸1～3分钟，孕妈妈就会感到心情平静、头脑清醒。

♥ 孕妈妈放轻松

不仅胎教前，而且要在每天早上起床时，中午休息前，晚上临睡时，各进行一次这样的呼吸，这样，妊娠期间动辄焦躁的精神状态才可以得到改善。

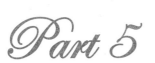

Part 5

美丽在5月：散发迷人「孕」味

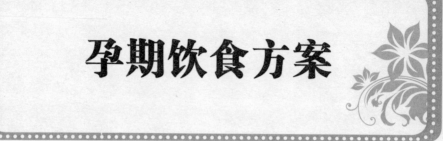

孕期饮食方案

❋ 本月营养指导

上个月，胎宝宝的基本器官一般情况下都已经成形了。而到了这个月，胎宝宝的大脑、骨骼、牙齿、五官和四肢都将进入快速发育的时期，为了满足胎宝宝生长发育的需求，孕妈妈的体内基础代谢会逐渐增加，对各类营养的需求都会持续增加。

胃口变好，食量也逐渐增加的孕妈妈，一定要注意均衡饮食，以期营养均衡。

钙的补充要始终贯穿于整个孕期。但进入本月之后，胎宝宝的骨骼和牙齿生长得特别快，是迅速钙化时期，对钙质的需求剧增，因此孕妈妈尤其要注意补钙。孕妈妈可以选择含钙丰富的牛奶、孕妇奶粉或酸奶来补钙。此外，多吃以下富含钙质的食物。

海产品：如鱼、虾皮、虾米、海带、紫菜等均含有丰富的钙质，极易被人体吸收。

豆制品：如豆浆、豆粉、豆腐、腐竹等，价廉物美，烹调简单，食用方便。

必要的时候，孕妈妈还可以在医生指导下每天服用钙剂。

补钙的同时注意补充维生素D，以促进钙的吸收。每日的维生素D需要量为10毫克。建议孕妈妈多进行户外活动，以保证有足够的阳光照射，使自己的皮肤产生吸收钙所需的维生素D。

✿ 双胞胎孕妈妈应如何保证孕期营养

双胞胎的形成

双胞胎分同卵双胞胎和异卵双胞胎

同卵双胞胎：指一个受精卵在分裂过程中，分裂成两个胚胎细胞或细胞群体，它们分别发育成不同的个体。这种分裂产生的孪生子具有相同的遗传特征，因此，性别相同，性格和容貌酷似。

异卵双胞胎：有两个卵泡同时或相继排出成熟的卵子，这些卵子同时或相继受精，因为胚胎是来自不同的卵子和精子，故具有不同的遗传特性，出生的婴儿相貌不同，性别也可能有所不同（即龙凤胎）。约75％的双胞胎都属于异卵双胞胎。

双胞胎孕妈妈的特别营养

❶ 双胞胎孕妈妈的负担比普通孕妈妈重得多，两个胎宝宝生长所需营养量较大，因此孕妈妈应增加营养的量与质，大约比一般孕妈妈增加10％的膳食摄入量，包括主食、肉类和蔬果等。

❷ 孕妈妈一般都有生理性贫血，在双胎妊娠时更为突出。双胞胎孕妈妈的血流量比平时高出70％～80％，双胎妊娠合并贫血发病率约为40％，所以，双胞胎孕妈妈尤其要注意多吃含铁较多的食物，如猪肝和其他动物内脏、白菜、芹菜等。

❸ 双胞胎孕妈妈要多补钙。一个人吃、三个人补的双胞胎孕妈妈，将需要更多的钙质来满足自己和两个胎宝宝的生长发育。平时多喝一些牛奶、果汁，多吃各种新鲜蔬菜、豆类、鱼类和鸡蛋等营养丰富的食物。

❹ 双胎妊娠时易患妊娠高血压综合征，因此，孕妈妈平时在饮食上要严格控制食盐的摄入，并保障充分的睡眠和休息。

双胞胎孕妈妈的生活照料

❶ 双胎妊娠时易患妊娠高血压综合征，表现为不明原因的高血压、水肿、蛋白尿，严重者可引发子痫抽搐，严重危害孕（产）妇及胎儿的生命安全。建议双胞胎孕妈妈多去医院做产前检查，以便及早发现病情，早期治疗。

❷ 同普通孕妈妈相比，双胞胎孕妈妈更容易受到怀孕的压力，其反应也大得多。要好好照顾自己，多休息，保持心情愉快。每天的睡眠时间应不少于10小时，睡眠以左侧卧位为宜。

❸ 孕育双胞胎会使子宫过度膨胀，子宫难以拉长到适应双胎过大生长的程度，容易发生早产。因此，孕妈妈在孕后期应注意休息，避免早产的发生。建议双胞胎孕妈妈在妊娠24周以后减少活动，30周后在家休息，35～36周即可提前住院待产。

❋ 孕期需要补充多少钙

孕期缺钙，不仅母体会引起相关疾病，并发妊娠高血压综合征，新生儿也易发生骨骼病变、生长迟缓、佝偻病等。孕妈妈严重缺钙，可致骨质软化、骨盆畸形而诱发难产。调查表明，城市女性更容易缺钙，因此要引起足够的重视。而钙过量则会造成胎宝宝娩出困难。那么孕期究竟该补充多少钙呢？

我国营养学会推荐的钙供给量为成年人 800 毫克/天。为保证胎宝宝骨骼的正常发育，又不动用母体的钙，到孕中期以后，孕妈妈每天需补充 1000 毫克钙，晚期更可达 1200 毫克。

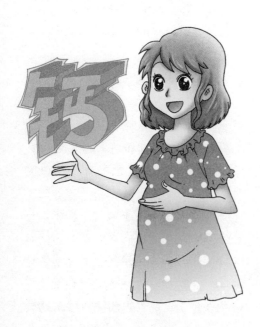

☕ 孕妈妈放轻松

一袋 250 毫升的牛奶可补充 250 毫克的钙。孕妈妈每天喝 2 袋牛奶。其中一袋应该在晚上睡前喝，这样可以维持半夜血钙的正常，防止腿抽筋。乳糖不耐受的孕妈妈，可以改喝酸奶来补钙。严重缺钙的应该在医生指导下服用钙片补充。

怎样选择高性价比的钙片

❶ 应该选择由国家卫生部门批准、品牌好、信得过的优质钙产品。注意查看产品的外包装，主要是生产日期、有效期限以及生产批号等。

❷ 钙片的体积不宜太大，也不宜太小。太大难以服下，太小又会增加服用次数，对肠胃造成刺激。

❸ 常见的几种钙制剂，元素钙的含量差别很大，它们依次为碳酸钙含 40%，碳酸氢钙含 23%，枸橼酸钙含 21%，乳酸钙含 13%，葡萄糖酸钙含 9%。其中，碳酸钙中元素钙含量最高。

❹ 研究表明，各种钙剂在人体的吸收率为 28%～39%，最高不超过 30%，其余的通过粪、尿及汗排出。如果厂商宣传吸收率过高，则是虚假的广告。

孕妈妈放轻松

有些孕妈妈服用钙剂后会造成胃肠道胀气、大便不通，加重便秘和不适。建议这类孕妈妈选择枸橼酸钙。因为它可在空腹时摄入，剂量大，吸收率和生物利用度高，不会中和胃酸，不易引起胃肠胀气和便秘。

补钙的几个叮嘱

❶ 在两餐之间服用钙制剂可避免食物中不利因素的影响，有利于钙的利用。

❷ 铁对钙的吸收有一定的抑制作用，同样钙对铁的吸收也不利，如果孕妈妈有缺铁性贫血，那么补钙与补铁的时间最好隔开。

❸ 可乐饮料、酒精、菠菜等食物中含植物酸、草酸和鞣酸，可与钙离子结合成不溶性的钙盐，影响钙的吸收。

❹ 补钙的同时还要注意补充磷。如果磷摄入不足，钙磷比例不适当，尽管补充了足够的钙，钙的吸收和沉积也不会明显增加。

孕妈妈放轻松

饮食中食盐的摄入量越多，钙的吸收越差，钙从尿中排出量越多。因此，孕妈妈应控制饮食中的含盐量。按照世界卫生组织推荐的标准，成人每日食盐量以5克为宜。

❀ 孕妈妈主题餐厅：壮骨补钙餐

海带排骨汤

做法：将排骨洗净，放入开水中去除血沫后将排骨捞出；将浸泡好的海带捞出，洗净，切成1厘米宽的长条备用。在锅内放大半锅水，水烧开后加入排骨，少许葱、姜、料酒，用中火煮20分钟。然后把海带加入排骨汤中，改用小火煲1小时后，加入盐和味精即可。

芦笋炒大虾

做法：芦笋洗净，切成小段；明虾洗净，去头尾，保留身体部位；虾皮拣去杂质，洗净后切成末备用。锅内放油烧热，放入蒜蓉爆炒，再放入明虾炒至表面颜色由透明转为红色，然后加入芦笋、盐，继续炒至芦笋变得翠绿，即成。

虾仁豆腐

做法：将虾仁洗净，用料酒、葱花、姜末、蒜末及水淀粉调好的味汁腌渍片刻；豆腐洗净，切成小方丁，放入沸水锅内煮3分钟后捞出沥干。锅中放油烧热，倒入虾仁，用旺火快炒至变红后，捞出控干油。锅内留余油，放入豆腐、盐和适量清水，煮沸，然后加入虾仁、葱末、鸡精，用水淀粉勾芡，炒匀即成。

孕5月生活细节

❀ 使用托腹带可减轻身体负担

托腹带也叫做孕妇托腹带，其主要作用是帮助怀孕的妇女托起腹部，并对背部起到支撑作用，减轻日渐膨隆的腹部给孕妇造成的负担。一般情况下孕妈妈不需要用托腹带，只有在以下特殊情况下，孕妈妈可以使用托腹带：

❶ 连接骨盆的各条韧带发生松弛性疼痛的孕妈妈。

❷ 胎位为臀位，经医生做外倒转术转为头位后，为防止其回到原来的臀位，可以用托腹带来限制。

❸ 多胞胎，胎宝宝过大，站立时腹壁下垂比较厉害的孕妈妈。

❹ 有过生育史，腹壁非常松弛，成为悬垂腹的孕妈妈。

怎样选购合适的托腹带

❶ 选择伸缩性强的托腹带，这样才可以从下腹部托起增大的腹部，从而阻止子宫下垂，保护胎位并能减轻腰部的压力。

❷ 应选用可随腹部的增大而增大，方便拆下及穿戴，透气性强不会闷热的托腹带。

注意，为了不影响胎宝宝发育，托腹带不可包得过紧，晚上睡觉时孕妈妈应解开托腹带。

❀ 孕妈妈看电视的几个"不要"

电视机在工作时，显像管会不断产生一些肉眼看不见的射线、高压静电。

这些射线和高压静电虽然对普通人没有什么影响，但时间长了还是会对孕妈妈和胎宝宝的健康产生不利的影响。所以，孕妈妈在看电视的时候，一定要注意以下的事项：

❶ 保持距离。孕妈妈距离电视机的距离应在 2 米以外，远离 X 线和静电影响。也可以穿上防辐射服将危险降至最低。

❷ 注意时间。一般孕妈妈一次看电视时间不宜超过 2 小时，避免过度使用眼睛，尤其有妊娠高血压综合征的孕妈妈更应注意。

❸ 保持空气流通，并在看完电视后用清水洗脸、洗手，消除阴极线、放射线对人体的影响，保障胎宝宝的健康。最好经常擦拭电器，清除灰尘的同时，也就把滞留在里面的电

磁辐射一并清除掉了。

❹ 孕妈妈不要饱食后看电视，以免使食物积压。也不要边看电视边吃零食或蜷着身体看电视，以免使孕妈妈腹腔内压增大，胃肠蠕动受限，不利于食物的消化吸收，特别不利于胆汁排泄，易发生胆道疾病，孕妈妈要注意。

 孕妈妈放轻松

孕妈妈要避免看恐怖、紧张、悲剧等刺激性较强的节目，以免引起精神高度紧张，对妊娠安全不利。尤其是睡前，不要看刺激性强的节目，建议睡前看点优美的散文或者同类图书。

为孕妈妈量身制订旅游计划

旅游时间巧安排

孕中期的 4～7 个月是孕妈妈旅游出行的最佳时间。

因为这段时间妊娠反应已过，腹部沉重与腿脚肿胀尚未出现，加之胃口不错，也都摆脱了孕早期的疑惑、忧虑等不良情绪，是孕期最适合出行的时间。

敏感不稳定的孕早期，以及身体日渐沉重的孕晚期，都不适宜长途旅行。

旅游前的准备工作

❶ 必须事先咨询产科医生，看自己是

否适合旅行，并让医生指导旅行计划，以免在旅行中出现不利的突发状况。

❷ 带好证件和必备行李，再额外准备一个舒适的小枕头，在旅途中可以倚靠以消除疲劳。

❸ 事先了解一下目的地的医院状况，以便发生紧急状况时可以随时去医院。尽量不要去医疗水平落后的地区，以免发生意外情况无法及时就医。

❹ 要选择真正是轻松休息的旅游，逗留期为 2～3 天的旅游比较理想。尽

量避开热线，选一些较冷的线路出行。对将去的地方进行了解，避免前往传染病流行地区。

❺ 应该有人全程陪同、照顾孕妈妈。

孕妈妈旅行途中的注意事项

❶ 长途旅行，最好乘坐飞机，尽量减少长时间颠簸，短途有条件的可以自驾车出游，避免拥挤、碰撞腹部。不论在火车、汽车还是在飞机上，最好能每15分钟站起来走动走动，以促进血液循环。

❷ 外出旅行途中，要多吃蔬菜、水果，保证充足的纤维素。还要多喝水，防止出现脱水、便秘以及消化不良等现象。同时要注意饮食卫生，应做到饭前、便后洗手，不吃生冷不洁的食物，不喝生水，尤其不要乱吃车站、码头上那些小商贩卖的食物。

❸ 到达目的地之后，一定要选卫生条件好的宾馆住宿，勤洗、勤换衣物。

❹ 一定要根据气候变化情况，及时增减衣服，防止着凉感冒。

为孕妈妈精心挑选内衣裤

孕期乳房会增大

妊娠期间，孕妈妈的胸部会逐渐增大，乳头也会变得敏感。怀孕5个月以后，文胸尺码大约要比怀孕前增加1个尺码以上；怀孕7个月以后，约增加2个尺码，同时，乳头的距离不断增大。临近生产前，胸部增大的速度会减慢。

从怀孕到生产，乳房约增加为原先罩杯的2倍，这些变化都要求孕妈妈适当地根据孕期时间和乳房大小来选择适当的文胸。

孕妈妈选择文胸的窍门

❶ 选择舒适的孕妇专用文胸。怀孕时，乳房是从下半部往外扩张的，增大情形与一般文胸比例不同。因此，应该选择专为孕妇设计的文胸，这类文胸多采用全棉材料，肤触柔软，罩杯、肩带等都经过特殊的设计，不会压迫乳腺、乳头，造成发炎现象。

❷ 根据自身乳房的变化随时更换不同尺寸的文胸，穿戴尺寸合适的文胸，乳房既没有压迫感，也不会感到大而无当。

❸ 临产前的孕妈妈还可以选择特别为哺乳设计的哺乳文胸，特点是具有活动式扣瓣肩带，哺乳时不用将整个文胸脱下，只需轻轻按下扣瓣，罩杯前端即可翻下，方便哺乳。

由于孕妈妈的乳头比较敏感脆弱，且可能有乳汁分泌，因此建议孕妈妈选用乳垫来保护乳房，同时避免在公共场合上衣局部潮湿的尴尬。在产褥期、哺乳期，乳垫也能帮助吸收分泌出的多余乳汁，保持乳房舒爽。

如何选择孕妇内裤

❶ 可以选择孕妇专用内裤，这种内裤一般都有活动腰带的设计，方便孕妈妈根据腹围的变化随时调整内裤的腰围大小，十分方便。而裤长往往是加长的，高腰的设计可将整个腹部包裹，具有保护肚脐和保暖的作用。

❷ 由于孕妈妈的阴道分泌物增多，所以最好选择透气性好、吸水性强及触感柔和的纯棉内裤，纯棉材质对皮肤无刺激，不会引发皮疹。

❸ 在妊娠晚期，孕妈妈还可以选择有前腹加护的特殊孕妇内裤，这种内裤可以起到托腹带的功效，减轻孕妈妈的身体负担，让孕妈妈轻松度过孕期。

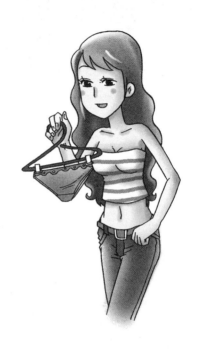

孕妈妈正确量尺寸

腰围尺寸：上半身最细的那部分。

臀围尺寸：臀部最丰满的地方。

腰围、臀围与孕妇内裤尺码的对照参考表

内裤尺码	M～L	L～XL	XL～XXL
腰围尺寸（厘米）	78～92	85～110	98～120
臀围尺寸（厘米）	85～95	90～103	100～115

孕期安胎
保健有对策

❋ 呵护孕妈妈的乳房

清洁乳房

建议孕妈妈每天用温水清洗乳房，擦洗时切勿造成乳头的刺激感或酸痛。

清洁乳房不仅可以保持乳腺管的通畅，还有助于增加乳头的韧性、减少哺乳期乳头皲裂等并发症的发生。建议计划母乳喂养的孕妈妈，不要用肥皂和酒精来清洁乳房。

部分孕妈妈还会分泌初乳，初乳易在乳头处形成痂，这时孕妈妈应该先以植物油加以软化，然后用温水拭除，擦洗干净后涂上润肤油，以防皲裂。在怀孕的最后 3 个月，孕妈妈还可以用干毛巾摩擦乳头以增强乳头的韧性，有助于预防哺乳期的乳头皲裂。

保护好乳房的腺体

乳房有众多的乳腺体和脂肪，这两者决定胸部的大小和形状。乳房的形状、轮廓及位置完全取决于肌肤的弹

力，由胸部底部延至下巴的肌肤我们称"自然胸罩"。要想避免胸部的松垮，最重要的便是加强自然胸罩肌肤的弹性和韧度。选择合身的胸罩以及适当的胸部按摩都可以很好地保持胸部的健康挺拔。

纠正乳头内陷

乳头内陷明显，可致产后哺乳发生困难，甚至无法哺乳，乳汁淤积，继发

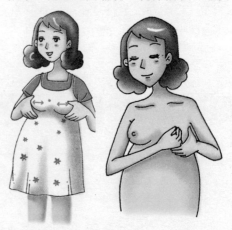

感染而发生乳腺炎。因此，乳头内陷的孕妈妈，应该于怀孕 5～6 个月时开始设法纠正。纠正乳头内陷的方法可以参考以下内容：

方法一：将两拇指相对地放在乳头左右两侧，缓缓下压并由乳头向两侧拉开，牵拉乳晕皮肤及皮下组织，使乳头向外突出，重复多次。随后将两拇指分别在乳头上、下侧，将乳头向上、下纵形拉开。每日 2 次，每次 5 分钟。

方法二：用一手托住乳房，另一手的拇指和中、食指抓住乳头向外牵拉。每日 2 次，每次重复 10～20 次。

❋ 孕妈妈运动之孕期瑜伽

练习前需征得医生的许可

孕妈妈不管以前是否练习过瑜伽，都必须在咨询产科医生，并得到许可之后，才能开始练习瑜伽。注意，孕妈妈必须在专门教授孕妇瑜伽的教练指导下进行练习。

如果孕妈妈孕前就一直坚持练习瑜伽，孕早期就可以进行较简单的瑜伽练习；如果孕妈妈此前从未练习过瑜伽，不常进行锻炼或曾经流过产，那么要慎重。

孕妈妈练习瑜伽的好处

❶ 可以增强体力和肌肉张力，增强身体的平衡感，提高整个肌肉组织的柔韧度和灵活度。

❷ 可以加速血液循环，还能够很好地控制呼吸。

❸ 可以起到按摩内部器官的作用，有益于改善睡眠，让人健康舒适。

❹ 可以帮助孕妈妈进行自我调控，使身心合二为一，养成积极健康的生活态度。

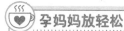 孕妈妈放轻松

瑜伽的练习因人而异，必须与人的身体状况协调。孕妈妈可以在专业孕妇瑜伽教练的指导下练习不同的瑜伽姿势，但必须以个人的需要和舒适度为准。练习时如有不适感，可以改用更适合自己的练习姿势。

❋ 预防妊娠高血压综合征

容易并发妊高征的孕妈妈

妊娠高血压综合征（简称妊高征），是一种常见的而又严重影响母、胎安全的疾病。其发病原因虽然至今还不明

确，但其引发却可能与以下几种因素有关：

❶ 精神过分紧张，或受刺激致使中枢神经系统功能紊乱的孕妈妈。

❷ 寒冷季节或气温变化过大，特别是气压高时，容易引发妊高征。

❸ 年轻初孕的孕妈妈或高龄初孕的孕妈妈，也容易患妊高征。

❹ 有慢性高血压、肾炎、糖尿病等病史的孕妈妈，或家庭中有高血压史，尤其是孕妈妈的母亲有妊高征史的，容易并发妊高征。

❺ 营养不良，如低蛋白血症者；体形矮胖，即 BMI＞24 者，并发妊高征的概率增大。

❻ 子宫张力过高，如羊水过多、双胎、糖尿病巨大儿及葡萄胎等，易引发妊高征。

防治妊高征的饮食方案

❶ 孕期要合理控制孕妈妈的体重增长速度与幅度，整个孕期的体重增长应控制在 9～13.5 千克。尤其是孕后期，每周以增重 0.5 千克为宜。孕后期热量摄入过多、每周体重增长过快都是妊娠高血压综合征的危险因素。

❷ 食盐摄入量每日应在 5 克以内，避免所有含盐量高的食品，如浓肉汁、调味汁、腌制品、熏干制品、罐头制品、油炸食品、肉类熟食等。酱油也不能摄入过多，6 毫升酱油约等于 1 克盐的量。

❸ 减少脂肪过多的摄入，加强妊娠中晚期营养，尤其是蛋白质、多种维生素、叶酸、铁剂的补充，因为母体营养缺乏、低蛋白血症或严重贫血者，其妊娠高血压综合征发生率增高。

❹ 重度妊娠高血压综合征的孕妇因尿中蛋白丢失过多，常有低蛋白血症，应摄入高优质蛋白质以弥补其不足。每日蛋白质摄入量为 100 克。

❺ 根据调查，妊娠高血压综合征孕妇血清锌的含量较低，膳食供给充足的锌能够增强身体的免疫力。

❻ 补充维生素 C 和维生素 E 能够抑制血中脂质过氧化作用，降低妊娠高血压综合征的反应。因此，妊高征孕妈妈应多吃蔬菜、水果、坚果等健康食品。

❤ 孕妈妈放轻松

孕妈妈如果已经习惯了较咸的口味，可用部分含钾盐代替含钠盐，能够在一定程度上改善少盐烹调的口味。还可以用葱、姜、蒜等调味品制出多种风味的食品来满足食欲。

本月胎教主题课

❀ 音乐胎教的好处

音乐胎教是指通过音乐对母体内胎宝宝施教。音乐生理学家的实验证明：进行音乐胎教，对胎宝宝的身体和将来性格、智力、情感的发展，是有百利而无一害的。

❶ 胎教音乐通过悦耳宜人的音响效果对孕妈妈和胎宝宝听觉神经器官进行刺激引起大脑细胞的兴奋，改变下丘脑递质的释放，促使母体分泌出一些有益于健康的激素如酶、乙

酰胆碱等，使身体保持极佳状态，促进腹中的胎宝宝健康成长。

❷ 优美动听的胎教音乐能够使孕妈妈心旷神怡，从而改善不良情绪，产生良好的心境，并将这种信息传递给腹中的胎宝宝，给躁动于腹中的胎宝宝留下深刻的印象，使他朦胧地意识到，世界是多么和谐，多么美好。

❀ 音乐胎教怎么做

怀孕4个月以后胎宝宝就有了听力，尤其是6个月后，胎宝宝的听力几乎和成人接近。一般认为，音乐胎教可以从孕16周起，在胎宝宝觉醒时进行。每天做1～2次，每次5～20分钟（随孕龄的递增适当延长音乐胎教时间，但

不要超过30分钟）。具体胎教法如下：

欣赏胎教音乐： 可以选择胎教音乐，放在距母亲1～2米的地方，或者用胎教传声器放在孕妈妈腹部，母子同听。孕妈妈在每天多次的音乐欣赏中，会产生许多美好的联想，如同进入美妙

无比的境界，而这种感受可通过孕妈妈的神经、体液传导给胎宝宝。

哼唱抒情歌曲：孕妈妈每天哼唱几首歌，最好是抒情歌曲，也可以是摇篮曲。唱时应心情愉快，富于感情，通过歌声的和谐振动，使胎宝宝有一种"世界是美好的"感觉，能获得感情、感觉上的满足。孕妈妈可以想象腹中的胎宝宝会唱。你可以从音符开始，然后教一些简单的乐谱，通过反复教唱，使胎宝宝产生记忆印迹。

❀ 音乐胎教的注意事项

①专家指出，胎教音乐频率过高会损害胎宝宝内耳螺旋器基底膜，使其出生后听不到高频声音；节奏过强、力度过大的音乐，会导致听力下降。因此，选购胎教音乐时，应先看它是否经过了医学、声学的测试，是否符合听觉生理学的要求。在选购胎教音乐时应慎重，最好请专业人员帮助。

②胎教音乐忌用高频声音。为了避免高频声音对胎宝宝的伤害，胎教音乐中 2000 赫兹以上的高频声音应低到听不到的程度，这样对胎宝宝比较安全。不合格的胎教音乐只会对胎宝宝造成危害。

③播放音乐时不要使用传声器，并尽量地降低噪声。音乐的响度控制在 65～85 分贝（以不超过 90 分贝为宜）。

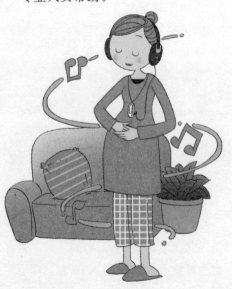

☕ 孕妈妈放轻松

专家强调：始自胎宝宝的胎教并不能因分娩而结束，还必须与婴儿的早期教育相连贯，这样才不会使胎教前功尽弃。因此，胎教的效果还需要用婴儿教育来进一步巩固和加强。

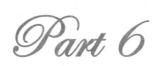

Part 6

舒适在の月：感受彼此的爱

孕期饮食方案

❀ 本月营养指导

一半的孕期已经过去了，孕妈妈的体重已经增加了不少。从外观上看，孕妈妈已经是大腹便便了，外人一眼便可看出孕妈妈的怀孕特征。从上个月开始，胎宝宝的骨骼生长进入了快速期，对钙的需求量保持旺盛，因此孕妈妈要特别注意补钙。同时，不少孕妈妈可能会在近期出现贫血的现象，这是由于胎宝宝生长和孕妈妈自身血容量增加导致的缺铁，孕妈妈要注意摄入充足的矿物质铁，以防止妊娠期贫血的发生。

本月主打营养素——铁

随着胎宝宝的不断生长发育的需要，以及孕妈妈自身的营养需求的增长，对矿物质铁的需求量日渐增加。铁是组成红细胞的重要元素之一，一旦铁摄入不够，孕妈妈就容易出现缺铁性贫血症状。本月尤其要注意铁元素的摄入。

❀ 孕妈妈补铁须知

妊娠期间，随着孕妈妈体内新陈代谢的加快，以及子宫、胎宝宝、胎盘的生长，孕妈妈体内的血容量会大大增加，制造血红蛋白的矿物质铁的需求量就会大大增加。孕妈妈如果平时不注意补铁，很容易发生贫血。多胎妊娠、胃肠道疾病、急慢性失血性疾病等，也容易导致孕妈妈发生贫血。

服用补铁剂的注意事项

如果孕妈妈贫血比较严重，就需要在专业医生的指导下服用补铁剂了。服用补铁剂的孕妈妈需要注意以下的事项：

❶ 注意选择易吸收的补铁剂。建议孕妈妈选择硫酸亚铁、碳酸亚铁、葡萄糖酸亚铁，这些铁剂属二价铁，容易被人体吸收。孕妈妈需要在医生指导下正确服用铁剂。

❷ 铁剂对胃肠道有刺激作用，常引起恶心、呕吐、腹痛等，应在饭后服用为宜。反应严重者可停服数天后，再由小剂量开始，直至所需剂量。若仍不能耐受，可改用注射剂。

❸ 维生素C可以促进铁的吸收。建议孕妈妈在服铁剂时，补充适当的维生素C。同时避免浓茶和中药煎剂等影响铁剂吸收的饮品。

❹ 铁剂易与肠内的硫化氢结合成硫化铁，使肠蠕动减弱，引起便秘，并会致使患者排出黑色粪便，这些都是正常的，孕妈妈不必紧张。

💗 孕妈妈放轻松

铁剂一般被十二指肠吸收。当机体不缺铁时，铁的吸收停止，过多的铁从肠道排出，所以口服铁剂一般不会引起过量中毒。注射铁剂时则要注意用量。

❀ 孕妈妈主题餐厅：补铁补血餐

🌷 红枣花生汤

做法：红枣洗净，花生仁洗净，保留红衣。把红枣和花生一起放入锅内，加适量水，大火煮沸后，转小火煮至红枣熟烂即可。食用时连汤一起喝。

🌷 排骨莲藕汤

做法：猪脊骨洗净后斩段；生地黄、莲藕、红枣分别洗净，把莲藕切成厚片。将全部材料放入锅内，加适量水，大火煮沸后，小火煲3小时即可。

🌷 紫米粥

做法：紫米洗净后用热水浸泡1小时左右；红豆洗净后用热水浸泡1小时；花生洗净（保留红衣）；红枣洗净。把紫米、带红衣的花生、红豆、红枣一起放入锅内，加适量水，大火煮沸后，转小火煮至稠糊即可。

💗 孕妈妈放轻松

普通孕妈妈每日所吃的食物应含20毫克以上的铁；贫血的孕妈妈则需补充40～60毫克的铁。同时，还应在医生指导下服用铁剂。

孕6月生活细节

❋ 孕妈妈做家务要注意的几个细节

厨房中的安全细节

❶ 避免煤气或液化气的污染。因为煤气或液化气的成分均很复杂，燃烧后在空气中会产生多种对人体极为有害的气体，加之煎炒食物时产生的油烟，使得厨房被污染得更加严重，影响胎宝宝的正常生长发育。

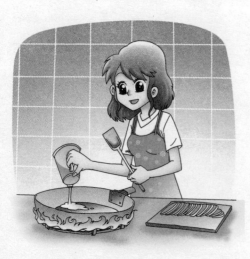

❷ 小心厨房内的电磁辐射，如微波炉、电磁炉等都会产生一定的辐射，建议孕妈妈使用这些电器的时候尽量保持1米以外的距离。

❸ 油烟会危害腹中的胎宝宝，所以炒菜和炸食物时油温不宜过高，以免加重油烟，厨房也应安装抽油烟机，注意通风。

打扫清洁中的安全细节

❶ 清洁剂中的化学剂，对孕妈妈和胎宝宝有严重影响。研究表明，在怀孕早期，洗涤剂中的某些化学物质还有致胎宝宝畸形的危险。孕妈妈应注意自我保护，尽量减少接触化学品的机会。使用清洁用品时戴上橡胶手套。

❷ 孕妈妈擦、抹家具和扫地、拖地时要注意不可劳累，不可长时间弯腰压迫腹部。到孕晚期更不可弯腰干

活。打扫卫生时也要避免使用冷水，拖地板不可用力过猛。

❸ 孕妈妈拿取高处的物件，或者晾晒衣物时，注意不可登高，也不要勉强踮脚取高处物件。这种危险动作还是请准爸爸来完成较好。

❹ 洗衣服时不要把手直接浸入冷水中，尤其是在冬、春季节更应注意，孕妈妈着凉、受寒有诱发流产的危险。洗衣时不要压迫腹部，手洗时建议使用性质温和的洗衣液。

❺ 将放在地上的东西拿起或放下时，注意不要压迫腹部。要屈膝落腰、完全下蹲、单腿跪下、拿住东西、伸直双膝站起。

❀ 为孕妈妈选双合脚的鞋子

孕期脚部会发生变化

整个妊娠期间，孕妇的体重一般增加 10～13.5 千克，也许更重，这些重量加重了对腿和脚的压力。加上孕期水肿和静脉曲张导致的循环不畅，孕妈妈的腿脚容易水肿。很多孕妈妈在怀孕 3 个月左右就开始有脚部水肿，到怀孕 6 个月时，水肿就更明显了。孕晚期直至分娩前夕，孕妈妈腿脚水肿还会加重。据了解，孕妈妈一天当中的脚部围度变化（肿胀）量在 1～2.5 毫米，同时脚长也会随着孕妈妈的坐姿、站姿及走姿产生变化——脚部承受的压力越大，脚长变化越大，孕妈妈每日脚长变化可达 0.3～0.7 毫米。

因此，孕妈妈应该为自己选一双合脚的鞋，这样会减轻足部的压力，让孕妈妈感觉更舒适。

孕妈妈少穿高跟鞋

穿高跟鞋可以让女性显得身形挺拔、格外精神，然而孕妈妈却不适宜再穿高跟鞋。因为随着肚子的一天天增大，以及体重的增加，孕妈妈的身体重心前移，站立或行走时腰背部肌肉和双脚的负担加重。如果穿高跟鞋，就会使身体支立不稳，由于身体加重，脚的负担加重，走路或站立都会使脚感到吃力。

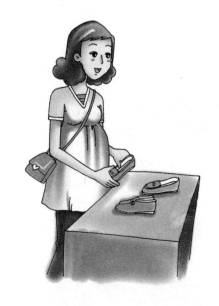

适合孕妈妈的鞋跟高度为2～3厘米，这种高度的鞋底造型也正好符合正常人的足弓，这样可使脚掌受力均匀，无论是站立，还是行走都不会感到很累。

轻松选好孕妇鞋

❶ 鞋类尺码需依脚长而定，并且略比脚大1厘米左右，为脚部的胀大留出空间。

❷ 选择圆头且宽度较宽、鞋面材质较软的鞋子。鞋底要选择耐磨度好且止滑性较佳的大底。

❸ 鞋型首先选择上开式，即系鞋带式或魔术粘贴带式较佳，也可以选择有松紧带或可调整宽度的鞋类款式。

❹ 注意鞋跟高度，平跟的鞋子则会由于孕妈妈身体重心前移、体重增加等原因，给孕妈妈带来足底筋膜炎等足部不适的困扰。

孕妈妈放轻松

孕妈妈的下肢静脉回流常常受到一定影响，站立过久或行走较远时，双脚常有不同程度的水肿，鞋底、鞋帮若太硬，不利于下肢血液循环。建议孕妈妈穿柔韧易弯曲的软底布鞋、旅游鞋，这些鞋还有一定的弹性，可随脚的形状进行变化，穿着舒适，可减轻孕妈妈的身体负担。

孕期安胎
保健有对策

❋ 孕妈妈护眼有方

妊娠期间，孕妈妈的内分泌、血液、心血管、免疫乃至新陈代谢等，都会在不知不觉中发生种种改变，以适应胎宝宝的生长需要。这些身体变化会间接地影响到孕妈妈的眼部。

眼角膜水肿

这是由于孕妈妈体内黄体素分泌量增加及电解质不平衡引起的。正常人眼角膜含有 70% 的水分，孕妈妈的眼角膜及水晶体内水分增加了，这就形成了眼角膜轻度水肿，其眼角膜的厚度平均可增加约 3%，且越到怀孕末期越明显。由于角膜水肿，敏感度将有所降低，常影响角膜反射及其保护眼球的功能。这种现象一般在产后 6～8 周即恢复正常。

屈光不正

这是由于孕妈妈眼角膜的弧度在妊娠期间会变得较陡造成的，其结果可导致远视及睫状肌调节能力减弱，看近物模糊。原本近视的孕妈妈，此时眼睛的近视度数则会增加。这种现象会在怀孕末期更加明显，也多在产后 5～6 周恢复正常。建议孕妈妈不必忙于配换眼镜，可在分娩一个多月后再验配，那时验出的度数才相对准确。

干眼症

正常的眼睛有一层泪液膜，覆盖在角膜及结膜之前，起保护眼球及润滑作用。由于受孕期激素分泌的影响，孕妈妈泪液膜的均匀分布遭到破坏。到妊娠末期，约 80% 的孕妈妈泪液分泌量会减少。泪液膜量的减少及质的不稳定，很容易造成干眼症现象。建议孕妈妈多摄入对眼睛有益的维生素 A、维生素 C 等。

孕妈妈放轻松

建议孕妈妈在怀孕7~10月时停戴隐形眼镜，产后6~8周（最好3个月）再重新配戴。若是孕妈妈非戴隐形眼镜不可，最好选择舒适的隐形眼镜，严格做好镜片清洁保养工作，或是干脆使用日抛式隐形眼镜，用完就扔，对眼睛最健康。如有眼部不适，应及时就诊。

❋ 孕妈妈运动之游泳

孕妈妈游泳好处多

专家认为，游泳对孕妇来说是相当好的有氧运动，根据身体而定，如果是怀孕前就一直坚持游泳的人，而且怀孕期间身体状况良好，那么从孕早期到后期都可以继续进行。游泳对孕妈妈的好处如下：

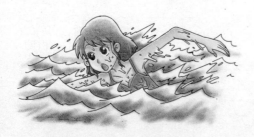

❶ 水的浮力能够减轻身体负担，从而缓解或消除孕期常有的腰背痛症状，并促进骨盆内血液回流，消除淤血现象，有利于减少便秘、痔疮、四肢水肿和静脉曲张等问题的发生。

❷ 游泳让全身肌肉都参加了活动，促进血液流通，能让胎宝宝更好地发育。游泳能耗较大，孕妈妈可通过游泳来控制增长过快的体重。

❸ 孕期经常游泳还可以改善情绪，减轻妊娠反应，对胎宝宝的神经系统有很好的影响。

❹ 游泳还可以锻炼孕妈妈的肺活量，让孕妈妈在分娩时能长时间地憋气用力，缩短产程。

孕期游泳的注意事项

❶ 在游泳前最好征得医生的同意，看看孕妈妈的身体是否适合进行游泳。

❷ 游泳时一定要注意清洁卫生和安全，要选择卫生条件好、人少的游泳池。最好选择室内恒温游泳池，水温在29~31℃为宜，并能避开阳光的直射。

❸ 下水前先做一下热身，下水时戴上泳镜。上岸时注意擦干身体，避免感冒。

❹ 游泳时不宜动作剧烈，时间也不要过长，孕妇游泳一般不宜超过1小时，游300~400米即可。游泳前要做好充分准备，不要跳水，不要仰泳。

孕妈妈放轻松

有过流产史、早产史、阴道出血、腹痛、妊娠高血压综合征、心脏病的孕妈妈，在孕期要避免游泳。

预防妊娠糖尿病

妊娠糖尿病是孕期形成的糖尿病，是怀孕期间体内不能产生足够水平的胰岛素而使血糖升高的现象，可能会引起胎宝宝先天性畸形、新生儿血糖过低及呼吸窘迫综合征、死胎、羊水过多、早产、孕妇泌尿道感染、头痛等，不但影响胎宝宝发育，也危害母亲的健康。

妊娠糖尿病的高危人群

有糖尿病家族史、过于肥胖、过去有不明原因的死胎或新生儿死亡、前胎有巨婴症、羊水过多症的孕妈妈，以及年龄超过 30 岁的孕妈妈，都属于妊娠糖尿病的高发人群。建议这些孕妈妈重视妊娠期间糖尿病的筛检。

孕妈妈可在妊娠 24～28 周时去医院检测是否患有妊娠糖尿病。具体方法如下：

口服 50 克的葡萄糖筛检及 100 克口服葡萄糖耐受试验，测出空腹、餐后 1 小时、2 小时及 3 小时之血糖浓度，若发现其中至少有两项数值高于标准值时，则可以诊断为妊娠糖尿病。

如何防治妊娠糖尿病

妊娠糖尿病大多数在分娩后就消失。只要被控制住，对于胎宝宝和母体都是没有危险的。

孕妈妈只要控制好饮食、控制体重及进行有规律的锻炼，就能减少妊娠糖尿病的发病危险。尤其是肥胖的孕妈妈，平时更应注意适当锻炼身体，控制体重增长。

一旦发生妊娠糖尿病，孕妈妈应在医生的治疗、指导下，让血糖回到正常值，确保妊娠安全。

孕妈妈放轻松

孕妈妈若出现极度干渴，小便频多、量大（区别于早期怀孕的小便频多、量大），疲乏（这可能很难区别于怀孕疲劳）等症状，则须谨防妊娠糖尿病的发生。最好去医院做糖尿病检测。

糖尿病孕妈妈的饮食

❶ 注意热量需求。妊娠初期不需要特别增加热量，中、后期必须依照孕前所需的热量，再增加 300 卡/天。由于体重减轻可能会使母体内的酮体增加，对胎宝宝造成不良影响，故孕期不宜减重。

❷ 少吃多餐。为维持血糖值平稳及避免酮血症的发生，餐次的分配非常重要。因为一次进食大量食物会造成血糖快速上升，且母体空腹太久时，容易产生酮体。而且糖尿病孕妈妈可能会有"加速饥饿状态"，即每顿吃不多但容易饿的情况，所以更应强调少量多餐，如每天吃 4～6 餐比较好。

❸ 注重蛋白质摄取。如果在孕前已摄取足够营养，则妊娠初期不需增加蛋白质摄取量。妊娠中期、后期每天需增加蛋白质的量各为 6 克、12 克，其中一半需来自优质蛋白质，如鸡蛋、牛奶、深红色肉类、鱼类及豆浆、豆腐等黄豆制品。最好每天至少喝两杯牛奶，以获得足够钙质，但千万不可把牛奶当水喝。

❹ 油脂类要注意。烹调用油以植物油为主，减少油炸、油煎、油酥类食物，以及动物的皮、肥肉等。

❺ 多摄取食物纤维。在可摄取的分量范围内，多摄取高纤维食物。如：

以糙米或五谷米饭取代白米饭、增加蔬菜之摄取量、吃新鲜水果而勿喝果汁等，如此可延缓血糖的升高，帮助血糖的控制，也比较有饱腹感。但千万不可无限量地吃水果。

☕ 孕妈妈放轻松

有些糖尿病孕妈妈在怀孕期间过分强调营养，结果吃太多、太好，体重增加过多，这对血糖控制，特别是对产后血糖的控制不利。糖尿病孕妈妈要勤测体重，使整个怀孕期间体重的增加量在适当范围。

❀ 腿脚水肿怎么办

据统计约有 75% 的孕妇都会出现水肿情形，这种症状会在孕后期更加明显。根据原因的不同，孕妈妈水肿可分为生理性和病理性两种。

生理性水肿

生理性水肿主要是由于子宫越来越大，压迫到下腔静脉，因而造成血液和淋巴液循环不畅、代谢不良，导致腿部组织体液淤积而造成的。生理性水肿属于孕期的正常现象，一般不会对胎宝宝造成不良影响，产后会自愈。

生理性水肿一般多发生在脚踝或膝盖以下处，通常孕妇在早晨起床时并不会有明显症状，但在经过白天久站和夜间活动量减少后，大约在晚上睡觉前，水肿症状就会比较明显。

病理性水肿

病理性水肿是由疾病造成的。例如，妊娠高血压综合征、肾脏病、心脏病或其他肝脏方面的疾病，这些疾病不仅会对孕妈妈的身体造成不同程度的影响，对胎宝宝的健康也会有危害。

病理性水肿不仅呈现在下肢部位，双手、脸部、腹部等都有可能发生水肿。如用手轻按肌肤时，多会呈现下陷、没有弹性、肤色暗蓝等现象。孕妈妈如果发现自己出现了病理性水肿症状，应及时就医，排除可能发生的疾病。

孕妈妈消肿有方

以下消除水肿的方法是针对生理性浮肿而言的。

❶ 避免久坐久站。要经常改换坐、立姿势；坐着时应放个小凳子搁脚，促进腿部的血液循环通畅；每一个半小时就要站起来走一走。站立一段时间之后就应适当坐下休息。步行时间也不要太久。

❷ 保持侧卧睡眠姿势。这样可以最大限度地减少早晨的水肿，每天卧床休息至少 9～10 小时，中午最好能躺下休息 1 小时。

❸ 给自己选一双好鞋。具体的选择标准，可以参考本章的"为孕妈妈选双合脚的鞋子"。注意不要穿太紧的衣物，以免阻碍体内循环。

❹ 适当运动也是消除水肿的好方法。如散步、游泳等都有利于小腿肌肉的收缩，使静脉血顺利地返回心脏，减轻水肿。

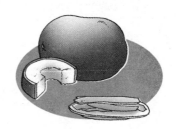

❺ 适量泡澡也可以减轻水肿症状。同时还可以配合适当的按摩消肿。注意按摩时要从小腿方向逐渐向上，这样才有助于血液返回心脏。

❻ 适当食用红豆、洋葱、薄荷、大蒜、茄子、芹菜、冬瓜、西瓜等利尿消肿的食物，可帮助身体排出多余水分，消除水肿。

💗 孕妈妈放轻松

一般情况下，水肿属于妊娠正常现象，经休息或抬高下肢后能自行消退者，不需特别介意。不过，经适当休息后仍不能消肿者，或手背及小腿处按压后皮肤不能恢复原状时，应到医院检查发生水肿的原因，不能麻痹大意。

本月胎教主题课

❀ 光照胎教的好处

光照胎教是在胎宝宝期适时地给予光刺激，促进胎宝宝视网膜光感受细胞的功能尽早完善，对日后视觉敏锐、协调、专注和阅读都会产生良好的影响。有实验证明，从怀孕 24 周后，将光射进子宫内或用强光多次在母亲腹部照射，可发现胎宝宝眼球活动次数增加，胎宝宝会安静下来。

利用彩色超声波观察，光照后胎宝宝立即出现转头避光动作，同时心率略有增加，脐动脉和脑动脉血流量亦均有所增加。这表明胎宝宝可以看到射入子宫内的光亮。而动物实验结果证明光照对胎宝宝的视网膜以及视神经有益无害。因此，光照胎教是可行的。

❀ 光照胎教怎么做

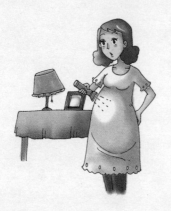

光照胎教的实施必须建立在胎宝宝视力发展的基础之上。胎宝宝的感觉功能中视觉的发育最晚，7 个月的胎宝宝视网膜才具有感光功能。因此，光照胎教应该从怀孕 6 个月之后开始。

具体的胎教方法如下：每天用手电筒（4 节 1 号电池的手电筒）紧贴孕妇腹壁照射胎头部位，每次持续 5 分钟左右。

照射的同时，孕妈妈或者准爸爸可以同时对胎宝宝进行语言胎教，告诉胎宝宝现在是什么时间。结束时，可以反复关闭、开启手电筒数次。

❋ 光照胎教的注意事项

❶ 进行光照胎教的时候，孕妈妈应注意把自身的感受详细地记录下来，如胎动的变化是增加还是减少，是大动还是小动，是肢体动还是躯体动。通过一段时间的训练和记录，可以总结一下胎宝宝对刺激是否建立起特定的反应或规律。

❷ 切忌强光照射，同时照射时间也不能过长。

❸ 应在有胎动的时候进行光照胎教，而不要在胎宝宝睡眠时进行光照胎教，以免打乱胎宝宝的生物钟。

❹ 和其他胎教一样，光照胎教要取得预期的效果，就必须持之以恒、有规律地去做，这样才能使胎宝宝领会其中的含义，并积极地做出回应。

❤ 孕妈妈放轻松

好习惯，从胎宝宝期开始培养。

瑞典有一位叫舒蒂尔曼的小儿科医生通过调查发现，早起型孕妇所生的孩子，一生下来就有早起的习惯，而晚睡型孕妇所生的孩子也有晚睡的习惯。这说明新生儿的睡眠类型是在怀孕后几个月内由母亲的睡眠类型所决定的。为了进一步证明这一结论，舒蒂尔曼把孕妇分为早起型和晚睡型两种类型，然后对这些孕妇进行追踪调查，发现胎宝宝在出生前就与母亲之间存在着"感通"。母亲的习惯将直接影响到胎宝宝的习惯。

为了让宝宝从小养成良好的生活习惯，建议孕妈妈从自身做起，纠正不良习惯，养成规律的饮食起居，保持身心健康、心情乐观，做好宝宝的楷模。

Part 7

甜蜜在7月：睁眼看世界的宝宝

孕期饮食方案

❋ 本月营养指导

这个阶段，孕妈妈的食欲大增，要注意少吃动物性脂肪；日常饮食以清淡为佳，水肿明显者要控制盐的摄取量，限制在每日 2～4 克；可多选些富含 B 族维生素、维生素 C、维生素 E 的食物食用；忌用辛辣调料，多吃新鲜蔬菜和水果，适当补充钙元素。

从现在开始到分娩，应该增加谷物和豆类的摄入量，因为胎宝宝需要更多的营养。富含食物纤维的食品中 B 族维生素的含量很高，对胎宝宝大脑的生长发育有重要作用，而且可以预防便秘。如全麦面包及其他全麦食品、豆类食品、粗粮等，孕妈妈都可以多吃一些。

胎宝宝大脑的发育已经进入了一个高峰期，大脑细胞迅速增殖分化，体积增大。孕妈妈在此时可以多吃些健脑的食品，如核桃、芝麻、花生等。

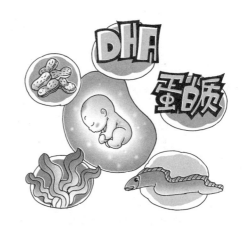

本月主打营养素——"脑黄金"

DHA、EPA 和脑磷脂、卵磷脂等物质合在一起，被称为"脑黄金"。"脑黄金"对于孕妈妈来说，具有双重的重要意义。首先，"脑黄金"能预防早产，防止胎宝宝发育迟缓，增加婴儿出生时的体重。其次，此时的胎宝宝神经系统逐渐完善，全身组织尤其是大脑细胞发育速度比孕早期明显加快。而足够"脑黄金"的摄入，能保证婴儿大脑和视网膜的正常发育。

为补充足量的"脑黄金",孕妈妈可以交替地吃些富含DHA类的物质，如富含天然亚油酸、亚麻酸的核桃、松子、葵花子、杏仁、榛子、花生等坚果类食品，此外还包括海鱼、鱼油等。

❀ 孕妈妈吃鱼，胎宝宝更聪明

鱼类含有丰富的氨基酸、卵磷脂、钾、钙、锌等微量元素，这些是胎宝宝发育的必要物质，尤其是神经系统。鱼类脂肪中的多元不饱和脂肪酸是一种有益于大脑的物质，对脑细胞，特别是对脑的神经传导和突触的生长发育有重要作用，对人的智力、记忆力和思维能力等也有影响。缺乏这种物质，就会影响脑细胞膜的形成，并有可能引起脑细胞的死亡。

所以，孕妈妈多吃鱼有利于胎宝宝的发育，特别是脑部神经系统的发育，这样生出来的宝宝特别聪明。

孕妈妈购买鱼类时，最好买活鱼，然后要看产地，远离工业区的鱼类体内污染物质较少。孕妈妈可食用较安全的海产品，包括人工饲养的鳟鱼及鲇鱼、虾、左口、太平洋三文鱼、黄鱼、大西洋蓝蟹及黑丝蟹鱼。

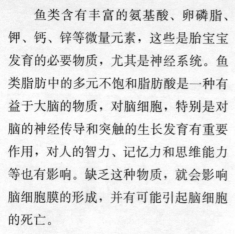

♥ 孕妈妈放轻松

孕妈妈还要注意尽量别吃金枪鱼、罐头鱼、墨西哥湾牡蛎、海鲈、比目鱼、白鳕鱼、马林鱼、梭子鱼、白口、鲨鱼、马头鱼、剑鱼及马加鱼等，这些鱼类很可能含有超标的水银，会对胎宝宝的健康、智力造成危害。

❀ 孕妈妈主题餐厅：益智补脑餐

🌸 虾仁草菇菠萝饭

做法：虾仁、草菇洗净；火腿切丁；菠萝洗净去皮，拦腰切成两半，取1/2个菠萝，挖出中间的果肉，切成丁，做成菠萝盅，放盘内备用。炒锅上火放入油烧热，加入葡萄干、虾仁、火腿、熟豌豆仁、草菇及菠萝丁，加入盐、胡椒粉及白饭炒匀，盛入菠萝盅内即可。

🌷 糯米红枣

做法：将无核红枣250克用水浸泡10小时备用。在100克糯米粉中加入30克温水，搅拌均匀后揉成团，再搓成小条。用小刀将红枣在中间纵向切一刀，然后夹入搓好的糯米小条，再洒上冰糖水，上笼蒸1小时即可。

山药瘦肉煲乳鸽

做法：将山药、莲子冲洗净。乳鸽剥净，除去内脏洗净，放入姜片、葱段、清水，放入锅中，水开后煮3分钟，捞出乳鸽，然后取出冲净。将瘦猪肉洗净，切成小块。瓦煲注入清水煲滚，加入乳鸽、肉块、山药、莲子煲30分钟，改慢火再煲2小时，下盐调味即成。

孕妈妈放轻松

孕妈妈应适量食用大豆、蛋黄、核桃、坚果、肉类及动物内脏等富含卵磷脂的食品，因为对处于大脑发育关键时期的胎宝宝，卵磷脂是非常重要的益智营养素。它还可以提高信息传递的速度和准确性，提高大脑活力，增强记忆力。孕期缺乏卵磷脂，将影响胎宝宝大脑的正常发育，甚至会发育异常。

孕7月生活细节

✿ 孕后期要注意调整睡姿

妊娠4个月以前，由于腹部增大还不明显，睡眠体位对胎宝宝和母亲的影响比较小，孕妈妈可以采取自己感觉舒适的姿势，仰卧位、侧卧位都可以，但趴着睡觉或搂着东西睡觉等不良睡姿就应该改掉了。随着孕妈妈肚子越来越大，这个时候，就要巧妙调整睡姿了。

❶ 左侧卧位是最佳睡眠姿势。左侧卧位可减轻妊娠子宫对下腔静脉的压

迫，增加回到心脏的血流量，还可使肾脏血流量增多，尿量增加；另外由于妊娠子宫大多向右旋转，左侧卧位可改善子宫血管的扭曲，改善胎宝宝的脑组织的血液供给，有利于胎宝宝的生长发育。睡觉时上面的腿向前弯曲接触到床，这样腹部也能贴到床面，感觉稳定、舒适。

❷ 偶尔变换姿势选择右侧位。孕妈妈若是一直坚持左侧睡容易压迫左腿致发麻并疼痛难忍，无法入睡，可偶尔变换一下睡姿，选择右侧卧位，这样孕妈妈可以舒服些，避免外力的直接作用。

❸ 仰睡对身体不好。仰卧时，会因增大的子宫压迫位于脊柱前的下腔静脉，阻碍下半身的血液回流到心脏而出现低血压，孕妈妈会感觉头晕、心慌、恶心、憋气等症状，且面色苍白、四肢无力、出冷汗等。仰卧时增大的子宫还会压迫骨盆入口处的输尿管，影响排尿量，使孕妇下肢水肿加剧，痔疮症状加重。

❹ 借助靠枕睡得更舒服。孕妈妈在睡觉时恰当利用靠枕，也会减轻睡眠不适。如腹部稍有隆起时，身边放一个长形抱枕，以方便倚靠，将抱枕夹在两腿之间会更舒服。腿部水肿时，侧卧后在脚下放一个松软的枕头，稍微抬高双脚，可以改善脚部的血液循环。

☕ 孕妈妈放轻松

如果由于腿抽筋使你从睡梦中醒来，可以将脚蹬到墙上或下床站立片刻，或者请老公帮忙稍做按摩，有助于缓解抽筋。当然还要保证膳食中有足够的钙。

❁ 孕期"光合作用"合成维生素 D

维生素 D 主要来自晒太阳。这种微量元素对于孕妇来说尤其重要，胎宝宝的骨骼生长所需的钙质，必须要靠维生素 D 才能吸收利用。所以，孕妇如果缺少阳光照射的话，可能会造成维生素 D 缺乏，从而影响胎宝宝的大脑发育。

晒太阳除了补充维生素 D，还可以起到杀菌作用。

那么，孕期晒太阳需要注意哪些方面呢？

❶ 冬天每日晒太阳一般不应超过 1 小时，夏天则保持在半小时左右即可。

❷ 如果你长期在室内或地下室工作，晒太阳尤为重要。

❸ 孕早期的 3 个月，你的身体对高温最敏感，建议你避免长时间暴晒，以保护胎宝宝。

❹ 怀孕后期，高温还会导致孕妇早产，

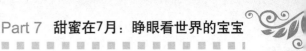

增加流产概率。所以，这段时间也要避免暴晒。

⑤ 上午 11 时至下午 3 时是一天中温度最高的时候，建议你待在阴凉场所。

需要注意的是：晒太阳的时间不能过久，因为，一定强度的日光可以使皮肤受到紫外线的损伤，导致脸上的色素、色斑增多，甚至还可能出现日光性皮炎、加重静脉曲张。

❀ 孕妈妈宜控制体重增长的速度

为了孕妈妈和胎宝宝的健康和顺利生产，孕期控制体重是很重要的。孕妈妈不宜过胖，但也并非越瘦越好，体重的增长应该符合科学规律。一般情况下，孕妈妈怀孕前 5 个月每周体重增加 0.5 千克，怀孕 5～7 个月每周体重增加 0.3 千克，此后每周增加 0.3 千克左右即可。

在怀孕体重增长的幅度上，每个月的体重增加不宜超过 2 千克，整个怀孕过程中应控制在 9～13.5 千克，防止增重过快导致妊娠纹产生。

❀ 职场妈妈上班安全法则

❶ 避开上班高峰时段。孕妈妈上班时不妨早起，既可避开拥堵交通，又可不迟到，还能呼吸到新鲜空气，是一举几得的好事。如果觉得早起比较疲惫，不如向单位说明情况，采用晚上班晚下班的方式，在不影响工作的同时做到上班安全。

❷ 搬到单位附近住。如果家到单位的路程太长，每天坐了地铁还要换公交，实在太累人，打车的费用又太大，不如在单位旁边租房吧，这样可以把路上的时间变为休息时间。轻松地步行上班，既锻炼了身体，又不会迟到，是孕妈妈的不错选择。

❸ 寻求顺风车。孕妈妈也可以在网上发帖子，征求住在自己家旁边的、目的地基本一致、热心的有车族，搭他的顺风车。他友情让你搭车，你友情赞助油钱，互惠互利，大家都开心。

☕ 孕妈妈放轻松

现在的女性大多都要兼顾家庭和工作。原来醉心于工作的女性会因怀孕所引起的心理和生理负担而不习惯。这时，须及时调适心情，不要因为这种暂时性的不便而影响工作和孕育。

孕期安胎
保健有对策

❋ 轻松搞定此期身体不适

孕期头痛

如果怀孕6个月后，你发现自己的头痛状况有增无减，并伴有呕吐、胸闷，甚至出现睁眼视物模糊，闭眼金星飞舞，同时下肢水肿、血压增高、小便中有蛋白等症状时，可能是妊娠高血压综合征的表现。

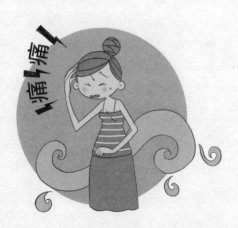

应对措施：在孕早期有头晕、轻度头痛，属于正常的妊娠反应。但孕6个

月之后的严重头痛则应及时去医院就诊，在医生指导下进行治疗。

孕期胸痛

孕期胸痛好发于肋骨之间，犹如神经痛。这可能是由于怀孕引起某种程度的缺钙，或是由于膈肌抬高，造成胸廓膨胀所致。

应对措施：一般不用特殊处理，适量补充一些含钙食物即可。

孕期胃灼痛

孕期胃灼痛可能是怀孕引起胃的逆行蠕动，致使胃内酸性内容物反流到食道及口腔内，刺激黏膜引起灼热、疼痛感。

应对措施：如疼痛实在难忍，可在医生指导下适量服用氢氧化铝凝胶。

孕期腰痛

孕期的腰痛主要是由于随着子宫、

胎宝宝的增大，造成腰部脊柱过度前凸弯曲而引起的脊柱性腰痛。

应对措施：这种腰痛没有危险性，适当休息，就会有所改善。

孕期腹痛

如果你子宫后倾，那么在孕早期可能经常会感到骨盆区域有一种牵引痛或下坠感。而孕中期的腹痛，可能是子宫增大促使它四周的韧带伸展拉长，引起的腹股沟部拉扯样疼痛。

应对措施：子宫后倾和子宫增大引发的疼痛都属于正常，只要注意休息就好。如果你感觉下腹痛比较剧烈，且有阴道出血，可能是流产或宫外孕的征兆，必须迅速就医。

孕期腿痛

孕期双腿疼痛常发生在大腿和小腿的后背面，与坐骨神经痛相似。如果同时有下肢静脉曲张，则疼痛更加剧烈。

应对措施：若怀孕 5 个月后，双腿还会发生痉挛抽筋，尤其是在夜间易发生，建议你在医生指导下服用适量的维生素 D 和钙片。

❀ 孕妈妈运动之随时随地可做的小运动

孕 7 月的时候运动的目的是舒展和活动筋骨，以稍慢的体操为主。比如简单的伸展运动：坐在垫子上屈伸双腿；平躺下来，轻轻扭动骨盆等简单动作。这些运动能加强骨盆关节和腰部肌肉的柔软性，既能松弛骨盆和腰部关节，又可以使产道出口肌肉柔软，同时还能锻炼下腹部肌肉。每次做操时间控制在5～10 分钟就可以了。

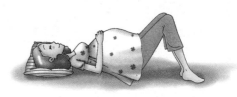

扭动骨盆

❶ 仰卧，屈膝，双膝并拢。双膝带动大小腿左右摆动，像用膝盖画半圆形似的，慢慢有节奏地动作，双肩贴紧床。

❷ 将一条腿伸直，一条腿弯曲，弯曲膝盖的腿朝向伸直的腿倾倒，带动同侧腰臀部离开床，但肩部仍然贴着床，对侧臀部仍然贴在床上，似翻身样。左右腿交替这样做，反复10 次，一天做 2～3 回，能锻炼骨盆关节，同时加强腰部肌肉的力度及柔软性。

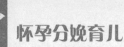

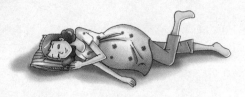

② 仰卧，双手抱膝，使双膝弯曲至胸部，默数 5 下再慢慢放平双腿。

做这两个动作可使腰部关节、肌肉放松，减轻腰痛。

振动骨盆

仰卧，屈膝，两手平放在身体两侧。向上挺腹，弯背成弓形，再复原，每回做 10 次，早晚做。振动骨盆可放松骨盆和腰的关节。

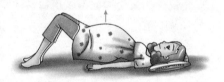

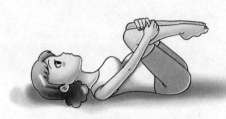

孕 7 月的孕妈妈，体重增加，身体负担很重，这时候运动一定要注意安全，本着对分娩有利的原则，千万不能过于疲劳。在运动时，控制运动强度很重要：脉搏不要超过 140 次/分，体温不要超过 38℃，时间以 30～40 分钟为宜，不要久站久坐或长时间走路。

伸展腰部

① 仰卧，一腿伸直，双手抱另一条腿的膝盖（弯曲），尽量用膝盖贴胸前，腰及肩背贴向床面。这个动作一松一紧 5 下，然后换另一条腿做。

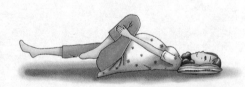

☕ **孕妈妈放轻松**

怀孕 4～7 个月是最适合孕妈妈运动的时期，以怀孕的前期、中期、后期而言，一般来说，运动只能做到中期即怀孕 7 个月前，而且运动的时间要越来越短，动作要越来越轻柔。

❋ 怎么防止孕期小腿抽筋

半数以上的女性在孕期会发生腿部抽筋，多发生于怀孕 7 个多月后，或是在熟睡醒来后，或是在长时间坐着、伸

懒腰伸直双腿时。

为什么会发生腿部抽筋现象

① 在孕期中体重逐渐增加，双腿负担加

重，腿部的肌肉经常处于疲劳状态。

❷ 孕妈妈为满足胎宝宝发育，需要较常人更多的钙，尤其在孕中、晚期，每天对钙的需求量增加为 1200 毫克。如果饮食中摄取钙不足，血钙浓度低，当体内缺钙时，肌肉的兴奋性增强，容易发生肌肉痉挛。而此时腿部肌肉的负担要大于其他部位，因此更容易发生肌肉痉挛。

❸ 夜间血钙水平比日间要低，故小腿抽筋常在夜间发作。

小腿抽筋如何应对

❶ 一旦抽筋发生，立即站在地面上蹬直抽筋的腿；或是坐着，将抽筋的腿蹬在墙上，蹬直；或请身边亲友将抽筋的腿拉直。总之，使小腿蹬直、肌肉绷紧，再加上局部按摩小腿肌肉，即可以缓解疼痛甚至使疼痛立即消失。

❷ 为了避免腿部抽筋，应多吃含钙的食物，如牛奶、奶粉、鱼骨等。五

谷、果蔬、奶类、肉类食物都要吃，并合理搭配。适当进行户外活动，接受日光照射。

❸ 须注意不要使腿部的肌肉过度疲劳，不要穿高跟鞋。

❹ 睡前可对腿和脚进行按摩。

❺ 必要时可加服钙剂和维生素 D。但需要指出的是，绝不能以小腿是否抽筋作为需要补钙的指标，因为个体对缺钙的耐受值有所差异，所以有的人在钙缺乏时，并没有小腿抽筋的症状。

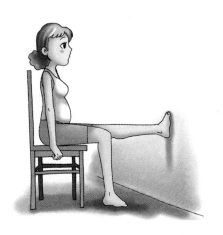

孕妈妈放轻松

　　建议多从食物中摄取钙，奶类如牛奶、酸奶、奶粉、奶酪含钙较多，吸收率也高，应每天都喝。也可用富含钙的小鱼、小虾做菜，还可用虾皮包饺子吃。其他食物，如豆制品、海产品、干果也含有较多的钙，其中鱼和豆腐一起吃，补钙作用较好。

本月胎教主题课

❋ 想象胎教的好处

想象胎教也是胎教的一种重要形式，想象胎教就是想象美好的事物，使孕妇自身处于一种美好的意境中，再把这种美好的情绪和体验传递给胎宝宝。

想象胎教的可行性在于，意念可影响胎宝宝。孕妇可以利用母亲和胎宝宝之间情绪、意识的传递，通过对美好事物和意境的联想，将美好的体验暗示和传递给胎宝宝。

❶ 对胎宝宝的"干预"作用。由于联想对胎宝宝具有一定的"干预"作用，母亲的联想内容十分重要，美好内容的联想无疑会对胎宝宝产生美的熏陶，内容不佳的联想，则会起到反面作用，或把孕妇本不想传递给胎宝宝的信息传递给了胎宝宝。所以在实施联想胎教的时候，一定要想那些最美好的事物。

早已有实例证明，由于胎宝宝意识的存在，孕妇自身的言语、感情、行为以及联想内容均能影响胎宝宝，"干预"

一直会持续到出生后，因此孕妇联想内容的优劣十分重要。

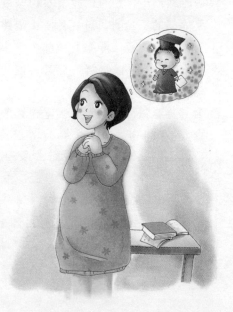

❷ 异常反应的作用。在日常生活中，少数孕妇由于怀孕后的身体不适而出现对胎宝宝怨恨的心理以及产生不好的联想感受，这时胎宝宝在母

体内就会意识到母亲的这种不良感受，从而引起精神上的异常反应。在这种情况下发育的胎宝宝出生后大多数会有情感障碍，出现感觉迟钝、情绪不稳、易患胃肠疾病、体质差等现象。

因此，孕妇必须在妊娠期间排除不良的意识和联想，尽量多想些美好的事情，将善良、温柔的母爱充分地体现出来，通过各方面的爱护促进胎宝宝的成长。

由于在欣赏中想象的胎教方法使胎宝宝事先拥有了朦胧美的意识，出生后一般也较其他婴儿聪慧、可爱、活泼。母子之间的心灵感应会更加密切。

孕妈妈放轻松

想象胎教是意念胎教的一种，不过实施意念胎教必须有一定的气功功底，比较难以掌握，一般不要随便做，以免出差错；想象胎教则比较容易，不会出偏差。

❈ 想象胎教怎么做

想象胎教就是想象腹中胎宝宝的情况。在整个孕期都可以做。

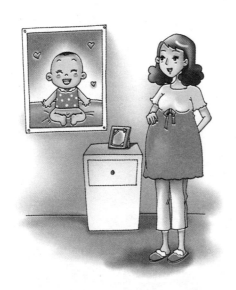

❶ 从受孕开始，夫妻就可以共同讨论，为将出生的孩子做形象设计：取各人相貌中最理想而具有特点的部位，如丈夫宽阔的额头、俊俏的剑眉，妻子善于传情的大眼睛、高高的鼻梁、轮廓分明的嘴唇等加以组合，想象成你未来小宝宝可爱的形象。或者可以从画报、挂历、图片中找出一张你最喜欢的幼儿画像，挂在卧室里，经常看看。一旦将设计的婴儿形象确定下来了，你就要反复使这一形象具体、清晰，并在心中不断地呼唤。

❷ 在孕期中可以想象胎宝宝在羊水中安详地睡眠，一副逗人喜爱的样子。当察觉到胎动时，就可以想象胎宝宝欢快地从睡眠中醒来，伸脚动手打哈欠、伸懒腰那活泼可爱的样子。

❸ 孕妈妈还要经常想象美好的事物，如

名画、风景、优美音乐和文学作品、影视中美好的镜头，以及出外旅游与家人一道去公园散步，或与邻居和自家的小朋友一起嬉戏时的幸福时刻。通过想象使自己常处于一种愉快的心境中。

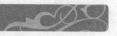

❀ 想象胎教的注意事项

❶ 孕妈妈应该保持心情愉快、情绪乐观，避免不良情绪的发生和影响。即使遇到不愉快的事也不要生闷气，这对孕妈妈自身健康，特别是对胎宝宝的健康发育，是没有好处的。

❷ 为了孩子，为了下一代的聪明、活泼和可爱，孕妇一定要多到大自然中去，在大自然中陶冶母子的性情。

❸ 即将做妈妈的你应该克服自己的懒惰习惯，争取每日早些起床，然后去欣赏大自然清晨的美景，也使腹中的小宝宝受到熏陶。

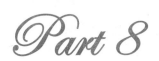

Part 8

渴望在8月：宝贝，做个好梦

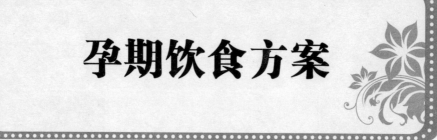

孕期饮食方案

❀ 本月营养指导

进入本月，孕妈妈会因身体笨重而行动不便。子宫此时已经占据了大半个腹部，而胃部被挤压，饭量受到影响，因而常有吃不饱的感觉。

在这个时期，母体基础代谢率增至最高峰，而且胎宝宝生长速度也达到最高峰。应该尽量补足因胃容量减小而减少的营养，实行一日多餐，均衡摄取各种营养素，防止胎宝宝发育迟缓。

妊娠晚期孕妈妈每天应摄入的食物量如下：

主粮（米、面）400～500克；豆类及豆制品50～100克；蛋类50～100克；奶类250克；新鲜蔬菜（绿叶蔬菜为主）500～750克；畜、禽、鱼肉类200克；水果200克；粗粮50克；植物油40克等。

♥ 孕妈妈放轻松

菊花茶对于上班族的孕妈妈来说，不但可以防止电脑辐射、明亮眼睛，而且还可以缓解孕晚期经常出现的胃灼热或消化不良等。有这么多的好处，不妨一试。

本月主打营养素——碳水化合物

第8个孕月，胎宝宝开始在肝脏和皮下储存糖原及脂肪。此时如碳水化合物摄入不足，将造成蛋白质缺乏，所以孕8月应保证热量的供给，增加主粮的摄入，如大米、面粉等。一般来说，孕妈妈每天平均需要进食400克左右的谷类食品，这对保证热量供给、节省蛋白质有着重要意义。另外在米、面主食之外，要增加一些粗粮，比如小米、玉米、燕麦片等。

孕妈妈放轻松

这个时期，很多孕妈妈有夜间被饿醒的经历，你可以喝点儿粥，吃2片饼干、喝1杯牛奶，或者吃2块豆腐干、2片牛肉，漱漱口，再接着睡。

❀ 孕期吃水果有讲究

❶ 不宜用菜刀削水果。因为菜刀常接触生肉、鱼、生蔬菜等，会把寄生虫或寄生虫卵带到水果上。

❷ 吃完水果要漱口。有些水果含有多种发酵糖类物质，对牙齿有较强的腐蚀性，食后若不漱口，口腔中的水果残渣易造成龋齿。

❸ 不宜过量吃水果。把水果当饭吃，其实是不科学的。尽管水果营养丰富，但营养并不全面，尤其是蛋白质及脂肪相对较少，而这两种物质也是胎宝宝生长发育所不能缺少的。

❹ 饭后不宜立即吃水果。饭后立即吃水果，会造成胀气和便秘。因此，吃水果宜在饭后2小时或饭前1小时。

维生素的种类和作用表

维生素	含量多的食物	缺乏时容易引起的疾病	作用	溶水性	耐热性
维生素A	蛋黄、黄油、肝、胡萝卜、番茄、南瓜、菠菜	夜盲症	促进成长、增强抗病能力，有利于皮肤黏膜的健康，保护视力，促进乳汁分泌	不溶解	耐热
维生素B$_1$	谷类的胚芽、荞麦面、花生、酵母、豆类、动物肝、山芋	水肿、脚气、多发性神经炎、流产、早产	促进糖的代谢，增进食欲，帮助消化吸收，通便	溶解	不耐热

维生素	含量多的食物	缺乏时容易引起的疾病	作用	溶水性	耐热性
维生素 B_2	牛奶、奶酪、豆豉、蛋类、青菜、动物肝脏	胎宝宝发育不良、口唇炎、皮肤炎	促进发育、乳汁分泌，有益于肝功能	溶解	耐热
维生素 B_{12}	动物肝脏	恶性贫血	有益于肝功能与造血功能	溶解	耐热
维生素 C	新鲜蔬菜、水果	胎宝宝发育不良、分娩时出血、牙龈出血	与血液的再生、凝固有关，给予身体细胞活力	溶解	不耐热
维生素 D	干蘑、白萝卜干、干鱼、黄油	佝偻病、软骨病、抵抗力减退	促进骨骼和牙齿的成长，帮助钙和磷的代谢	不溶解	不耐热
维生素 E	莴苣、油菜、菜花、玉米	流产、早产	促进胎宝宝发育，预防流产、早产，增强生殖功能	不溶解	耐热
维生素 K	卷心菜、紫菜、菠菜、动物肝	新生儿黑粪症	保持血液的凝固性	不溶解	耐热

推荐给孕妈妈的蔬菜

一些蔬菜对减缓孕期常见不适有很好的效果，孕妈妈不要错过哦！

❶ 南瓜——防治妊娠水肿和高血压。南瓜的营养极为丰富。孕妇食用南瓜，不仅能促进胎宝宝的脑细胞发育，增强其活力，对早孕反应后恢复食欲及体力有促进作用，还可防治妊娠水肿、高血压等孕期并发症，促进血液凝固及预防产后出血。

❷ 芹菜——防治妊娠高血压。芹菜中

富含芫荽苷、胡萝卜素、维生素C、烟酸及甘露醇等营养素，具有清热凉血、醒脑利尿、镇静降压的作用。孕晚期经常食用，可以帮助孕妇降低血压，防治妊娠高血压综合征引起先兆子痫等并发症。

❸ 冬瓜——帮助消除下肢水肿。冬瓜性寒味甘，水分丰富，可以止渴利尿，如果和鲤鱼一起熬汤，可使孕妇的下肢水肿有所减轻。

✲ 孕妈妈主题餐厅：补充维生素的水果大餐

🌸 水果大餐

菠菜柳橙汁：菠菜用开水焯过，柳橙（带皮）、胡萝卜与苹果切碎，按照1∶1的比例加水，用榨汁机榨成汁。

小黄瓜汁：小黄瓜洗净，切碎，按照1∶1的比例加水，用榨汁机榨成汁，以蜂蜜调服。

炖木瓜：银耳用温水泡开。川贝3克与银耳一起文火炖30分钟，加入木瓜、冰糖，再烧开即可。

鲜奶炖木瓜雪梨：先将鲜奶煮热，再放入去子去皮切成大粒的木瓜和雪梨，煮10分钟加糖即成。鲜奶和木瓜同食具有双重美白的效果，配以润心的雪梨，真是由外靓到内。

♥ 孕妈妈放轻松

在孕期，不可以用维生素制剂代替蔬菜、水果。蔬菜、水果是多种营养素的集合体。蔬菜、水果中虽然还有一些不是维生素，但对人体的作用与维生素类似，如生物类黄酮、叶绿素等物质，所以蔬菜、水果对健康的作用比维生素制剂更全面。

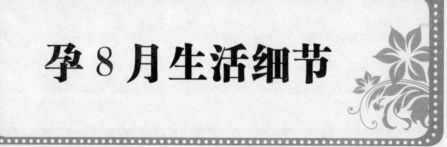

孕8月生活细节

❋ 大肚妈妈洗个快乐澡

洗澡不仅可以帮孕妈妈清洁全身，而且能促进血液循环、消除疲劳，帮孕妈妈保持平和快乐的心情，是孕妈妈日常生活中重要的一部分。不过孕期是特殊时期，所以孕妈妈洗澡要注意以下几点：

❶ 温度适宜。洗澡的水温也应适中，水温控制在38℃左右，不宜过冷也不宜过热，不能蒸桑拿。水温过热使母体体温暂时升高，破坏羊水的恒温，对胎宝宝的脑细胞造成危害；水温过凉会有流产的危险。

❷ 避免去公共浴池。如果确实不得已去公共浴池，应掌握好时间，尽量选择在人少的早晨去，此时水质干净，浴池内空气较好。

❸ 最好淋浴。怀孕后，机体的内分泌功能发生了多方面的改变，阴道内具有灭菌作用的酸性分泌物减少，体内的自然防御功能降低，对外来病菌的杀伤力大大降低，泡在水里有可能引起病菌感染，甚至造成早产。因此最好采取淋浴方式，千万不要贪图舒适把自己整个儿泡在浴缸里。

❹ 时间适度。每次洗澡时间不要太长，以15分钟左右为宜。热水不要长时间冲淋腹部，以减少对胚胎的不良影响。

❺ 不锁浴室门。洗澡时要注意室内的通风，避免晕厥，最好不要锁门，以防万一晕倒、摔倒可得到及时救护。

孕妈妈放轻松

如果有条件的话，洗澡时孕妈妈可以听一些令自己精神愉快的音乐，柴可夫斯基《如歌的行板》，巴赫《波罗乃兹舞曲》、《G弦上的咏叹调》，克莱斯勒《爱的喜悦》，舒伯特《罗莎蒙德》，约翰·施特劳斯《蓝色多瑙河》都可以让孕妈妈放松情绪，保持快乐、轻松。香熏也可以帮助孕妈妈保持快乐稳定的情绪，但不是所有的香熏都适合孕妈妈，如柠檬、天然薄荷、柑橘、檀香木可于怀孕3个月后使用；茉莉、玫瑰、薰衣草则要在怀孕4个月后才能使用，购买时应向专业人员咨询。

❀ 孕妈妈保持外阴清洁

怀孕后阴道分泌物增多，有时会感觉痛痒，如果孕妈妈没有条件每天洗澡，也要保证每天清洗外阴部位。清洗时一定要注意，用清水冲洗外阴，或者用专用的温和性阴部洗液，但不要冲洗阴道，以免影响阴道正常的酸碱环境而引起感染。避免坐浴。洗好后，别急着穿上内裤，可穿上宽松的长衫或裙子，等阴部风干后，再穿内裤，这样可以有效地预防阴部痛痒。

❀ 孕妈妈洗发不再艰难

到了孕后期，肚子一天比一天大，对弯腰洗头的孕妈妈来说真是十分困难。这段时期，孕妈妈可以自备洗发水到附近的美容店去洗头，或者请准爸爸帮忙为自己洗头，对他来说，不过是举手之劳，而洗头过程却变得充满爱意。

有些孕妈妈在怀孕时头发会变得又干又脆，那是因为头发缺乏蛋白质，如果使用能给头发补充蛋白质营养的洗发水和护发素，情况将得以改善。

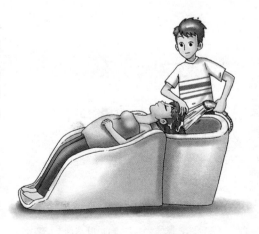

洗完头后，如何处理湿发也是孕妈妈的困惑之一。头发长，湿发就更难干，顶着湿漉漉的头发外出或上床睡觉非但不舒服，而且容易着凉，引起感冒。用吹风机吹干，又怕辐射对胎宝宝有影响，有些吹风机吹出的热风，含有微粒的石棉纤维，可以通过孕妇的呼吸道和皮肤进入血液，经胎盘血进入胎宝宝体内，从而诱发胎宝宝畸形。所以很多孕妈妈因为以上的原因剪去了一头心爱的长发，选择了洗后易干易打理的短发。

其实干发帽、干发巾就可以解决这个问题。戴上吸水性强、透气性佳的干发帽，很快就可以弄干头发，淋浴后也能马上睡觉，还能防感冒，不过要注意选用抑菌又卫生、质地柔软的干发帽、干发巾。

孕妈妈放轻松

即便需要使用吹风机，应调到冷风挡，不要用吹风机紧贴着头皮吹头发，也是可以的。

孕期安胎
保健有对策

❋ 胎位不正怎么办

怀孕 7 个月前若发现胎位不正，不必处理，如妊娠 8 个月时胎头仍未向下，也就是说臀位、横位、足位时，应予以矫正，方法如下：

预防：在生活中要避免久坐久卧，忌寒凉性及胀气性食品，如西瓜、螺蛳

等，豆类、奶类也不要吃得太多。

可进行适当的运动，如散步、揉腹、转腰等轻柔的活动。

另外，胎位不正是常事，不必焦虑愁闷，可以在医生的指导下进行矫正。

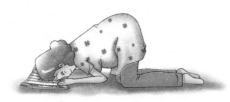

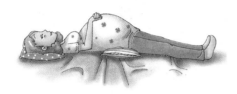

膝胸卧位：排空大小便，换上宽松、舒适的衣服。小腿、头和上肢紧贴床面，在床上呈跪拜状，但胸部要尽量贴紧床面，臀部抬高，使大腿与床面垂直，这种体位保持 15 分钟，然后再侧卧 30 分钟。每天早、晚各做一次，连续做 7 天。心脏病、高血压患者忌用本法。

桥式卧位：准备工作如前，然后用棉被或棉垫将臀部垫高，孕妈妈仰卧，将腰置于垫上。每天只做 1 次，每次 10～15 分钟，持续 1 周。

♥ 孕妈妈放轻松

如果通过上述方法，胎位依然不正，一定要请医生在腹部进行按摩帮助胎位转位。即使依然无效，也别着急，到时可进行剖宫产。要注意保持心情愉快，别因为这件事影响你的情绪，反倒对孕育不利。

❀ 孕妈妈运动之孕妇体操

孕妇体操是专门为孕妈妈设计的有氧运动，有利于孕妈妈顺利分娩和产后的恢复，对胎宝宝健康发育也十分有利，可谓是一举两得。

❶ 脚踝的运动。孕妈妈保持仰卧，然后左右摇摆、转动脚踝 10 次，再前后活动脚踝，充分伸展、收缩跟腱 10 次。在日常生活中，孕妈妈站立、坐在椅子上时也可以随时随地锻炼脚踝，使脚踝关节变得柔韧有力。

❷ 腿部运动。把一条腿搭在另一条腿上，然后放下来，重复 10 次，每抬 1 次高度增加一些，再换另一条腿，重复 10 次。两腿交叉向内侧夹紧、紧闭肛门、抬高阴道，然后放松。重复 10 次后，把下面的腿搭到上面的腿上，再重复 10 次，有助于消除妊娠后期的脚部水肿。

❸ 腹肌运动。单腿屈起、伸展，屈起、伸展，左右各 10 次，然后双膝屈起，单腿上抬、放下，上抬、放下，左右各 10 次，可以锻炼支持子宫的腹部肌肉。

❹ 压腿运动。盘腿坐在垫子上，挺直背部，两手轻轻放在膝盖上，每呼吸一次，手就按压一次，反复进行。

按压时，要用手腕向下按压膝盖，一点点地加力，让膝盖尽量接近床面，可锻炼骨盆肌肉。

这套孕妇体操简单、易操作，能防止由于体重增加和重心变化引起的腰腿疼痛；松弛腰部和骨盆的肌肉，为分娩时胎宝宝顺利通过产道做好准备；可以增强自信心，在分娩时能够镇定自若地应对分娩阵痛。不过练习时一定要注意：

❶ 保持良好心态。孕妈妈运动时要保持良好的情绪，把快乐和健康带给宝宝。

❷ 要根据自己的身体状况决定锻炼量。在整个孕期，孕妈妈最好持之以恒，坚持每天做孕妇体操。切记动作要轻柔，运动量以不感到疲劳为宜，微微出汗时就可停止，早晨不要做操，身体不舒服的时候，可酌减体操的种类、次数、强度等，不要太累。

♥ 孕妈妈放轻松

瑜伽球软软的，很有弹性，可以承受300多千克的重量，孕妈妈坐在瑜伽球上，就像浮在水面上，特舒服，能大大减轻下肢的压力，而且前后左右运动都可以，坐在球上配合孕妇体操，可以锻炼盆底肌肉的韧带，有助于分娩，对胎宝宝身体的生长也很有帮助。

❀ 静脉曲张不要怕

妊娠后回流到下腔静脉的血流量增加，增大的子宫压迫下腔静脉而影响血液回流，致使出现下肢及外阴静脉曲张。轻度静脉曲张不会引起任何症状，当其加重时，会出现沉重感和疲劳感。约有1/3的孕妇会产生程度不等的下肢静脉曲张或微血管扩张。孕期静脉曲张怎么办呢？

❶ 每天做适度、温和的运动，并保持适当的体重。不要提过重的物品。

❷ 尽量避免长期采用坐姿、站姿或双腿交叉压迫。休息的时候可将双腿抬高，帮助血液回流至心脏。

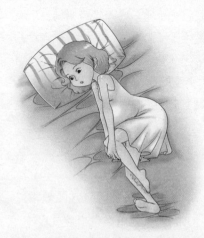

❸ 睡觉时尽量左侧卧，避免压迫到腹部下腔静脉，减少双腿静脉的压力。

建议睡觉时脚部垫着枕头抬高。

❹ 可以在医生指导下，穿着渐进压力式的医疗级弹性袜来减轻静脉曲张症状。

✿ 孕妈妈谨防早产

早产是在妊娠 28～37 足周前这一阶段提前分娩。早产儿由于各个器官组织发育还不够成熟，体重往往低于 2500 克，也被称为低出生体重儿，孕妈妈要谨慎预防早产：

❶ 注意孕期卫生，充分认识各种可能引起早产的因素，并加以避免。

❷ 注意生活中不要过度劳累，每天按时起居，注意休息。

❸ 节制性生活，特别是曾有流产或早产史的孕妇，在孕晚期应禁止性生活。

❹ 注意控制饮食中的食盐摄入，以免体内水分过多而引发妊高征，从而引发早产。

❺ 预防便秘和腹泻，避免因此引起子宫收缩，引起早产。

❻ 坚持定期做产前检查，一旦发现胎位异常，应及时在医生指导下积极纠正。

❼ 不要长时间做压迫腹部的家务活，避免撞击腹部，避免剧烈活动。

❽ 走路和起坐时要小心，避免摔倒。孕后期避免开车，也不要乘飞机出行或搭乘震动较大的交通工具出行。

❾ 一旦出现早产症状就应尽快去医院，不可延误时机。

♥ 孕妈妈放轻松

早产儿中大约有 15% 在新生儿时期死亡，虽然有大部分早产儿能够存活，但护理上稍有不当便会威胁到宝宝的身体健康。所以，孕晚期的你一定要认真阅读以上 9 条建议，积极预防早产的发生。

本月胎教主题课

❋ 美学胎教怎么做

美学胎教的内容包括音乐、美术等方面，音乐胎教本书已有论述，下面说说形体之美和自然美对胎儿的教育。

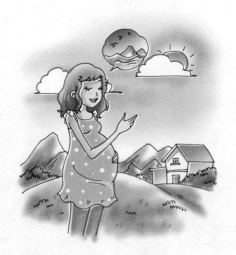

形体美学

主要指孕妈妈本人的气质，首先孕妈妈要有良好的道德修养和高雅的情趣，常识广博、举止文雅，具有内在的美。其次是颜色明快、合适得体的孕妇装束，一头干净、利索的短发，再加上面部恰到好处的淡妆，更显得人精神焕发。

孕妈妈化妆打扮也是胎教的一种，使胎宝宝在母体内受到美的感染而获得初步的审美观。

大自然美学

孕妈妈多到大自然中去饱览美丽的景色，可以促进胎宝宝大脑细胞和神经的发育。

自然美能陶冶孕妈妈的情感，对母亲和胎宝宝的心理健康是非常有益的。美好的大自然能给孕妈妈带来欢乐，对孕妈妈和胎宝宝都是一种难得的精神享受，也是胎教的一种形式。

❀ 胎宝宝有哪些奇妙的能力

对腹中的胎宝宝实施胎教时，你是不是会想：我的宝宝有感觉吗？研究证实，胎宝宝不仅有感觉，而且还有记忆力——人的生命实际上是从胎宝宝时期开始的，胎宝宝大约3个月时就有了感觉。

对触摸的反应

起初，当胎宝宝碰到子宫中的一些软组织，如子宫壁、脐带或胎盘时，会像胆小的兔子一样立即避开。但随着胎宝宝的逐渐长大，特别是到了孕中、后期，胎宝宝变得"胆大"起来，不但不避开触摸，反而会对触摸作出一定反应，如有时母亲抚摸腹壁时，胎宝宝会用脚踢作为回应。

能辨别甜和苦

胎宝宝在4个半月时，就能辨出甜和苦的味道，孕期快结束时，胎宝宝的味蕾已经发育得很好，而且喜甘甜味。

对外界的声音有感知

4个月的胎宝宝即可对外界的声音有所感知，而且胎宝宝得到的声音信息特别丰富，凡是能透过母体的声音，胎宝宝都可以感知到。这是因为人体的血液、体液等液体传递声波的能力比空气大得多。这些声音信息不断刺激胎宝宝的听觉器官，并促进其发育。听觉在人体的智力发育中起着非常重要的作用。当胎宝宝发育到5～6个月时，其大脑皮质结构已经形成，此时胎宝宝已经有了能够接受外界刺激的物质基础。

能够运用自己的感觉器官

胎宝宝在6个多月时就有了开闭眼睑的动作，特别是在孕期最后几周，胎宝宝已能运用自己的感觉器官了。当一束光照在母亲的腹部时，睁开双眼的胎宝宝会将脸转向亮处，他看见的是一片红红的光晕，就像用手电筒照手心时手背所见到的红光一样。

 孕妈妈放轻松

由此可见，胎宝宝，尤其是妊娠中、后期的胎宝宝，其触觉、味觉、听觉、视觉等都发育到了相当的程度，能够感受到一些外界活动，这时以一定方式进行胎教，可以促进胎宝宝身心健康发展。

Part 9

等待在6月：我和宝宝有个约会

孕期饮食方案

❀ 本月营养指导

本月胎宝宝逐渐下降进入盆腔，孕妈妈的胃会感觉舒服一些，食量也会有所增加。此时，要保证优质蛋白质的供给，适度摄入碳水化合物类食物，避免食用热量较高的食物。

胎宝宝肝脏以每天5毫克的速度储存铁，如果此时铁摄入不足，可影响胎宝宝体内铁的存储，出生后易患缺铁性贫血，动物肝脏、绿叶蔬菜是最佳的铁的来源。

即将面临分娩，孕妈妈的饮食还是要注意营养，继续保持以前的良好饮食方式和饮食习惯。少吃多餐，注意饮食卫生，避免、减少因吃太多或是饮食不洁造成的胃肠道感染等给分娩带来不利影响。每天5～6餐，注意营养均衡。如果上一餐你只吃了主食和牛奶，下一餐就一定要吃一些肉类、蔬菜和水果。

本月主打营养素——膳食纤维

膳食纤维可以防止便秘，促进肠道蠕动。孕后期，逐渐增大的胎宝宝给孕妈妈带来负担，孕妈妈很容易发生便秘。由于便秘，又可发生内外痔。为了缓解便秘带来的痛苦，孕妈妈应该注意摄取足够量的膳食纤维，以促进肠道蠕动。全麦面包、芹菜、胡萝卜、白薯、土豆、豆芽、菜花等各种新鲜蔬菜和水果中都含有丰富的膳食纤维。孕妈妈还应该适当进行户外运动，并养成每日定时排便的习惯。

孕妈妈放轻松

这时段孕妈妈的饮食应注意营养，以更好地蓄积能量，迎接宝宝的到来。吃一些淡水鱼有促进乳汁分泌的作用，可以为宝宝准备好营养充足的初乳。

❀ 孕期不宜喝过量、过浓的茶

有人说，喝茶影响胎宝宝发育，会导致胎宝宝畸形，影响宝宝智力。这是一种偏见。

茶叶中所含的多种成分对人体都有好处，如茶多酚具有收敛、解毒、杀菌、生津的作用。新近的研究证明，茶多酚具有很强的抗自由基作用，可延缓人体衰老的进程，特别是维生素C在茶叶中含量较高。儿茶素可以降低血脂，增强血管韧性，对牙齿也有保护作用。茶中的一些元素还有解除原子辐射的能力。吃水果、蔬菜少的人应常喝茶，茶中的多种维生素可补充身体的需要。因此，喝茶是有益的。

但是，任何事物发挥好作用都有一定的限量，过犹不及。孕妈妈不宜喝过量、过浓的茶。浓茶中的单宁酸会与铁结合，降低铁的正常吸收率，易造成缺铁性贫血。大量的单宁酸还会刺激胃肠，影响其他营养素的吸收。

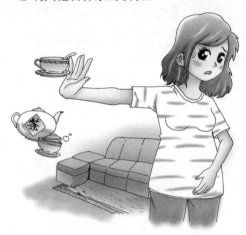

❀ 孕妈妈主题餐厅：利水消肿餐

🌰 眉豆煲猪脬

做法：将猪脬（即猪膀胱）放入滚水中煮5分钟，捞起，刮净利苔，用清水洗干净。洗净眉豆、红枣，红枣去核。把适量清水煲滚，放入全部材料煲滚，慢火煲至眉豆黏烂，下盐调味即可。

🌰 鸭块白菜

做法：将鸭肉洗净切成块，加水略超过鸭块，煮沸撇去血沫，加入料酒、姜片及花椒，用文火炖酥。将白菜洗净，切成4厘米长的段，待鸭块煮至八分烂时，将白菜倒入，一起煮烂，加入盐及鸡精即成。

🌰 腐竹银芽黑木耳

做法：腐竹用开水浸泡至无硬心时捞出，切成3～4厘米长的段。绿豆芽、黑木耳择洗干净，分别放开水内烫一下捞出。炒锅放油烧热，下姜末略炸，放入绿豆芽、黑木耳煸炒几下，加黄豆芽汤、盐、味精，倒入腐竹，用小火慢烧3分钟，转大火收汁，用水淀粉勾芡，淋入香油即成。

鲇鱼鸡蛋羹

做法：将鲇鱼去内脏，收拾干净，洗净。锅置火上，加入适量清水、鲇鱼，煮至鱼熟时，卧鸡蛋2个，再加入葱、姜、精盐、味精、香油，即可饮汤、食鱼和鸡蛋。

孕妈妈放轻松

利水消肿的食材还有很多，如冬瓜、红豆等，孕妈妈可以变换做法品尝多种口味，此外，孕妈妈不可因为身体水肿就拒绝喝水。事实上，每天喝适量的水能够减轻水肿。

孕9月生活细节

日常动作注意呵护腹中胎宝宝

对孕妈妈而言，一些平常轻而易举能做到的动作现在都是一个很大的挑战，甚至因为姿势不正确而引起整个身体的疲劳与不适。孕妈妈保持正确的姿势，充分注意日常的动作，因胎宝宝而改变，在日常小动作中要时刻记得呵护腹中胎宝宝。

孕妈妈安全姿势：坐下

孕妈妈坐下时应该慢慢将身体重

心降低，不要猛地一下坐下去。先坐在椅子中央位置，再用双手支撑腰部，将臀部慢慢挪后，然后将背部紧靠在椅子背上。坐时后背要笔直地靠在椅背上，股关节和膝关节要成直角，大腿呈水平状态，双脚平行叉开，使自己保持舒适。

孕妈妈安全姿势：站立

孕妈妈站起来时要注意动作正确，先迈出一只脚，将身体重心向前移，注意颈和背挺直，另一只脚用力将全身拉直，这样可以避免身体因重心不稳而摔倒。保持站立时两腿平行，双脚稍分开，把重心放在足心附近，这样不易疲劳。长时间站立时，隔几分钟就要把腿的位置前后掉换一下，把重心放在伸出的前腿上，减轻腰部因日益增大的腹部而造成的紧张。

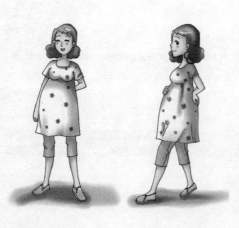

孕妈妈安全姿势：行走

孕妈妈行走时保持抬头，后背挺直，要脚跟先着地，绷紧臀部，好像把肚子抬起来似的保持全身平衡地行走。每一步都要踩实，以防摔倒。切忌走路的步伐迈得很大或很急，导致日益变得沉重的身体重心不稳，不慎摔倒。

孕妈妈安全姿势：上、下台阶或楼梯

在上、下台阶或楼梯时，孕妈妈要看清台阶或楼梯，注意先让前脚尖着地，再让脚掌落地，然后一边把膝关节伸直，一边把身体重心移到前足，不要毛腰或过于挺胸腆肚，要伸直背，手扶楼梯保持身体平衡，轻轻迈步，这样可以避免下腹和腰部受力，也可以防止摔倒。特别是妊娠后期，隆起的肚子遮住视线，看不见脚下。要注意不要踩偏，踩稳了再移动身体。

孕妈妈安全姿势：弯腰拿东西

肚子较大时想要弯腰或提东西，应该先将双脚分开一些，大约与自己的肩同宽，同时收缩小腹并收紧肛门，背部挺直，然后慢慢蹲下去，避免腹部受压。将放在地上的东西拿起或放下时，注意不要压迫腹部。要屈膝落腰、完全下蹲、单腿跪下，拿住东西，伸直双膝站起。要提东西时动作尽量慢一些，避免腰部肌肉被扭伤。

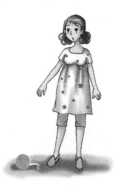
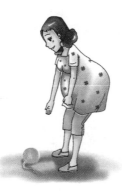

孕妈妈安全姿势：躺下、起身

躺下时，先从侧位坐下，用胳膊支撑身体，把头慢慢地放在枕头上，这样可以避免对腹部造成震动，刺激子宫。从仰卧的姿势起来时，先变成侧卧位，再半坐位，然后起来。禁止用腹肌以仰卧的姿势直接起身。

孕妈妈放轻松

孕妈妈经常伸长上身及胳膊去够取高处的东西，容易造成腹部用力，对腹中的胎宝宝不利。特别是曾在怀孕早期发生过流产的孕妈妈，如果要取高处的东西，最好是请别人代劳。

❀ 布置完美婴儿房

本月就可以布置好婴儿房来迎接你的宝宝了，婴儿房的布置有以下注意点：

❶ 居室环境：婴儿居室应选择向阳、通风、清洁、安静的房间。新生儿体温调节中枢尚未发育成熟，体温变化易受外界环境的影响，故选择既能使新生儿保持正常体温，又耗氧代谢低的环境很重要。婴儿居室的室温在18～22℃，湿度在50％～60％为佳。

寒冷的冬季注意居室保暖，可用暖气取暖，也可用热水袋保暖，但要切忌烫伤婴儿。夏季炎热时，注意室内通风，可使用电风扇和空调，电风扇不要直接对着婴儿吹，空调不宜将室内温度制冷太低或长时间开放。

❷ 室内湿度要适宜：过于干燥的空气会使婴儿呼吸道黏膜变干，抵抗力低下，也可发生上呼吸道感染，故须注意保持室内一定湿度。如有空气加湿器更好，也可在冬季时往暖气片上放些干净的湿布。夏季时地面上洒些清水。

❸ 居室的装修布置：婴儿居室的装修、装饰，要简洁、明快，可吊挂一个鲜艳的大彩球及一幅大挂图，以刺激婴儿的视觉，为以后的认物打下基础，但勿将居室搞得杂乱无章，使婴儿的眼睛产生疲劳。不能让婴儿住在刚粉刷或刚油漆过的房间里，以免中毒。

孕妈妈放轻松

　　婴儿的居室最好不铺地毯，因地毯不易清洗，易藏污垢，不仅是致病源还可能是过敏原，也不利于婴儿日后的行走练习。

❀ 孕妈妈夏日使用空调注意事项

　　炎热的夏天，酷热难当。即使不外出，电扇吹出来的热风也会使本身就十分怕热的孕妈妈十分烦躁。那么孕妈妈是否也能享受空调带来的舒适呢？答案是肯定的。适宜的室温，有利于孕妈妈休息、睡眠和增进食欲，也有利于胎教和宝宝健康地生长发育。不过，使用空调时孕妈妈要注意：

❶ 不要贪图凉快而让空调的冷空气直接对着自己吹。

❷ 室温不宜降得太低，以免孕妈妈走出空调室时骤冷骤热，引起血管突然收缩、扩张。室内、外温差一般以不超过 5℃为宜。

❸ 不要 24 小时开着空调。上午室温不

太高时可以开启门窗，通通风，交换室内、外空气，使室内空气保持新鲜。睡午觉和夜间开空调的话，也要温度适宜。

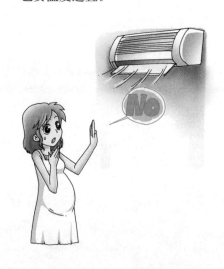

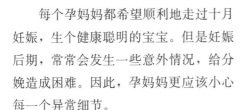

✱ 孕后期可能出现的异常情况与应对措施

每个孕妈妈都希望顺利地走过十月妊娠，生个健康聪明的宝宝。但是妊娠后期，常常会发生一些意外情况，给分娩造成困难。因此，孕妈妈更应该小心每一个异常细节。

前置胎盘

在正常情况下，胎盘附着处在子宫体部的后壁、前壁或侧壁，如果它附着在子宫下段，或者覆盖在子宫颈内口处，比胎宝宝的先露还要低，就是"前置胎盘"。前置胎盘最主要的表现是在妊娠晚期或临产时，发生无痛性、反复阴道出血。如果处理不当，将会危及母子生命安全，需格外警惕。如果孕妈妈有人工流产、刮宫产等引起的子宫内膜损伤的病史一定要特别注意。

胎盘早剥

正常位置的胎盘在胎宝宝娩出前，部分或全部从子宫壁剥离，叫做胎盘早剥。其主要表现为剧烈腹痛、腰酸背痛、子宫变硬，可伴少量阴道出血。剥离面出血过多时，还会出现恶心、呕吐、面色苍白、出汗、血压下降等休克征象。这是一种严重的妊娠并发症，起病急，如果不及时处理，会危及母子生命，因此要引起重视。

为了预防胎盘早剥的发生，孕妈妈应注意充分休息，并保证充足的营养，同时还应坚持产前检查。如果是高危妊娠更应重视定期复查，积极防治各种并发症，尽量少去拥挤的场所，避免猛起猛蹲、长时间仰卧等。

胎膜早破

胎膜在子宫颈口处破裂，羊水流出，这是胎宝宝即将分娩的前兆之一，一般发生在临产后，大多在子宫颈口扩张到6～7厘米以上时。如果它在胎宝宝成熟之前发生破裂，就会危及母子生命。一旦流出羊水，就有可能发生逆行感染。胎膜早破后，子宫内部与外界相通，容易导致宫内感染。腹部外伤、宫颈内口松弛、孕晚期粗暴性交、胎膜感染、胎膜发育不良，以及缺乏微量元素锌、铜等都有可能出现胎膜早破。胎膜早破后不久就应该有规律性宫缩，所以一旦发生胎膜早破，应马上住院待产。

羊水过多或过少

羊水是宝宝的摇篮，它能稳定子宫内的温度，保护胎宝宝不受伤害，并有轻度的溶菌作用。它还可使羊膜保持一定的张力，防止胎盘过早剥离。临近分娩时，羊水可明显缓解子宫收缩导致的压力，使胎宝宝娇嫩的头颈部免受挤压。然而，羊水的量必须适度，过多、过少均会出现问题。羊水量超过 2000 毫升，称为羊水过多。其中30％～40％的患者是不明原因的，另外一部分则可能是合并有胎宝宝畸形或者是多胎妊娠，通过 B 超检查可以进一步明确原因。

羊水量少于 300 毫升，称为羊水过少。在过期妊娠或者胎宝宝畸形时可以发生，对胎宝宝影响较大，甚至会导致胎儿死亡，所以要十分重视。

妊娠肝内胆汁淤积症

患此症的孕妈妈会出现全身瘙痒，以手心、足心较为明显，然后可能会有黄疸，一般在孕晚期发病，一直持续到分娩，分娩后迅速消退。得了妊娠肝内胆汁淤积症，由于胎盘血流灌注不足，胎宝宝容易缺氧，要及时诊断和治疗，以免引起严重后果。

❤ 孕妈妈放轻松

定期产检是发现后期妊娠异常的主要手段，孕妈妈千万不要因为身体笨重而懒于上医院。在去医院产检时，准爸爸要贴心陪伴，给予孕妈妈加倍的关怀和爱护、特别的鼓励和支持，使孕妈妈平安度过最后的日子。

腰是人体之本，孕后期注意护腰

腰部是承受宝宝力量的主要支柱，特别是在怀孕后期，孕妈妈体重增加快速，再加上胎宝宝的重量，对腰部和膝关节都会造成不小的负担。以下小动作可以帮助孕妈妈增加腰部力量，缓解腰部的酸痛：

❶ 双手扶椅背，在慢慢吸气的同时使身体的重心集中在双手上，脚尖立起，抬高身体，腰部挺直，使下腹部靠住椅背，然后慢慢呼气，手臂放松，脚还原。每日早、晚各做5～6次，可减少腰部的酸痛。

❷ 仰卧，双腿弯曲，脚平放于床上，利用脚和臂的力量轻轻抬高背部，可以减轻怀孕时的腰酸背痛。怀孕6个月后开始做，每日 5～6 次。

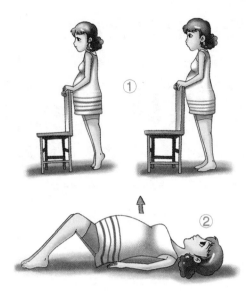

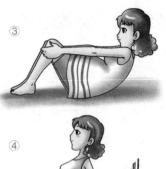

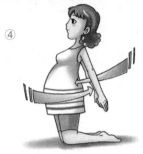

❸ 仰卧，双膝弯曲，双手抱住膝关节下缘，头向前伸贴近胸口，使脊柱、背部及臀部肌肉成弓形，伸展脊椎然后再放松。怀孕 4 个月后开始做，每天练数次。这是减轻腰酸背痛的最好方法。

❹ 双膝平跪床上，双臂沿肩部垂直支撑上身，利用背部与腹部的摆动活动腰背部肌肉。在怀孕 6 个月后开始做，可放松腰背部肌肉。

孕妈妈放轻松

❶ 下楼梯时易加重腰部负担，能坐电梯时就偷点儿懒吧。

❷ 穿柔软、轻便的低跟鞋，避免经常弯腰或长久站立，可有效缓解腰痛。

❸ 累了赶快坐下来，休息时将枕头、坐垫等柔软的东西垫在腘窝下，可缓解不适。

本月胎教主题课

❋ 斯瑟蒂克胎教的精髓

胎教的真谛在于激发胎宝宝内部的潜力，是为了孩子一生的幸福，并不是追求培养神童或天才。胎教虽然能够有效地改善胎宝宝的素质，提高人口质量，但并不能够使胎宝宝出生后都成为智慧超常的儿童或小天才。斯瑟蒂克胎教经过实践证明是成功的，其精髓主要有：

❶ 胎宝宝有着巨大的潜力可挖。如果采用胎宝宝容易接受的方法进行教育的话，孩子一出生就具有很高的素养，而这些素养能使孩子很快学会各种本领。

❷ 胎教要从优孕开始。好的开端是成功的一半，怀孕前的受精必须是在最佳状态下进行的，也就是说，必须是最健康的精子和卵子结合。

❸ 如何制订胎教计划。母亲和胎宝宝是"一心同体"的，母亲的生活如果没有规律，胎宝宝当然不会有很

自然的生活节奏，因此，制订一个妊娠期间胎教的总课程是非常必要的。

❹ 以胎宝宝为中心安排生活。除了烟和酒，对胎宝宝有害的东西还有很多。作为一个母亲，只有掌握了这些知识并付诸行动，才能使胎教取得好的效果。

❺ 胎教的关键是母亲的情绪和态度。最理解母亲心情的是你腹中的胎宝宝，你要经常以一种安详、和蔼和稳定的情绪，保护这个小生命，直到他来到这个世界。只有这样，胎宝宝才能安心地倾听你的话，学到更多的东西。

❻ 为胎教创造一个良好的环境。把家中为孩子将来准备的房间收拾布置起来，作为向腹中胎宝宝进行胎教的场所。理想的房间应该是朴实和平静的浅色调，可能的话，最好是自然色，这样能使人的注意力不至

于分散，有利于胎教的顺利进行。

❼ 准爸爸参与是一个不可或缺的环节。准爸爸怎样才能参与育儿中去呢？首先是要养成对胎宝宝讲话的习惯。胎宝宝对常常听到的声音有着特别敏感的反应，如果经常对他讲话，那么，他就会通过对你声音的感受，使记忆力的发育超出人们的想象。

❽ 给胎宝宝以音乐的熏陶。孕妈妈在上班或者做家务的时候，只要有时间，就可见缝插针地创造机会，哼唱一些歌曲，让胎宝宝不断听到那和着旋律的动人歌声，向他传递爱的信息，或是和胎宝宝一起听音乐，培养胎宝宝的感受性。

❾ 给胎宝宝讲故事。充满感情地朗读，同时使故事内容在自己头脑里形成一个个具体的形象，以便更加具体地传递给胎宝宝。

❿ 与胎宝宝共享自然和社会知识。漫不经心地观察事物是不可取的，只有你对看到的东西有感触并充分理解其内容，胎宝宝才能看得见。无论是下午散步或是假日外出，你看到的事物越新奇越令人感动，胎宝宝获取的知识就越多。

⓫ 用闪光卡片向胎宝宝传递语言之画。

为了使母亲的感觉和思考的内容与胎宝宝吻合，最重要的是保持平静的心情和集中注意力。在学习的开始，孕妈妈可以把呼吸调整得深沉而平静，然后把要教的内容在头脑中描绘出来。

⓬ 用联想法教胎宝宝算术。通过深刻的视觉印象，将卡片上描绘的数字、图形的形状和颜色以及你的声音一起传递给胎宝宝。胎教成功的诀窍就是将三维要素，即具体的、有立体感的形象导入胎教中去。

⓭ 培养胎宝宝对图形的认识能力。图形的学习与数字的学习一样，重要的是将学习内容与生活紧密地联系在一起，也就是说胎宝宝出生后，用周围的东西进行实物教学是最有效的。

⓮ 练习拉梅兹呼吸法。这种呼吸法对稳定情绪和集中注意力是行之有效的，掌握这一呼吸法，在分娩的时候就会轻松得多。

⓯ 出生后要巩固胎教成果。胎宝宝出生后，你第一次教他数数时，如果把曾用于胎教的实物再次摆放在婴儿面前，这时，婴儿在胎内学过的东西，就会逐渐反馈回来，并将做出令你吃惊的反应。

✿宝宝的性格和胎教的关系

　　胎儿期间神经系统的结构和功能有旺盛的发育，胎宝宝的各种运动、感知

觉、记忆等高级神经功能的发育与母亲的情绪、外界环境的刺激等密切相关，

适当的胎教有利于神经系统各种功能的发育。

❶ 孕妈妈规律的生活作息习惯有利于胎宝宝规律地成长。

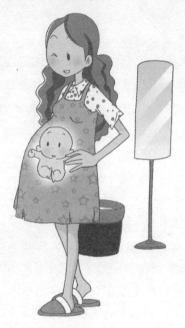

❷ 孕妈妈经常与胎宝宝说话有利于胎宝宝语言功能的发育。

❸ 孕妈妈满足且愉快的情绪有利于胎宝宝行为和性格的发展。

❹ 经常轻轻抚摸腹部，给予胎宝宝温和的刺激，有利于促进胎宝宝感知觉的发育。

❺ 给予胎宝宝轻柔的音乐刺激，特别是接近孕妈妈心跳节奏的旋律，有利于胎宝宝的生长发育。如莫扎特的音乐，让胎宝宝安心、轻松自然，促进胎宝宝生长。

孕妈妈放轻松

外部环境令人不快的声音，如夫妻吵骂声就会令胎宝宝脑部释放β波，抑制胎宝宝生长。因此，父母的和谐是对宝宝最好的胎教。

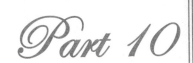

Part 10

幸福在二月：迎接天使的到来

孕期饮食方案

✳ 本月营养指导

❶ 低盐清淡饮食：要少吃盐和腌制品、刺激性大的食品（如某些香辛料）、污染食品。母亲吸烟、饮酒、喝咖啡或长期服用某些药物，可通过乳汁影响宝宝的健康，特别需要加以注意。要摄入足够的新鲜蔬菜、水果和海藻类，以供给多种维生素和矿物质（其中海藻类还可供给适量的碘），并且这些食物还具有通便、预防便秘的作用。

❷ 均衡营养：孕后期是胎宝宝大脑发育特别快的时期，此期间孕妈妈的营养摄入非常重要，应注意食物多样化，荤素搭配，粗细搭配，摄入均衡营养。一日以4～5餐为宜。

❸ 保质保量：摄入食物的质量要好，并且数量也要相应地增加，特别是含蛋白质、铁、钙、维生素 A、维生素 B_2 多的食品（如鸡蛋、牛奶、酸奶等）。为了预防贫血，应多摄入含铁高的食物，如动物肝脏、肉类、鱼类、某些蔬菜（油菜、菠菜等）、大豆及其制品等。

❹ 选择易消化、少渣的食物：这个阶段应该吃一些富含蛋白质、糖类等能量较高的食品，为临产积聚能量。注意食物要易于消化，预防便秘和水肿。适当地吃些坚果、巧克力之类的食物，可增加体力，以应付随时可能来临的分娩。

♥ 孕妈妈放轻松

孕晚期除正餐外，要添加零食和夜宵，如牛奶、饼干、核桃仁、水果等。夜宵应选择容易消化的食品。

本月主打营养素——维生素 B_1

为避免产程延长，分娩困难，最后

一个月里，必须补充各类维生素和足够的铁、钙，充足的水溶性维生素，尤其以维生素 B_1 最为重要。如果维生素 B_1 不足，易引起孕妈妈呕吐、倦怠、体乏，还可影响分娩时子宫收缩，使产程延长，分娩困难。

中国营养学会推荐孕妈妈每日维生素 B_1 摄取量为 1.8 毫克，孕妈妈在饮食中注意补充即可满足需求。含维生素 B_1 丰富的食物有蛋类、豆类、酵母、坚果、瘦猪肉及动物的肝、肾、心等，食用大米、面粉时选择标准米面也可以满足需要。

❀ 孕妈妈多吃粗粮有益健康

现在的饮食越来越精细，致使部分人遇到粗粮就难以下咽。不过，长期食用精白米或出粉率低的面粉（如富强粉）制作的食物，会造成 B 族维生素的缺乏，尤其是维生素 B_1 的缺乏。因此，为避免某些营养元素的不足，孕妈妈还是适量吃点儿粗粮为宜，况且，很多粗粮有着意想不到的食疗效果呢！

❶ 玉米。玉米富含镁、不饱和脂肪酸、粗蛋白、淀粉、矿物质、胡萝卜素、维生素 B_2、维生素 E 等多种营养成分。维生素 E 能降低血液中胆固醇的含量，能够有效地防治"妊娠巨幼红细胞性贫血"，其含有的膳食纤维可以加强肠壁蠕动，预防孕期便秘。玉米须煎水代茶饮，有利尿、降压、清热、消食、止血、止泻等功效，用于防治妊娠高血压综合征、肝胆炎症以及消化不良等疾病。孕妈妈常吃玉米还可以预防及治疗口角炎、舌炎、口腔溃疡等口腔疾病。

❷ 红薯。红薯富含淀粉和人体必需的铁、钙等矿物质，其氨基酸、维生素 A、B 族维生素、维生素 C 及纤维素的含量都高于大米与白面，有利于宝宝健康发育。红薯中含有黏蛋白，可以促进胆固醇的排泄，防止心血管的脂肪沉淀，预防心血管疾病，是孕妈妈的营养保健食品。

❸ 糙米。糙米胚芽中不仅含蛋白质、脂肪，还有维生素 B_1、维生素 B_2、维生素 E、维生素 C、维生素 A、叶酸及锌、镁、铁、磷等微量元素，可以满足胎宝宝发育的需要，也十分适合孕妈妈食用。

♨ 孕妈妈放轻松

应该注意的是孕妈妈的营养素摄取量一般比孕前高，优质蛋白质、矿物质、维生素必不可少。不能因为粗粮的益处而过量食用，影响其他营养素的摄入。

❀ 孕妈妈主题餐厅：顺气通便

萝卜丝炒虾皮

做法：白萝卜洗净、去皮、切丝；粉丝过水煮烂，拔凉控干水；锅烧热，下入油、葱、姜、萝卜丝、粉丝炒熟，加虾皮、鸡精、盐等调味料，收汁即可。

香菇百合鸡翅

做法：将香菇泡发，胡萝卜洗净切小块，鲜百合洗净一片一片掰开。将鸡翅、香菇、胡萝卜、大蒜入锅翻炒，加入泡香菇水炖至鸡翅烂熟，加入百合，大火煮开，加盐等调料即可。

什锦素锅

做法：将香菇泡发，白萝卜洗净切段，入滚水煮熟，中间挖空。将香菇、洋葱、胡萝卜、青豆、玉米粒、香肠切小丁。香菜洗净切碎。热锅加入油，先煸炒香菇、洋葱、胡萝卜、香肠，再加入其他丁料及香菜翻炒。将炒匀的诸料填入白萝卜段，码盘。另起锅，加素蚝油、白糖、水淀粉，将汁淋在白萝卜段上即可。

番茄生菜沙拉

做法：番茄2个，生菜200克，沙拉酱适量。番茄烫过，去皮，切块；生菜洗净，撕成稍小的片，与番茄混合，调以沙拉酱即成。

孕 10 月生活细节

❀ 避免尿频、尿失禁的尴尬

这是怀孕的最后一个月了，胎头在这时已经入盆，并因此压迫到膀胱；增大的子宫也会压迫到膀胱。膀胱在挤压下，储尿量明显减少，结果就是排尿次数明显增多，1～2 小时排尿一次，甚至更短。这种现象就叫孕后期的尿频现象。

孕后期尿频是正常的生理现象。在尿频的时候，千万不要憋着，应立即去卫生间。如果在尿频的同时伴有尿急、尿痛、尿液浑浊则是异常现象，应及时请医生检查。

除了排尿次数增多，还有些人可能会由于骨盆底肌肉承托力差而出现压力性尿失禁。这是孕后期一个正常且常见的生理现象，如果你有大笑、咳嗽或打喷嚏等增大腹压的活动则不可避免地会发生压力性尿失禁。

要避免发生尴尬的尿失禁现象，建议孕妈妈注意以下两点：

❶ 使用卫生巾或卫生护垫，避免关键时刻出现尴尬情形。

❷ 常做骨盆放松练习，这有助于预防压力性尿失禁。做骨盆放松练习前应咨询医生，如果你有早产征兆，就不要做了。具体动作如下：四肢跪下呈爬行动作，背部伸直，收缩臀部肌肉，将骨盆推向腹部，弓起背，持续几秒钟后放松。

♨ 孕妈妈放轻松

千万不要为了避免压力性尿失禁而尽量少喝水，这么做只会导致更大的麻烦——便秘。

❈ 孕晚期谨慎异常宫缩

从怀孕开始，子宫会自然出现零星且不规则的收缩，这种宫缩通常强度不大，孕妇也不会感到疼痛及造成子宫颈变化，如果宫缩不频繁，是孕期正常现象，不必过于担心。

不过，当孕妈妈在怀孕期间有下面这些异常宫缩，应仔细辨别，采取相应的措施。

学会判断异常宫缩

❶ 频繁宫缩。一般计算宫缩时，如果每小时宫缩次数在 10 次左右就属于比较频繁的，应及时去医院，在医生指导下服用一些抑制宫缩的药物，以预防早产的发生。

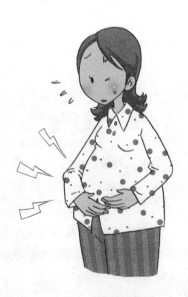

❷ 假性宫缩。到了怀孕最后期，宫缩变得不规律，甚至有时伴有阵痛，令孕妇感到很不舒服。这样的宫缩是假性宫缩。如果逐渐规律，很难区分，必须到医院检查并进一步观察。

❸ 早产宫缩。当孕妈妈发生早产时，子宫收缩压力增加，孕妈妈不但下腹部酸痛，还会痛到腹股沟甚至有持续性下背部酸痛，重的还会伴随阴道分泌物增加及阴道出血。当有不正常的分泌物或出血情况时，就要尽快就诊，预防早产。

如何防止外力导致的异常宫缩

❶ 避免外力撞击腹部。孕妈妈跌倒或腹部不慎受到撞击时，不但会压迫到子宫内的胎宝宝，也会因疼痛、惊吓导致子宫内血液供给变少，引起宫缩，严重的撞击甚至还会造成胎盘早期剥离，危及孕妇与胎宝宝的生命，这时应及时就医。

❷ 不要提重物。在孕晚期，提、搬重物时，因腰及下腹部用力，引起腹部的压迫及子宫的充血，引起宫缩。孕妈妈要及时躺下休息，保持安静，会很有效。

❸ 避免过于疲劳。身体处于长期的摇晃状态、进行激烈的运动，常会不自觉出现宫缩，疲倦时躺下休息，保持安静，会很有效。

❹ 放松心情。孕妇长期处于过度紧张

与疲劳的环境下也较容易出现频繁的宫缩，压力积攒后也容易出现腹部变硬，最好能做到不要积存压力，身心放松。

❺ 谨慎性生活。剧烈的性交动作及射精，容易引发子宫收缩，男上女下的姿势也会压迫腹中胎宝宝，所以孕期一般要避免性生活。

❻ 防止着凉。空调使下肢和腰部过于寒冷，也容易引起宫缩。可以穿上袜子，盖上毯子。

♨ 孕妈妈放轻松

一般情况下，到预产期后，只有逐渐缩短间隔的规律宫缩，才是分娩的先兆。开始宫缩会引起轻微的疼痛，一会儿过去了，然后宫缩像浪潮一样涌来，阵阵疼痛向下腹扩散，或有排便感，这种宫缩是为宝宝出生做准备。这时只要和医生合作，利用练习过的呼吸操配合宫缩，就能顺利渡过分娩关。

孕期安胎
保健有对策

❀ 临产前的信号

如果你有以下感觉产生，这就说明宝宝离出生的时间不远了，你需要随时做好准备。孕妈妈在临产时主要有以下几大信号：

❶ 下腹坠胀。孕妈妈由于胎宝宝先露下降压迫盆腔膀胱、直肠等组织，常感下腹坠胀、尿频、腰酸等。

❷ 腹部轻松感。初孕妈妈在临产前1~2周，由于胎宝宝先露部下降进入骨盆，子宫底部降低，常感上

腹部较前舒适，呼吸较轻快，食量增多。

❸ 假阵缩。孕妈妈在分娩前 1～2 周，常有不规律的子宫收缩，与临产时的宫缩相比有如下特点：持续时间短、间歇时间长，且不规律，宫缩强度不增加，宫缩只引起轻微胀痛且局限于下腹部，宫颈口不随其扩张，小量镇静剂即能抑制这种假阵缩。

❹ 见红。在分娩前，阴道会流出一些混有血的黏液，即见红。是由于子宫下段与子宫颈发生扩张，附近的胎膜与子宫壁发生分离，毛细血管破裂出血，与子宫颈里的黏液混合而形成带血的黏液性分泌物，此为临产前的一个比较可靠的征象。若阴道出血量较多，超过月经量，不应认为是分娩先兆，而要想到妊娠晚期出血性疾病，如前置胎盘、胎盘早剥等。

❺ 破水。临产后，宫缩频次加强，羊膜囊破了，阴道有清亮的淡黄色水流出，带点儿腥味，不能控制，这就是破水。如在临产前，胎膜先破，羊水外流，则应立即平卧并送医院待产。因为羊水流出时脐带有可能随之脱出。羊水正常的颜色是淡黄色。血样、绿色浑浊的羊水都要引起注意。如果流出的羊水不多，不要以为是白带增多。孕晚期出现这种情况应该及时去医院检查一下是否已破水，千万不要大意。

♥ 孕妈妈放轻松

如有剧烈腹痛，有月经样出血时，要想是不是前置胎盘或胎盘早剥，应赶快去医院。

❀ 孕妈妈运动之产前顺产运动

练习时间：在预产期之前 14 天开始练习分娩促进运动，将有助于顺产。

运动功效：这个运动有助于增强背部肌肉，使下肢关节更为灵活，有助分娩。

运动动作：

❶ 盘腿坐在地上，背部挺直，双手握住双脚掌，使两脚脚底靠在一起。大腿外侧下压，数 5 下放松，重复10 次。

❷ 靠墙坐在矮椅子上，双脚尽量分开，持续约 15 分钟。每天可进行2～3次。

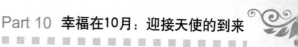

孕妈妈放轻松

呼吸运动不但有利于孕妈妈全身放松，缓解孕期不适，对胎宝宝的发育也有很好的作用，还能促进孕妈妈顺产。特别是在孕晚期孕妈妈不适宜大幅度运动的情况下，呼吸运动不失为一个最佳的选择。孕妈妈坐下，全身保持放松，然后把两手轻轻放在肚子上，在舒缓的乐曲伴奏下，用鼻子慢慢吸气，直到肚子膨胀起来。将口形缩小，慢慢地、一点点地将体内的空气全部吐出，而且吐气时要比吸气用力，慢慢地吐，用力地坚持到最后，每天坚持5次以上。

✿ 胎宝宝脐带绕颈怎么办

脐带绕颈与脐带长度及胎动有关，如胎宝宝较多地自动回转或外倒转术，都可能导致脐带绕颈。据统计，脐带绕颈的发生率为20％～25％，也就是说，每4～5个胎宝宝中就有一个曾经发生过脐带绕颈。脐带绕颈松弛，不影响脐带血循环，不会危及胎宝宝的生命，不必过于担心。

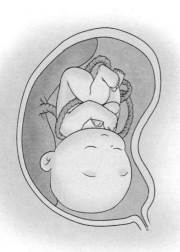

但如果脐带绕颈过紧可使脐血管受压，致血循环受阻或胎宝宝颈静脉受压，使胎宝宝脑组织缺血、缺氧，造成宫内窘迫甚至死胎、死产或新生儿窒息。这种现象多发生于分娩期，如同时伴有脐带过短或相对过短，往往在产程中影响先露下降，导致产程延长，加重胎宝宝缺氧，危及胎宝宝的生命。

要照顾好脐带绕颈的胎宝宝，建议孕妈妈：

❶ 坚持数胎动，胎动过多或过少时，应及时去医院检查。

❷ 坚持做好产前检查，及时发现并处理胎宝宝可能出现的危险状况。

❸ 通过胎心监测和超声检查等间接方法，判断脐带的情况。

❹ 减少震动，保持睡眠左侧卧位。

本月胎教主题课

❋ 孕 10 月胎教注意要点

❶ 情绪要稳定。孕妈妈对于分娩的恐惧，也会对胎宝宝的情绪带来较大的刺激。在分娩过程中，母体产道产生的阻力和子宫收缩帮助胎宝宝前进的动力相互作用，会给孕妈妈带来一些不适，这是十分自然的现象，不用害怕、紧张。孕妈妈的承受能力、勇敢的心理也会传递给婴儿。

❷ 胎教时注意姿势。妊娠第 10 个月的时候，孕妈妈随时都可能临盆，子宫也越来越大，所以进行胎教时，不要长时间躺着，以免增大的子宫压迫下腔静脉，导致胎宝宝缺氧。最好半卧在沙发或躺椅上。

❸ 和宝宝说话。这个时期，孕妈妈可以对他说："我的宝宝，妈妈好盼望这一天。你一定很想和妈妈见面了，是吗?""爸爸妈妈为了迎接你的到来，已经等了 10 个月。"充满爱的交流可以促进母子、父子之间情感的建立和心灵的沟通。

❋ 借助胎教放松紧张情绪

孕后期，孕妈妈时常出现焦虑情绪，建议孕妈妈用各种胎教方法来缓解这种负面情绪，让心灵得到放松。

❶ 听音乐。在你感到情绪焦躁不安的时候，不妨借助音乐来使心灵恢复平静。采取一种你觉得最舒服的姿势躺在床上，或者靠墙而坐，静静地聆听自己喜欢的音乐，让自己的情感充分融入音乐的美妙意境中去。

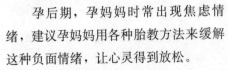

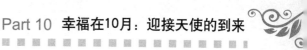

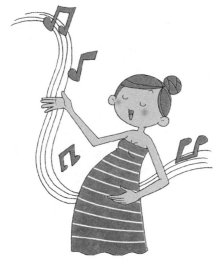

的方法，当然，前提是你要想象一些美好的事情，或是美好的事物。比如，想象一下宝宝未来的样子、你和丈夫恋爱时快乐温馨的场景等。

④ 唱歌。俄罗斯的科学家们就鼓励孕妇大声唱歌，他们认为歌声不仅能平复心中的焦虑，而且对于胎宝宝来说也是很好的胎教方法。

孕妈妈放轻松

在听音乐时，要拒绝那些声音嘈杂、节奏太快的音乐，它们既不适合进入冥想，消除焦虑的情绪，也不受胎宝宝的欢迎。可以选择那些安静、悠扬，有助于遐想的曲目。

② 倾听自然之声。每天清晨，在睁开眼睛之前，先聆听一下窗外的声音：风声、鸟鸣，抑或是雨点敲打窗户的声音，这些来自大自然的天籁会彻底放松你的心情。

③ 想象。这也是一种很好的消除紧张

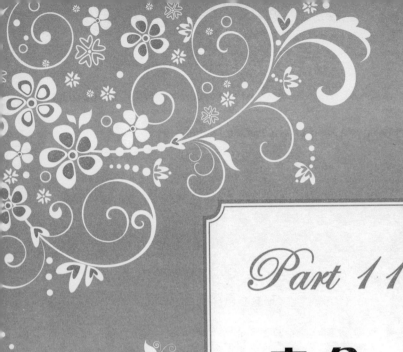

Part 11

分娩：短暂疼痛换来长久幸福

分娩前，
将一切打点好

❋ 分娩前的营养准备：孕妈妈吃什么

临产前吃好意义重大

临产前，若孕妇进食不佳，则"供不应求"的后果是极为严重的。由于缺乏分娩的能源，子宫收缩无力，可导致滞产，产程延长，胎宝宝宫内窘迫，产后子宫无法收缩，发生致命的产后大出血。因此，临产前产妇要吃好，对母婴双方的健康及分娩能否顺利进行，有着特殊的意义。

临产时吃什么好

临产时孕妇吃什么好呢？这是每个产妇及其亲人非常关心的问题。此时，由于阵阵发作的宫缩痛，常影响产妇的胃口。产妇应学会宫缩间歇期进食的"灵活战术"。

饮食以富于糖分、蛋白质、维生素、易消化的为好。根据产妇自己的爱好，可选择蛋糕、面汤、稀饭、肉粥、藕粉、点心、牛奶、果汁、苹果、西瓜、橘子、香蕉、巧克力等多样饮食。每日进食4～5次，少吃多餐。身体需要的水分可由果汁、水果、糖水及白开水补充。注意既不可过于饥渴，也不能吃太多。

临产期间，由于宫缩的干扰及睡眠的不足，产妇胃肠道分泌消化液的能力降低，蠕动功能也减弱，吃进的食物从胃排到肠道的时间（胃排空时间）也由平时的4小时增加至6小时，极易存食。因此，最好不吃不容易消化的油炸或肥肉类的食物。

临产时，若产妇恶心、呕吐、进食过少，应及时报告医生。主管医生应根据具体情况给产妇输注葡萄糖、生理盐水及其他必需的滋补药物，以补充营养，供应分娩所需的能源。产妇能进食者，应尽量自己经口摄取足够的营养，不要依赖静脉补液。

巧克力是产时好帮手

孕妈妈在临产时要多补充些热量，以保证有足够的力量促使子宫口尽快开大，顺利分娩。当前很多营养学家和医生都推崇巧克力，因为它营养丰富，含有大量的优质碳水化合物，而且能在很短时间内被人体消化吸收和利用，产生出大量的热能，供人体消耗。而且巧克力体积小、发热多，香甜可口，吃起来也很方便。产妇只要在临产时吃一两块巧克力就能在分娩过程中产生更多热量。

> ### 孕妈妈放轻松
>
> 有些人认为"生孩子时应多吃鸡蛋长劲"，于是便一顿猛吃十个八个的，甚至更多。这种做法是十分愚昧的，常常适得其反。因为人体吸收营养并非是无限制的，当过多摄入时，则"超额"部分经肠道及泌尿道排出。多吃浪费是小事，由于加重了胃肠道的负担，还可能引起"停食"、消化不良、腹胀、呕吐，甚至更为严重的后果。产妇每天吃1～2个鸡蛋足够，可再配些其他营养品。

❀ 入院待产前应准备的物品

分娩前就要将产后住院所需要的物品做好全面、充分的准备，免得到时候手忙脚乱。

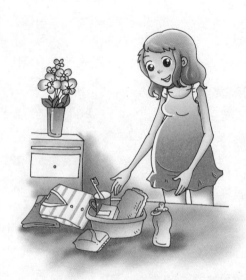

准备好入院待产包

证件	准备好孕妈妈的身份证、户口本，孕妈妈的保健手册、病历本等
现金	办住院手续时需要用的钱款
卫生巾	日用、夜用多准备几包，要勤更换
衣物	2~3套睡衣，方便更换；拖鞋1双；舒适的帽子1顶；防止乳汁渗漏的乳垫2副；哺乳胸罩2个；一次性纸内裤1包
洗漱用品	牙刷、牙膏、毛巾、脸盆等。毛巾至少3条，洗脸、擦身、洗下身各1条；脸盆至少2个，洗脸、擦身各1个
日用品	饮水杯、饭盒等
食物	待产有时是漫长的，要准备些食物补充能量，可准备巧克力、果汁（配上弯曲的吸管，可以方便喝水）
宝宝用品	小衣服、小被子、小毛巾、纸尿裤、湿纸中
哺乳用品	吸奶器、奶瓶、奶粉、奶嘴
其他	准爸爸自己的必需物品。还可以准备好相机，拍摄宝宝出生后的珍贵照片

孕妈妈放轻松

　　产后穿的内衣要选择纯棉制品，因纯棉制品在吸汗方面较化纤制品优越，穿着比较舒服。裤子可选购比较厚实的针织棉纺制品，如运动裤，既保暖，又比较宽大，穿着舒适，同时还很容易穿脱。坐月子洗澡不便，可多准备几套内衣以便换洗。

提前为宝宝购买的日用品

餐具	奶瓶2个（一大一小，大的240毫升，小的150毫升）	选择微波炉适用且广口的玻璃奶瓶
	奶嘴5个	选择小号、十字开口的

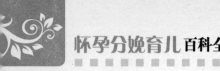

续表

浴具	洗澡盆 1 个	
	小盆 2 个	主要用来洗衣服，给宝宝洗脸、洗屁股
	天然海绵	也可以用纱布澡巾，家里有新口罩也可以
	浴巾 2~3 条	除了擦身体，还可以当被子盖，侧着喂奶时还可以垫在宝宝身后
衣物	衣服 3 套	对襟小衣服、中号、长袖，可以买大点儿的
	裤子 3 条	婴儿经常吐奶、汗湿，衣服和裤子多备几条没坏处
	婴儿袜子 3 双	注意不要选太紧的，避免勒脚
	帽子 1~2 顶	避免宝宝着凉
	防抓手套 1 双	避免宝宝双手舞动时指甲划破皮肤
	口水肩 3~5 条	初生婴儿吃奶、喝水、吃药弄脏了可以马上替换
	布尿片 20~40 条	可以自制，买白色的棉纱布剪开即可
寝具	睡袋 1 个	不会发生踢了被子着凉的情况
	包被 2 条	可根据天气购买夏天或冬天用的
其他	小玩具若干	鲜艳、会发声、可悬挂的
	指甲钳 1 个	必须是婴儿专用的，可以防止剪伤手指
	体温计 1 个	
	纸尿裤 1 包	小号的即可
	棉签 1 包，脱脂棉花 1 包，消毒酒精 1 瓶	给宝宝清洁面部、脖子、屁股，比较卫生、方便

❀ 分娩前的心理准备之一：生产是个自然过程

信任自己的身体

信任自己的身体是顺利分娩最重要的因素，你要相信自己的身体能够应付自然分娩，相信自己的分娩系统会正常运作。很多孕妈妈都会害怕自己无法熬过自然分娩的过程，其实那只不过是心理作用而已，你的骨盆通道天生就是为了生下宝宝而形成的。

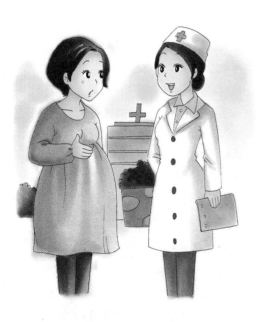

与医生好好配合

在生产过程中，你看不到宝宝出生前、后的具体情况，必须依赖医生的指导，才知道什么时候开始用力，什么时候应该稍作控制等。分娩开始后，子宫的阵阵收缩会使产妇感到腹部发紧、疼痛和腰部不适，这是分娩中必须经历的，产妇应遵从医生嘱咐，冷静对待，切不可大喊大叫，扭腰转侧，徒耗体力。

懂得放松情绪与身体

生产非常顺利的产妇往往懂得如何放松自己，那些极度缺乏安全感的产妇浑身较劲，不能放松身体，这也是生产过程延长的重要原因。

> ♥ 孕妈妈放轻松
>
> 孕妈妈一定要相信自己能顺利分娩，心理的暗示力量是巨大的。可以参加产前培训，学习呼吸技巧，帮助自己在产房里放松下来。

❀ 分娩前的心理准备之二：突破身体羞辱感的心结

灌肠

灌肠只是让靠近直肠部分的宿便先行排掉，以利孕妈妈生产，其用意有以

下几项：

❶ 让孕妈妈安心用力。生产的用力方式就像在解便，如果不灌肠，会多

少解出些大便来，若事先灌肠，就不会出现这样的情况了。

❷ 使生产更顺利。如果孕妈妈有大便卡在直肠里，会压缩产道的空间，如果能清除大便，生产可以更顺利。

❸ 避免感染。孕妈妈解出大便时，因为大便充满细菌，会污染孕妈妈的产道伤口。

剃毛

生产时的剃毛通常只会在靠近会阴部位（肛门口至阴道口）进行，而不是把所有的阴毛都剃掉。有些医生会在孕妈妈待产时就先为孕妈妈剃毛，有些医生则等到孕妈妈上了产台后再进行，各家做法不同。

会阴侧切

会阴是指阴道口到肛门之间的长2～3厘米的软组织。会阴侧切术是指在会阴部做一斜形切口，是产科最为常见的一种手术。它可以起到以下作用：

❶ 避免裂伤。初产妇会阴紧，分娩时常有不同程度撕裂，切开会阴是为防止撕裂和损伤肛门。而进行初产妇的产钳术、胎头吸引术及臀位助产术等手术助产时，为了便于操作防止会阴裂伤，也会进行会阴侧切。

❷ 加速分娩。胎宝宝过大、胎头或者胎肩自然娩出受阻、胎宝宝宫内有缺氧的情况存在，或者产妇患有严重的妊娠高血压综合征，或合并心脏病，为预防分娩时发生抽搐或心衰及早结束第二产程，尽快娩出胎宝宝时，也会实施切开会阴手术。

但是只要孩子不是很大，产前大约32周开始按摩会阴，增加会阴肌肉组织的柔韧性和弹性，分娩时又与医生积极合作，侧切完全可以避免。

生产时难看的姿势

女性生产怕的不单是身体上的痛，还有生产时身体被暴露的羞辱感。其实，孕妈妈们千万不要因为觉得分娩姿势不雅而在身体条件允许的情况下放弃自然生产，选择剖宫产。因为真正在产床上维持分娩姿势的过程并不是很长，再说，还有什么能比生命诞生的过程更美好呢？

♥ 孕妈妈放轻松

分娩前，孕妈妈们要突破身体羞辱感的心结，因为心理上的恐惧会加剧身体的疼痛，而突破了这一心结，生育便没有什么可怕的了。

选择适合自己 的分娩方式

✿ 瓜熟蒂落，自然分娩全过程

第一产程：子宫颈开口期

从子宫有规律地收缩开始，到胎宝宝的头逐渐下降，直至露出阴道口，宣告小生命即将出世为开口期。一般孕妈妈往往要经历12～14小时的阵痛；生产过的孕妈妈因为子宫颈较松，容易扩张，需要6～8小时。

❶ 产道变软。妊娠期子宫颈口一直紧闭着，开始分娩时，子宫颈才会变软使胎宝宝通过。子宫颈口开始缓缓张开，羊水和黏液会起到润滑作用，帮助胎宝宝通过产道。

❷ 子宫颈开始缓缓收缩。分娩开始后，子宫颈自动开始收缩，加大子宫内的压力，挤压子宫口，使子宫颈扩大，使胎宝宝往下滑。

❸ 子宫颈口持续张开。阵痛开始，子宫口开始张开，最后开到10厘米，以使胎宝宝的头部通过。

在这一阶段孕妈妈要保持安静，尽量忍住疼痛，不要大喊大叫白白消耗体力，可运用之前练习的呼吸方法来缓解阵痛，或者接受亲人的安慰、聊聊天、听听音乐、想象宝宝的样子来转移注意力。如果把体力提前消耗掉，反而会延缓产程，疼痛也会变本加厉。

第二产程：胎宝宝娩出期

从宫颈口开全至胎宝宝娩出为止。初产妇这个过程要持续1～2小时，经产妇可在1小时内完成。

❶ 羊膜破裂。子宫口开始张开时，羊膜破裂，此时会感觉有股温暖的液体从阴道流出。阵痛时会有排便的感觉。

❷ 阵痛持续来临。阵痛时，应根据医生的口令，进行呼吸和用力。如何正确有效地用力，是顺利生产的关键。

❸ 胎宝宝出生。第二产程的阵痛来势

凶猛，产妇因体力消耗极大，应努力保持清醒。在胎头即将娩出的一刹那，不可用尽全力，以免造成会阴撕裂或损伤。应张开嘴哈气，使会阴肌肉充分扩张，再让胎头慢慢娩出。宝宝头部娩出后，不应继续向腹部用力，而应短促地呼吸，使胎宝宝自然娩出。

❹ 剪断脐带。胎宝宝出生后，医生用钳剪断连接胎宝宝和胎盘的生命线——脐带。

第三产程：胎盘娩出期

胎宝宝娩出后，宫缩会有短暂停歇，孕妈妈会一下子感到轻松。大约相隔10分钟，又会出现宫缩，将胎盘及羊膜排出，整个分娩过程宣告结束。这个过程需要5～15分钟，一般不会超过30分钟。

筋疲力尽的孕妈妈要静静地卧床休息，千万不要乱踢乱动，以免引起感染。

分娩最重要的三要素

第一要素	产道	产道是胎宝宝娩出的通道，分娩开始时由于胎宝宝头部挤压的力量以及子宫收缩而使阴道变宽。产道分为骨产道和软产道。产道打开的难易程度、伸展性的好坏因人而异
第二要素	娩出力	随着阵痛，胎宝宝来到子宫颈口附近，子宫口完全张开后，产妇会自然而然地用力，在阵痛收缩和人为用力的作用下，产生两种娩出力，使胎宝宝顺利娩出体外
第三要素	胎宝宝回旋	分娩过程中胎宝宝为了通过狭窄弯曲的产道，一直转动身体，变换姿势，向下滑行

❀ 自然分娩，孕妈妈要相信自己的身体

自然分娩是人类繁衍过程中的一个正常生理过程，是人类的一种本能行为。产妇和婴儿都具有潜力主动参与并完成分娩过程。"瓜熟蒂落"在医学上就是指的阴道自然分娩。如果孕期产前检查正常，绝大多数人是能平安顺利分娩的，产后母亲身体恢复也较快。

自然分娩的好处

❶ 分娩时腹部的阵痛可使孕妈妈大脑中产生内啡肽，这是一种比吗啡作用更强的化学物质，可给产妇带来强烈的快感。因为分娩在展示妊娠结出的硕果的同时，也是女性在一

生中不可多得的"享受痛苦"的时刻，"十月怀胎，一朝分娩"，就是这个意思。另外，产妇的垂体还会分泌一种叫催产素的激素，这种激素不但能促进产程的进展，还能促进母亲产后乳汁的分泌，甚至在促进母子感情中也起到一定的作用。

❷ 临产时随着子宫有节律地收缩，胎宝宝的胸廓受到节律性的压力。这种节律性的变化，使胎宝宝的肺迅速产生一种叫作肺泡表面活性物质的磷脂，因此出生后的婴儿，其肺泡弹力足，容易扩张，很快建立自主呼吸。

❸ 在阴道自然分娩过程中，胎宝宝有一种类似于"获能"的过程。自然分娩的婴儿能从母体获得一种免疫球蛋白 IgG，出生后机体抵抗力增强，不易患传染性疾病。

❹ 在分娩时，胎宝宝由于受到阴道的挤压，呼吸道里的黏液和水分都被挤压出来，因此，出生后患有"新生儿吸入性肺炎"、"新生儿湿肺"的概率相对减少；另外，随着分娩时胎头受压，血液运行速度变慢，相应出现血液充盈，使呼吸中枢兴奋，建立正常的呼吸节律；从阴道自然分娩的婴儿经过主动参与一系列适应性转动，其皮肤及末梢神经的敏感性较强，为日后身心协调发育打下了良好的基础。

缓解分娩阵痛的诀窍

自然分娩有阵痛，但是掌握技巧，是能减轻痛苦的。

❶ 通常，初产妇的子宫口完全打开需要十几个小时。阵痛微弱的时候，不必一动不动地躺在病床上，你可以换成舒服些的姿势，也可以和陪床的丈夫聊聊天，消除紧张情绪。

❷ 阵痛总是很微弱而不变强时，可以活动活动身体，在医院的走廊里散步也能使阵痛减弱。

❸ 随着分娩的推进，阵痛的间隔时间会越来越短，每次的痛感也越来越强，持续的时间也会越来越长。阵痛时如果非常难受，可以自己寻找使身体感觉舒服的呼吸法或姿势。呼吸法并没有一定之规。如果用深呼吸方式能熬过阵痛，它就是最有效的方法。在做深呼吸的同时，按摩腹部也可以缓解疼痛。

❹ 学会正确用力，将注意力集中在产道或阴道，收下腭，看着自己的肚脐，身体不要向后仰，否则会使不上劲。尽量分开双膝，脚掌稳稳地踩在脚踏板上，脚后跟用力。紧紧抓住产床的把手，像摇船桨一样，朝自己这边提。背部紧紧贴在床上，用力的感觉强烈时，不能拧着身体。背部不要离开产床，只有紧紧地贴住，才能使得上劲。不要因为有排便感而感到不安，或者因为用力时姿势不好看觉得不好意思，只有尽

可能地按照医生的要求做，大胆用力才能达到最佳效果。

"导乐"分娩可减轻产痛

"导乐"是指有经验的老助产士、助产小组的组长和产科医生，在对产妈妈的全程陪伴中，根据自己的分娩经历和医学常识，在不同阶段提供有效的方法和建议。

从孕妇进入产房开始，"导乐"就会一刻不停地陪伴在你身边，直到产后2小时。在整个过程中，她们会告诉你分娩进程和相关知识，通过和你谈心了解你的心理状态，回答你提出的各种问题。在分娩过程中，"导乐"还会指导和帮助你进行深呼吸，并为你按摩子宫、腰骶部等，缓解分娩的痛苦。同时，你还会得到无微不至的照顾，包括倒水、拿巧克力这些细节。在这样一个充满热情、关怀和鼓励的氛围内，宝宝将很快顺利降生。

自然分娩也有不顺的情况

❶ 自然分娩极其考验孕妈妈的耐力和意志力，甚至有的孕妈妈因为精力耗尽而无法坚持。而且这种方式不能及时避免胎宝宝在宫内的一些危险，例如脐带打结、绕颈等。如果在生产后护理不当，孕妈妈还可发生阴道松弛、阴道裂伤或感染的情况。

❷ 自然分娩过程中，如果遇上生产不顺利，胎宝宝出现异常时，常会采用胎头吸引术和产钳术等医疗措施来干预。

胎头吸引术：在自然分娩时，利用金属或塑料材质的吸盘贴紧胎宝宝头部，子宫收缩时，迅速将胎宝宝取出，就是胎头吸引术。

产钳术：在分娩第二产程中，如果胎宝宝心跳突然降低或产妇出现异常时，通常实施产钳术。具体操作方法是，将勺状金属钳两叶按左右顺序插入产道，准确置于胎宝宝头部后，配合产妇用力，迅速将胎宝宝取出。

孕妈妈放轻松

自然分娩是人类繁衍后代的正常生理现象，也是女性的一种本能。身体健康、年龄适宜、正常足月妊娠的女性，其自然分娩是瓜熟蒂落、水到渠成的事。在分娩过程中，由于子宫阵阵收缩，产妇会有产痛，这些都是暂时的，也都是可以承受的。所以，对于绝大多数健康的正常孕妈妈来说，自然分娩并非是什么难题。

✿ 剖宫产，万不得已的选择

孕妈妈为何偏爱剖宫产

剖宫产是孕妈妈避免难产的手段，并不能作为生产的捷径，可是人们对剖宫产了解得并不多，只知道它是一种帮助孕妈妈分娩的手术。近年来，随着科学技术的不断进步，麻醉技术的不断提高，这种手术的刀口越来越小，痛苦也越来越少。而现在的人们生活水平提高了，手术费用已经很少被列入考虑的范围了，况且很多人不会再要第二个孩子了，于是越来越多的人开始主动要求进行剖宫产，选择剖宫产的原因有很多：

❶ 怕疼痛、怕风险的心理。初产孕妈妈对于分娩的疼痛显得十分害怕和紧张，认为自然分娩耗时长，而且怕生产过程中变数太多，疼痛过后仍需剖宫产，觉得没必要受两遍罪，还不如直接做剖宫产。

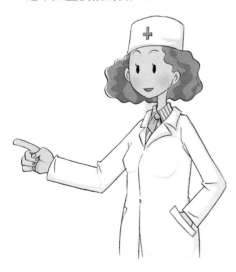

❷ 害怕自然产让阴道松弛。有的孕妈妈担心自然分娩影响身材，造成阴道松弛，影响夫妻生活质量，而选择剖宫产。

❸ 错误地认为剖宫产宝宝更聪明，或错误地认为剖宫产比自然产要安全、方便，而且不愿让胎宝宝有丝毫缺氧及产伤的风险，而要求剖宫产。

❹ 可以挑个吉日生产。如今越来越多的父母，依赖剖宫产手术来挑选"良辰吉日"，让唯一的孩子在自己认为最好的日子里降生。

剖宫产要谨慎选择

剖宫产手术，除了麻醉方面的风险外，还可能在术中或术后出现一些相应的并发症。此外，剖宫产还可能对新生宝宝和孕妈妈产生一系列的伤害。

对宝宝的伤害：

❶ 锁骨骨折。见于小儿前肩娩出不充分时即急于抬后肩，使前锁骨卡在子宫切口上缘，造成骨折。

❷ 股骨或肱骨骨折。股骨骨折多见于臀位，是因为术者强行牵拉下肢所致。肱骨骨折则是术者强行牵引上臂所致。

❸ 颅骨骨折。多见于小儿已进入骨盆入口较深的部位，或胎位异常，娩头时术者在胎头某一局部用力

过猛。

❹ 软组织损伤。在切开子宫时，由于宫壁过薄或术者用力过猛，致使器械划伤胎宝宝的先露部位。

对产妇的伤害：

❶ 膀胱损伤。多见于分离膀胱层次时有误，或剖宫产术后再孕时，子宫切口瘢痕与膀胱粘连造成的损伤。

❷ 肠管损伤。如患者曾有过开腹手术或炎症造成肠管粘连，剖宫产时，易将肠壁误认为腹膜，造成误伤。

❸ 子宫切口裂伤漏缝而致产后大出血。剖宫产手术中常会出现切口延裂，边缘不齐，缝合时止血不完全，术后出现腹腔内出血。

❹ 后期疼痛剧烈。虽然无须经历自然分娩的剧痛，但手术后的疼痛绝不亚于分娩时的疼痛，而且手术后的恢复比较缓慢，不同于阴道分娩宝宝生下来后疼痛即消失，而是随着麻醉药作用渐渐消退，一般在术后几小时便开始感觉疼痛。此时，医生会安排术后镇痛，多数情况下不需要再用其他止痛药物。过量应用镇痛药物会影响肠蠕动功能的恢复。所以，要对疼痛做好一定的精神准备。

❺ 子宫永远存留瘢痕。剖宫产术后，应特别注意避孕问题，万一避孕失败而做人工流产术时，会增加手术难度和危险性。若是继续妊娠，则

无论在妊娠或分娩过程中，都存在子宫瘢痕破裂的可能性，因此孕妈妈要谨慎选择剖宫产。

什么情况下应选择剖宫产

分娩前：

❶ 胎宝宝过大造成头盆不称，产妇的骨盆口无法容纳胎头。

❷ 超过预产期 2 周仍未分娩。

❸ 胎位异常，如胎宝宝臀位、横位。

❹ 胎盘早剥或前置、脐带脱垂。

❺ 孕妈妈的健康状况不佳，分娩时可能出现危险情况，如骨盆狭窄或畸形；患有严重的妊娠高血压综合征等疾病，无法自然分娩，高龄产妇初产、有过多次流产史或不良产史及其他因素。

分娩时：

❶ 胎宝宝的腿先娩出。

❷ 分娩过程中，胎宝宝出现缺氧，短时间内无法通过阴道顺利分娩。

❸ 娩停滞：宫缩异常或停止，又无法用宫缩药物排除。

❹ 降停滞：胎宝宝的头部或臀部没有进入产道。

❺ 宝宝窘迫：临产时胎宝宝心音发生病态改变，或血液化验显示过度酸化，胎宝宝严重缺氧，无法以自然方法进行快速分娩。

❻ 胎膜破裂延迟：已超过 24～48 小时，分娩仍未开始。

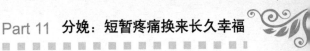

孕妈妈放轻松

　　不可否认，若是自然分娩不顺利，困难的产钳产、臀位产确有可能造成产伤，引起智力障碍。因而从母婴安全考虑，剖宫产的适应证已经有所扩大，但它毕竟是一种手术，并非是最完美的分娩方式，不能替代阴道分娩。

Part 12

美丽的妈妈

产后恢复：做健康

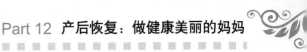

坐个好月子，健康一辈子

❋ 月子里身体的变化以及坐月子要点

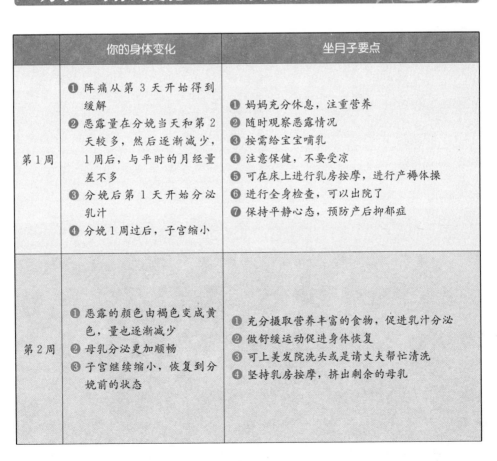

	你的身体变化	坐月子要点
第1周	❶ 阵痛从第 3 天开始得到缓解 ❷ 恶露量在分娩当天和第 2 天较多，然后逐渐减少，1 周后，与平时的月经量差不多 ❸ 分娩后第 1 天开始分泌乳汁 ❹ 分娩 1 周过后，子宫缩小	❶ 妈妈充分休息，注重营养 ❷ 随时观察恶露情况 ❸ 按需给宝宝哺乳 ❹ 注意保健，不要受凉 ❺ 可在床上进行乳房按摩，进行产褥体操 ❻ 进行全身检查，可以出院了 ❼ 保持平静心态，预防产后抑郁症
第2周	❶ 恶露的颜色由褐色变成黄色，量也逐渐减少 ❷ 母乳分泌更加顺畅 ❸ 子宫继续缩小，恢复到分娩前的状态	❶ 充分摄取营养丰富的食物，促进乳汁分泌 ❷ 做舒缓运动促进身体恢复 ❸ 可上美发院洗头或是请丈夫帮忙清洗 ❹ 坚持乳房按摩，挤出剩余的母乳

你的身体变化	坐月子要点
第3周 ❶ 黄色的恶露几乎消失 ❷ 分娩时的伤口基本痊愈 ❸ 阴道和会阴在一定程度上消肿	❶ 保持均衡营养，注意铁的摄取 ❷ 可做一些简单的家务，但应避免长时间站着或集中料理家务 ❸ 进行阴部练习，加强会阴部肌肉的力量 ❹ 注意观察身体状态，出现异常时，尽快检查、治疗，以免留下后遗症 ❺ 肥胖者要适当进行体形恢复锻炼，使之恢复到怀孕前的健康状态 ❻ 禁止性生活
第4周 ❶ 恶露消失，分泌出和妊娠前相同的白色分泌物 ❷ 耻骨恢复正常，阴道恢复正常，会阴部消肿 ❸ 腹部变得较为紧绷 ❹ 妊娠纹的颜色变浅	❶ 如果彻底停止排出恶露，身体恢复正常，可以进行盆浴 ❷ 应避免提重物，也不要伸手拿高处物品、不要长时间蹲着 ❸ 可以帮宝宝洗澡 ❹ 如果恶露结束，可以不用再消毒外阴部 ❺ 妈妈需接受产后第1个月的产后检查，宝宝则接受出生后第1个月的检查
第5周 ❶ 腹部下垂不明显，身材恢复原状 ❷ 身体大多已调整至原来的状态	❶ 可以独自进行育儿和家务，不过不能过于劳累，也不要做整理房间、大量的清洗工作，应以做饭、洗衣等简单的家务为主 ❷ 出现疼痛、出血、发烧等症状时，应到医院检查

续表

你的身体变化	坐月子要点
第6周 ❶ 子宫完全恢复 ❷ 摆脱产后抑郁症	❶ 可以开始性生活，不过哺乳期间，应实施避孕措施 ❷ 可以进行短途旅行 ❸ 身体已基本恢复到怀孕前的状态，可以骑自行车或进行简单的运动 ❹ 为了尽快恢复身材，还可以练习塑身操 ❺ 可以到附近公园散步或到郊外呼吸新鲜空气，也可以带着宝宝一起晒太阳 ❻ 准备重返工作岗位；想一想如何解决哺乳问题，如果准备给宝宝喂牛奶，需要事先练习，使宝宝适应牛奶

❋ 月子进补，你的营养和宝宝的奶水挂钩

新妈妈在月子里需要充足的营养以补充妊娠和分娩时的消耗，恢复健康和体力，并分泌乳汁哺育婴儿。新妈妈要注意摄取营养的守则，确保自身身体健康。

月子期间的营养总纲

❶ 清淡易于消化。产后新妈妈应该吃些容易消化、富有营养又不油腻的食物，如牛奶、豆浆、藕粉、面片、大米或小米等谷类煮成的粥，在胃口恢复后可多喝汤，补充蛋白质、矿物质和维生素等营养素，促进乳汁分泌。

❷ 摄取优质蛋白质。月子里要多吃一些优质的动物蛋白质，如鸡、鱼、瘦肉、动物肝脏等，适量的牛奶、豆类也是新妈妈必不可少的补养佳品。

❸ 注意维生素的补充。在月子里新妈妈要适量补充蔬菜、水果，确保维生素和膳食纤维的补充，加强营养。

❹ 多吃含钙丰富的食物。哺乳妈妈对钙的需求量很大，需要特别注意补充，每日除喝牛奶补充钙质以外，还需要多喝排骨汤，保证每日连续补充钙质。

❺ 食物多样化。食物应保持多种多样，粗粮和细粮都要吃，保证各种营养的均衡摄取，对新妈妈恢复身体很有益处。

坐月子要多吃的食物

月子期间的营养好坏，直接关系到

产妇的身体康复及新生儿的健康成长。尤其是分娩后的几天，消化功能逐渐旺盛的情况下，更要多吃各种富于营养的食物。新妈妈在饮食中要注意选用品种、形态、颜色、口感多样的食物，变换烹调方法，这样既可保证各种营养的摄取，还可使蛋白质起到互补的作用，提高食物的营养价值，对新妈妈恢复身体很有益处。

小米：含丰富的维生素 B_1 和维生素 B_2，能够帮助产妇恢复体力，刺激肠蠕动，增进食欲。

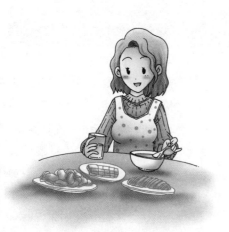

莲藕：含有大量的淀粉、维生素和矿物质，营养丰富，清淡爽口，是祛淤生新的最佳蔬菜，能够健脾益胃，润燥养阴，活血化淤，清热生乳。产妇多吃莲藕，能及早清除腹内积存的淤血，增进食欲，帮助消化，促使乳汁分泌，有助于对新生儿的喂养。

黄花菜：含有蛋白质及磷、铁、维生素 A、维生素 C 等，营养丰富，味道鲜美，尤其适合做汤。有消肿、利尿、解热、止痛、补血、健脑的作用。产褥期容易发生腹部疼痛、小便不利、面色苍白、睡眠不安，多吃黄花菜可消除以上症状。

黄豆芽：含有大量蛋白质、维生素 C、膳食纤维等。蛋白质是生长组织细胞的主要原料，能修复生孩子时损伤的组织，维生素 C 能增加血管壁的弹性和韧性，防止产生出血，膳食纤维能通肠润便，防止产妇发生便秘。

芝麻：富含蛋白质、脂肪、钙、铁、维生素 E 等多种营养素。能够补充新妈妈需要的营养。

新妈初养成

宝宝所有营养的来源是新妈妈的乳汁，不过乳汁的营养却要靠新妈妈的饮食补充。因此，妈妈在哺乳期应当多吃一些能够促进乳汁分泌，含有大量维生素、铁等微量元素的食品。由于宝宝骨骼和牙齿生长需要大量的钙，你还应该多喝牛奶和骨头汤以补充钙元素。另外，尽量少吃辛辣的食品，洋葱味、大蒜味都会进入乳汁中。如果味道特别强烈，宝宝有可能会拒绝吃奶。

不要因为贪睡而忽略早餐

新妈妈由于月子里体质虚弱，再加上不习惯半夜哺乳而打乱生活的步调，因此睡眠不足，结果常常因为早上补觉而忽略了早餐，这对身体非常不利。

因为哺乳期新妈妈所需要的热量较高，刚出生的宝宝所需的热能也需乳汁供给，而且上午身体机能活动比较旺盛，只有摄入充足的营养，才能满足身体机能的需要。因此，哺乳期的早餐一定要吃，而且要比平常更丰富、更重要。

早餐尽量安排得丰盛且多样化一些，主食、牛奶、蔬果、禽蛋类，最好应有尽有。不过，为避免产后发胖，不宜大鱼大肉，以清淡、易消化为宜。

为在补足营养的同时避免产后肥胖，妈妈在产后要合理搭配早餐。如果喜欢吃中式早餐，可以用五谷杂粮来熬粥代替，而且要舍弃蛋饼等油煎的食物，吃荷包蛋就好，或者用水煮蛋代替。而喝豆浆最好不要加糖，可以豆浆与牛奶参半来喝；还可吃些水果类食品，在补充足够营养的同时，控制热量的摄入。

新妈妈喝肉汤有讲究

猪蹄汤、瘦肉汤、鲜鱼汤、鸡汤等含有丰富的水溶性营养，不仅利于体力恢复，而且能够帮助乳汁分泌，是新妈妈的最佳营养品，不过中间也有很大的学问哦！

❶ 喝汤时间有讲究。肉汤中含有易于人体吸收的蛋白质、维生素、矿物质，对乳汁有很大的影响，新妈妈应注意喝汤时间。新妈妈如果乳汁分泌充分，就应迟些喝汤，以免乳汁分泌过多造成乳汁淤滞；如果产后乳汁迟迟不下或者下得很少，就应早些喝点儿汤，以促使下乳，满足宝宝的需要。

❷ 产后喝肉汤要去油。肉汤中含有过多的脂肪，新妈妈摄入越多，乳汁中的脂肪含量也就越高。含有高脂肪的乳汁不易被婴儿吸收，往往引起新生儿腹泻，因此，在熬制肉汤时不要过浓，或者在熬制好后动手去除过多的油脂。

常规的去油方法有两种，一是烧开了，在沸腾的中心取汤；二是放凉了，油凝固了，再把油夹出来。不过新妈妈也可以在喝汤时直接用吸管，避免油脂的摄入就可以了。

坐月子期间要多吃蔬菜

老一辈认为蔬菜大多为凉性的、水分多，以产后宜温为由认为应多吃荤菜、鸡蛋补充体力，不吃或少吃蔬菜。其实，蔬菜中含有新妈妈必需的营养素，新妈妈多吃蔬菜好处有很多，因此在产后应足量摄取。

❶ 补充营养。产妇身体康复及乳汁分泌都需要更多的维生素和矿物质，尤其是维生素 C 具有止血和促进伤口愈合的作用，而蔬菜中就含有大量的维生素 C，而且其他特有的营养元素非常丰富，有利于新妈妈恢复。

❷ 缓解便秘。新妈妈在月子里容易发生便秘或排便困难，而蔬菜中含有大量膳食纤维，可促进肠蠕动，水果中的果胶对防止产后便秘也是有利的。

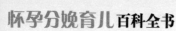

☕ **新妈初养成**

新妈妈的胃肠对冷刺激很敏感，不要吃过凉的蔬菜和水果。如果过凉容易导致胃肠淤血，影响消化功能。对于体质较虚的人来说，宜少吃苦瓜、枸杞菜、萝卜缨、芹菜等过于凉性的菜肴，而且在食用时一定要注意食物是否清洁卫生。

鸡蛋虽好不宜过量

鸡蛋是完美的孕产期食品，但并不是说多多益善。新妈妈吃鸡蛋应适度，每天1～2个即可。如果每天吃太多的鸡蛋，或基本依赖于鸡蛋提供营养，非但不会对身体有利，反而会有害。

❶ 不利于消化。鸡蛋中含有大量胆固醇，吃鸡蛋过多，会使胆固醇的摄入量大大增加，增加新妈妈胃肠的负担，不利于消化吸收，其蛋白质分解代谢产物会增加肝脏的负担，在体内代谢后所产生的大量含氮废物，还都要通过肾脏排出体外，又会直接加重肾脏的负担。

❷ 导致营养过剩。孕妈妈吃鸡蛋过多，则摄取了过多的蛋白质，而其在体内没有被充分消化吸收，其实是一种浪费，而且由于摄入过多热量，容易导致肥胖。

❸ 致使营养不均衡。鸡蛋虽然营养丰富，但毕竟没有包括所有的营养素，不能取代其他食物，也不能满足孕妇在整个孕期对多种营养素的需求，

会造成体内营养素的不平衡，从而影响健康。

少量饮用红葡萄酒利于产后恢复

红葡萄酒不但代表了情调，在产后适量饮用还有利于新妈妈恢复哦！

❶ 有利于补血。新妈妈产后由于大量失血，身体虚弱，而优质的红葡萄酒中含有丰富的铁，可以起到补血的作用，使脸色变得红润。

❷ 利于恶露排出。适量的红葡萄酒具有健脾暖胃、活血化淤的功效，有利于促进新妈妈产后子宫的收缩，恶露的排出。

❸ 有利于产后恢复。新妈妈在怀孕时体内脂肪的含量会有很大增加，产后喝一些葡萄酒，其中的抗氧化剂可以防止脂肪的氧化堆积，对身材的恢复很有帮助。

❹ 防病抗癌。葡萄酒除富含人体所需的8种氨基酸外，还可以有效预防乳腺癌、胃癌等疾病，对新妈妈有很好的保健作用。

☕ **新妈初养成**

虽然饮用红酒好处多多，但是新妈妈饮用量不宜多，因为红酒毕竟还是含有一定量的酒精，过量饮用会造成新妈妈身体不适，不利于哺乳。新妈妈一天喝一小杯（大约50毫升）是没有问题的。哺乳期的人应尽量在哺乳后喝，这样到下次哺乳时，体内的酒精大部分已被分解，对婴儿不会有很大影响。

❀ 坐月子进补的困惑

坐月子喝水会变成大肚婆吗

分娩后的新妈妈除了生殖系统变化之外，身体机能会有相应的改变，同样，消化系统也发生一系列的变化。如胃液中盐酸分泌减少、胃肠道的肌张力及蠕动能力减弱，导致新妈妈在产后最初几天常常感到口渴，食欲不佳。为排出体内多余的水分，新妈妈皮肤排泄功能变得极为旺盛，特别爱出汗；而且乳汁的分泌也需要大量的水分，如果此期不喝水会造成脱水、口干舌燥、乳汁分泌不畅、便秘等问题。因此在月子当中补充大量的水分变得尤为重要。

水分的补充还有助于缓解疲劳、排泄废物、使乳汁充足，好处多多。新妈妈补水不一定只喝白开水，果汁、牛奶、汤等都是较好的选择。

新妈妈的饭菜不能放盐吗

也许老一辈早就告诫你分娩后不宜多吃盐，特别是在产后的前几天，饭菜内一点儿盐都不能放，其实这种做法是不科学的！

产后要控制盐分，并不是说完全禁止用盐，无盐食品不利于新妈妈的健康。

❶ 影响新妈妈食欲。新妈妈在产后恢复期，常有食欲不佳的现象，如果餐餐供应淡而无味的膳食，将阻碍其营养素的摄取。

❷ 影响乳汁分泌。新妈妈在分娩后的头几天里身体要出很多汗，乳腺分泌也很旺盛，体内容易缺水、缺盐，从而影响乳汁分泌。在食物中应该适量放一些盐，可以避免月子里因出汗过多造成身体脱水，影响乳汁分泌。

❸ 不利于机体平衡。产后新妈妈多会大量流汗，若不补充盐分或体内盐分过低，则会影响体内钾、钠离子的平衡，出现低血压、晕眩、恶心、四肢无力、体力匮乏、食欲缺乏等状况，不但妨碍产后恢复状况，如是亲自哺乳，对婴儿的成长发育也不利。

因此，新妈妈的月子餐要酌量加盐调味，以诱发食欲，补充适当的营养成分，并均衡体内电解质，促进机体恢复和哺乳。

♥ 新妈初养成

孕期患有妊娠高血压综合征的产妇，产后要尽量控制盐量的摄入，以便尽快改善水肿和蛋白尿现象。另外，肾脏病、产后水肿持续不退等情况，为维护体内水分的正常代谢功能，也要严格控制盐量。

红糖补血，可为什么产后长时间喝红糖水会引起贫血呢

红糖一直被人们认为是月子里的必

备食品，新妈妈也放心大胆地喝。适量红糖水利于新妈妈恢复。

❶ 红糖水活血化淤。传统中医认为，红糖有益气补中、健脾暖胃、化食解疼之功，又有活血化淤之效。产后喝红糖水有利于促进产后子宫的收缩、恶露的排出和乳汁的分泌，还有利尿的功能，有助于保持排尿通畅，防止尿路感染。

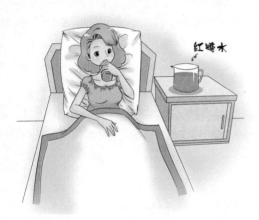

红糖水

❷ 红糖水营养丰富。红糖中含有大量的铁、钙、锰、锌等微量元素和白糖中根本没有的核黄素、胡萝卜素等物质，都是合成血红蛋白的基础原料，这些对产妇来说都是很重要的营养素，可以说是新妈妈产后的补益佳品。

不过，过犹不及，若无限制地饮用红糖水，对新妈妈身体非但无益，反而有害！

❶ 导致贫血。红糖水有活血化淤的功效，如果新妈妈产后恶露少、经血阻滞，食用红糖有利于恶露的排出。不过，对于子宫收缩较好，恶露的颜色和量都比较正常的新妈妈来说，

如果食用红糖水时间过长，会使恶露增多，导致慢性失血性贫血，而且会影响子宫恢复以及产妇的身体健康。

❷ 容易上火。红糖性温，在炎热的夏天，如果大量地喝红糖水，会使汗液增多，口渴咽干，阴道流血增多，如伴有产后感染性疾病，可出现发热、头晕等症状。

因此，产后新妈妈食用红糖最好控制在10～12天之内，以后则应多吃营养丰富、多种多样的食物。

为什么月子菜连味精也不让放

老一辈在你的月子里谆谆告诫："千万不要吃味精啊，这对孩子是不好的。"对于这条诫言，新妈妈千万不要阳奉阴违，这可是有科学道理的。

食用味精本身是有益无害的，对新妈妈不会造成任何影响，但是母乳喂养的新妈妈在摄入高蛋白质饮食的同时，又食用过量味精，则会使宝宝出现缺锌症。

妈妈通常会补充高蛋白质的食物来增加乳汁，如果同时食用过多味精，味精中大量的谷氨酸钠就会通过乳汁进入宝宝体内，与宝宝血液中的锌发生特异性结合，形成不能被身体吸收的锌化合物而随尿排出，导致宝宝缺锌。而婴幼儿缺锌不仅会出现味觉差、厌食等状况，先天体质较虚弱的婴儿还可能有智力减退、发育迟缓以及性晚熟等不良后遗症。可见，过量的谷氨酸钠对婴儿，尤其是1～2周的婴儿发育有严重影响。

为了宝宝，新妈妈还是在产后3个月内不要碰味精为妙。而且要适量补充含锌量丰富的食物，促进宝宝的健康发育。

各种食物中的含锌量　单位：（毫克/100 克）

食物名称	含锌量	食物名称	含锌量
生蚝	71.20	海蛎肉	47.05
山核桃	12.96	小麦胚粉	23.40
牡蛎	9.39	口蘑	9.04
香菇	8.57	乌梅	7.65
芝麻	6.13	猪肝	11.25

人参补身，为什么刚生产完体虚的新妈妈却不宜服用呢

人参是一种大补元气的药物，对迅速恢复体力有一定的效用，不过新妈妈要注意，这种大补药物并不适合刚刚生产完的你哦！

❶ 人参使新妈妈失眠。人参含有能使中枢神经系统和心脏、血管产生兴奋作用的物质，能产生兴奋作用，使用后会出现失眠、烦躁、心神不宁等现象。刚分娩完的新妈妈十分疲累，如果立即服用人参，必将使新妈妈不能很好地休息，甚至失眠，影响产后的恢复。

❷ 人参加重新妈妈出血。人参是一种大补元气的中药，中医认为，"气行则血行，气足则血畅"。服用过多，可加速血液循环。而新妈妈在分娩的过程中，内外生殖器的血管多有损伤，若服用人参，不仅妨碍受损血管的自行愈合，而且还会加重出血状况。

人参作为进补之上品，能益智、强身、抗病、抗疲劳、抗衰老，以及改善机体神经系统功能，减轻人的紧张状态等，新妈妈适当进补，补之有益。一般来说，如果新妈妈本来身体不好，加上产后消耗过大，造成体虚，确实需要进补人参，也要在产后2~3周，产伤已经愈合，恶露明显减少时才可服用，并不可大量食用，以每天3克左右为宜。产后2个月新妈妈如还有气虚症状，可每天服食人参3~5克，连服1个月就可以了，千万不要过量。

💧 新妈初养成

新妈妈在月子里只要多吃营养丰富、易消化的瘦肉、鱼、蛋、奶、豆制品，以及新鲜蔬菜、水果就可以了，适当喝些营养汤也能满足需要。新妈妈如果有气虚表现，要及时就医调治，不可以盲目进补。

❀ 月子保健，产后妈妈多珍重

产后刷牙有利于口腔健康

很多人认为新妈妈在产后不宜刷牙，这主要是因为怀孕期间在内分泌激素的作用下，牙齿出现牙龈充血、水肿、易出血的现象，而刷牙时出血更厉害；此外，由于产后缺钙，使很多人在生完孩子后牙齿确实变坏了，刷牙会使牙齿更加松动。其实，新妈妈在月子里一定要刷牙、漱口。

❶ 新妈妈分娩时，体力消耗很大，身体虚弱，体质下降，抵抗力降低，口腔内的致病菌容易侵入机体致病。

❷ 为了身体康复，给予新妈妈富含维生素、高糖、高蛋白质的营养食物，尤其是各种糕点和滋补品，都是含糖量很高的食品，而且大多细软，本来就失去了咀嚼过程中的自洁作用，容易为牙菌斑形成提供条件。如果不刷牙，就会使这些食物的残渣留在牙缝中，在细菌作用下发酵、产酸，导致牙齿脱钙，形成龋齿或牙周病，并引起口臭、口腔溃疡等。

只要体力允许，新妈妈产后第2天就应该开始刷牙，最好不超过3天，不过，毕竟此时新妈妈的牙齿非常脆弱，刷牙时一定要注意：

❶ 坚持刷牙。每天早晚和睡前各刷一遍，如果有吃夜宵的习惯，吃完夜宵后再刷一遍。

❷ 用温水刷牙。新妈妈身体较虚弱，正处于调整中，对寒冷水较敏感。因此，切记要用温水刷牙，并在刷牙前最好先将牙刷用温水泡软，以防冷刺激对牙齿及牙龈刺激过大。

❸ 指漱护牙。如果新妈妈牙齿过于敏感，可在产后3天采用指漱，即把食指洗净或在食指上缠上纱布，把牙膏挤于手指上并充当刷头，在牙齿上来回、上下擦拭，再用手指按压牙龈数遍。这种方法可活血通络，坚固牙齿，避免牙齿松动。

❹ 含漱口水。为避免牙齿损害，新妈妈还可以在漱口或刷牙后含清洁、有消毒作用的含漱剂，每次15毫升左右，含1~1.5分钟，每日3~5次。含漱后15~30分钟内勿再漱口或饮食，以充分发挥药液的清洁、消炎作用。

❤ 新妈初养成

新妈妈在产后注意摄取钙，避免使牙齿受到损害。钙的最佳来源是乳类及乳制品，乳类及乳制品中不但钙含量丰富，而且吸收率高，在粗粮、黄豆、海带、黑木耳等食物中也含有较多的钙、磷、铁和氟，有助于新妈妈牙齿的钙化，坚固牙齿。

月子里洗个健康澡

传统观念认为，在月子里不宜洗澡，其实这种看法不对。不过，月子毕竟属于特殊时期，新妈妈身体很虚弱，不慎着凉确实非常容易感冒，并由于体虚而不易痊愈，一定要注意以下几点：

❶ 洗澡时间。正常分娩的新妈妈分娩后2～5天便可以洗澡，根据自己的体质和天气温度适度调适。

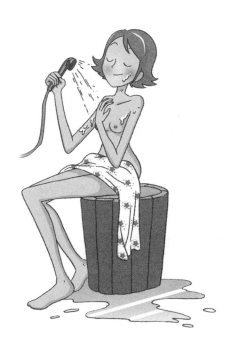

❷ 注意水温。在夏天，浴室温度保持常温即可，洗澡水温宜保持在37～39℃，夏天也不可用较凉的水冲澡，以免恶露排出不畅，引起腹痛及日后月经不调、痛经等。天冷时浴室宜暖和、避风，不过浴室温度

也不宜过高，这样易使浴室里弥漫大量水蒸气，导致缺氧，使本来就较虚弱的产妇站立不稳。

❸ 保持淋浴。为避免脏水进入阴道引起感染，新妈妈最好淋浴（可在家人帮助下），不适宜盆浴。如果身体较虚弱，不能站立洗淋浴，或者会阴伤口大或撕裂伤严重、腹部有刀口，可采取擦浴，每次洗澡的时间不宜过长，一般5～10分钟即可。

❹ 避免着凉。洗后尽快将身体上的水擦去，及时穿上御寒的衣服后再走出浴室，避免身体着凉或被风吹着。

月子里洗澡的好处有：

❶ 避免细菌感染。产后出汗、下身恶露以及溢出乳汁，如果未及时做皮肤清洁，多种液体混在一起，散出难闻的气味，并且积累大量的细菌，不仅使新妈妈感到不舒服，病菌也会乘虚而入，引起乳腺及会阴部炎症，严重者发展为子宫内感染，甚至发生败血症。

❷ 预防皮肤病。清洁的皮肤可以防止毛孔阻塞，避免毛囊炎、皮肤感染的发生。

❸ 促进睡眠，缓解疲劳。洗澡还有活络气血的功效，可以解除因分娩造成的身体疲累。洗澡后产妇普遍感到精神舒畅，促进睡眠加深，有助较快恢复体力。

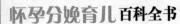 **新妈初养成**

为什么千百年来民间流传着月子里不能洗澡的习俗呢？这是因为产妇在分娩后全身皮肤的毛孔和骨缝都张开了，加之气血两虚，而分娩时为使胎头顺利娩出，在激素的作用下骨盆关节都打开了，身体的各个关节也会变得较为松弛。如果没有良好的浴室及取暖设施，就会使风寒侵袭体内，并滞留于肌肉和关节中，导致周身气血凝滞，流通不畅，日后出现月经不调、身体关节和肌肉疼痛等月子病，不易痊愈。

月子期间聪明穿衣

传统坐月子的方法是让新妈妈捂得密不透风，衣服穿得越多越好甚至捂头，其实，这对新妈妈的健康不利，新妈妈的衣着应随着四时气候变化而进行相应的增减调配。

新妈妈产后体内发生许多变化，皮肤排泄功能特别旺盛，以排出孕期体内积蓄的过多水分，所以出汗特别多，如果汗不擦干直接吹风或在穿堂风下休息，就容易感冒，导致寒气入侵形成产后风寒。不过，如果新妈妈穿得过多，不管冷热，不分冬夏，老是多穿多捂，就会使身体过多的热不能散发出去，结果出汗过多，变得全身虚弱无力，盛夏时还会发生中暑，出现高热不退，昏迷不醒，甚至丧命。

因此，为了新妈妈的康复和健康，新妈妈应该聪明穿衣。

❶ 新妈妈衣着应与四季相宜。根据气温变化随时增减衣物，夏天穿着应单薄，不要过于捂头扎腿，为了避免吹风也可以穿长袖清凉衣物，睡觉时在身上盖毛巾被或床单，注意防风保暖即可，以防止长痱子或引起中暑。春、秋季产妇衣着较平常人稍厚，也要以无热感为好，冬天注意下体保暖。

❷ 衣着应宽大、舒适。紧身衣服不利于血液流畅，特别是乳房受压迫极易患乳痛，严重的还会引起乳腺炎。新妈妈穿衣应该以宽大舒适为宜。

❸ 材质选择有讲究。新妈妈贴身衣服以棉制为好，增大吸汗透气性，不宜穿化纤或羊毛内衣。主要是因为化纤布中的化学纤维或者微小羊毛，可以通过胸罩或者内衣，对乳头进行摩擦、压迫，然后逐渐进入乳腺管，使乳腺管堵塞，从而影响产后乳汁的分泌，不利于母乳喂养。严重的还会引起乳腺炎。

❹ 衣着要常换。月子里的新妈妈容易出汗，若汗湿衣衫，应及时更换，以防受湿，特别是贴身内衣更应经常换洗，以保持卫生，防止感染。

❺ 内衣、内裤要天天换洗。产后新妈妈血性恶露较多，常把内裤弄脏，而产后出现的伤口没有愈合，极易出现感染。如果不及时更换，导致细菌繁殖，会引起皮肤和生殖器官

感染。恶露是新妈妈健康的标尺，天天更换内裤还有利于观察恶露的颜色、数量、气味、出血量，及时发现异常状况。而且产后由于乳汁的分泌，往往残留在胸衣上，营养丰富的乳汁会成为细菌的温床，进而感染乳汁，影响宝宝的健康，而且会增加新妈妈患乳腺炎的风险。

♥ 新妈初养成

　　月子里的新妈妈身体虚弱，免疫力较低，要注意保暖，讲究清洁卫生，避免感染。

产后脱发不再发愁

　　脱发常发生在产后2～7个月。其脱落的特征是自发际线处脱发，使前发际线后退或界线不清，整体头部的头发变稀，医学上称这种现象为"分娩性脱发"。据不完全统计，产后脱发的发生率为35%～45%。为什么产后会发生脱发呢？

❶ 产后体内雌激素含量逐渐减少到孕前的正常平衡状态，致使孕期"超期留守"的头发纷纷脱落，而新的秀发又一时生长不出来，造成头发变稀并伴有头皮痒、头屑增多的现象。

❷ 从临产到产后，你一直处在紧张状态，极易疲劳；加之亲自哺乳、照顾小宝宝，使睡眠受到影响，这些因素都是脱发的原因。

❸ 如果月子期间不敢洗头、梳头，会

使头皮的皮脂分泌物和灰尘混合堆积，既影响了头部的血液供给，又容易引起毛囊炎或头皮感染，从而使脱发概率增加。

❹ 产后消化和吸收功能不良、饮食过于单调、偏食、节食，都很容易导致营养缺乏或营养不均衡，影响头发的生长和代谢。

❺ 大量的头发脱落会让你感觉忧虑不安，形成新的精神刺激，致使脱发越来越多。

　　产后护发有妙方：

❶ 补充营养。新妈妈多吃一些补肾和补血的食物，来补充身体的"亏空"，而且蛋白质是头发最重要的营养，因此新妈妈还应该多补充牛奶、鸡蛋、鱼、瘦肉、核桃等一些富含蛋白质的食物。

❷ 适度清洗头发。减少洗发的次数，洗发时要用些温水，而护发的过程远比洗发重要得多。产后新妈妈头发脆弱、干枯、易脱发，不宜使用刺激性的洗发剂或碱性大的肥皂洗头，不妨用艾草叶直接煎水放温后洗头，对月子里新妈妈具有很好的保健作用，可有效防止脱发。

❸ 按摩头皮。新妈妈在洗头发的时候，要避免用力去抓扯头发，应用指腹轻轻地按摩头皮，以促进头发的生长以及脑部的血液循环。每天用清洁的木梳梳头100下也是一种不错的按摩方式。

❹ 心情舒畅。情绪与头发也很有关系。

心情舒畅，没有焦虑、恐惧等情绪，不仅对头发有益，还可美容，做个容光焕发的新妈妈。

♨ 新妈初养成

你也可以给自己做个简单的发膜，用鸡蛋2个，蜂蜜2汤匙，橄榄油1汤匙搅拌均匀，洗发后，混匀涂在头发上，再用毛巾包住头发，过半小时后洗净即可，效果很显著的。

小心护理会阴伤口

刚分娩的新妈妈，身体抵抗力较弱，不论是自然撕裂，还是会阴侧切留下的伤口，稍有疏忽，就有可能引起伤口感染。该怎样呵护生产留下的伤口呢？

❶ 保持清洁。新妈妈每天要用温开水冲洗2次；为防止伤口污染，每次便后用消毒棉擦拭、冲洗外阴，大便后应该由前向后擦，还须再次冲洗；注意勤换卫生护垫，避免湿透，浸湿伤口。

❷ 注意饮食，调理伤口。新妈妈注意补充鸡蛋、瘦肉，促进伤口修复；多吃新鲜青菜和水果，多喝猪蹄汤等汤饮，除细粮外应吃些粗粮，不吃辛辣及刺激性食物。在伤口未愈合前要少吃鱼类，鱼中含有的有机酸物质具有抑制血小板凝集的作用，不利于伤口愈合。

❸ 防止便秘。便秘可能使伤口裂开，新妈妈宜在饮食上防止便秘，发生便秘时，不可屏气用力扩张会阴部，可用开塞露或液体石蜡润滑，解便时宜先收敛会阴部和臀部，然后坐在马桶上，可有效地避免会阴伤口裂开。

❹ 姿势正确。坐立时身体重心偏向右侧，既可减轻伤口受压而引起的疼痛，也可防止表皮错开；避免摔倒或大腿过度外展而使伤口裂开。

产后最初几天，产妇宜采取右侧卧位，促使伤口内的积血流出，不致内积而形成血肿，影响愈合，待4～5天后伤口长得较为牢固，并且恶露难以流入时，便可采取左右轮换卧位；注意会阴切口的情况，术后1～2小时内伤口出现疼痛，且越来越剧烈，应马上与医生联系，及时进行处理。

❺ 远离感染。当伤口出现肿胀、疼痛、硬结，并在挤压下有脓性分泌物时，应在医生的指导下服用抗生素，拆除缝线，以利脓液流出；局部采用1：5000高锰酸钾温水坐浴，每天2次，每次10～15分钟，或用清热、解毒、散结中药煎液清洗伤口；使用鹅颈灯进行局部理疗，也可促进伤口愈合。

❻ 护理水肿伤口。伤口水肿时，在拆线前缝合线勒得很紧，疼痛持续不减。可用95％的酒精纱布或50％硫酸镁溶液进行局部热敷、湿敷，每天2次；卧位时，尽量将臀部抬

高一些，利于体液回流，减轻伤口水肿和疼痛。

 新妈初养成

不论是自然撕裂，还是切开的会阴伤口，一般都可在 3～5 天内愈合，新妈妈一定要小心护理，避免患病。

谨防产后出现"妈妈腕"

"妈妈腕"疼痛的特定部位是大拇指接近手腕的地方，如果新妈妈将大拇指握住，并且将手腕弯向小指侧，疼痛会加剧，严重时手腕不能下垂，你就有可能得了"妈妈腕"。"妈妈腕"是怎么产生的呢？

❶ 激素影响。怀孕后期及产后，因为体内激素水平的变化，易引起手腕韧带的水肿，肌腱韧带也变得松弛、强度变差，长时间活动减少，使肌力减退。

❷ 风寒侵袭。新妈妈在月子期间气血虚弱，若受风寒侵袭，寒气则滞留于肌肉、关节间，就容易引起肌腱、神经发炎，引起"妈妈腕"。

❸ 过于劳损。新妈妈使用手腕过度，或者产后抱婴儿的姿势不对，长时间用手腕托住婴儿头部，从而拉伤手腕的肌腱。

如何防治"妈妈腕"

❶ 避免手腕过度劳累。新妈妈尽量减少每天抱宝宝的次数及时间，抱宝宝时不要过分依赖手腕的力量，尽量不要单手抱。在日常生活中，新妈妈要减少拿重物，做家务时减少长时间过度使用手部的动作，让手腕多休息，避免大拇指、手腕过度劳累。

❷ 按摩腕关节。先用一手按摩另一侧腕关节 2～3 分钟，然后用拇指点按另一侧腕关节痛点，同时另侧腕关节做旋转运动 1～2 分钟。用一手拇指按另一手腕关节四周，按压 2～3 次后，再做另一侧腕关节。平时应注意腕部做适当的放松运动，如抖腕法、腕部屈伸法等，使腕关节得到放松以减少疼痛的发生。

❸ 热敷疗法。手腕疼痛时可用湿毛巾热敷腕部 20～30 分钟，每天 2～3 次，以增加局部血液循环，促进炎症吸收。对于少数严重的"妈妈腕"患者，必要时应及时就医。

新妈初养成

"妈妈腕"恢复时间较长，甚至达 3 个月、半年仍未痊愈。此时，做爸爸的要多体谅妈妈，主动地多承担家务，多照顾婴儿，使妈妈远离"妈妈腕"。

❄ 坐月子，新旧观念大碰撞

月子是30天吗

传统观点：坐月子自然是生完孩子后的一个月，30天，这是老规矩。

科学观点：实际上，经过一个月的调整，身体许多器官并不能得到完全的复原。现代医学上把"月子"称为"产褥期"，指生产后的42天。

门窗关得严实才好吗

传统观点：生完孩子后，身子虚，不能见风，特别是冬天，一定要把门窗关得严严实实的。

科学观点：产妇睡的房间不论冬、夏，窗户都要常开，使室内空气新鲜，但要注意不要让风直吹到产妇和小宝宝身上。有风的时候，产妇和宝宝可以在开窗对流空气的时候去另外一个房间，等通风完毕再进来。

坐月子要卧床休息

传统观点：生孩子很辛苦，要多休息，一个月内最好别下地，多躺多睡，才能恢复元气。

科学观点：身体好的产妇如感觉疲劳已经消除，产后24小时就可起床。睡多了反而会给产妇带来负面影响，如导致脂肪堆积、腰酸背痛、易滋生痔疮、便秘等。

总之，我国有千百年来流传下来的"月子经"，而这些月子经的忌讳之多，让许多现代的产妇们不知所措。其实，坐月子要讲科学保健，不要老受传统"月子经"的限制，而影响了产后的身体健康。

> ☕ **新妈初养成**
>
> 以往老人家的那些说法未必没有任何依据，那是因为以前的医疗条件和生活条件差，所以很容易导致这样或那样的悲剧发生。老习惯是建立在无数产妇痛苦甚至是生命的基础上总结出来的。我们现在的生活水平提高了，医疗技术发达了，新妈妈们要在医生指导下科学地坐月子。

❄ 新妈妈远离月子病

产褥热

产褥热是产后致病菌侵入生殖器官而引起的疾病，医学上叫产褥感染，危害很大。它不仅会引发产妇生殖系统的炎症，而且如果进一步感染，则可以感染到周围的组织器官或感染的细菌进入血液中，引起败血症等；也可引起中毒性休克，威胁产妇的生命健康。

防治方法：要从可能引起感染的各种因素着手。首先，妊娠末期不要同房，注意会阴部卫生；早破水的产妇，超过 12 小时要口服抗生素，尽量在 24 小时内分娩；正确处理分娩，严格做到无菌操作；减少不必要的阴道检查，接生者注意保护产妇的会阴，尽量避免产道损伤。一旦阴道助产，侧切伤口要够大，缝伤口要恢复正确的解剖关系，产后对伤口加强护理，每天外阴冲洗 2 次。如果破膜时间长，或宫口开全做剖宫产，术后要静脉用抗生素，预防产褥期感染的发生。另外，要注意加强营养，保证床铺的干净卫生，积极地进行体质锻炼，这样可以有效地防治产褥感染的发生。

子宫脱垂

月子里，子宫尚未复原时，产妇要多卧床休息，不要过早地参加重体力劳动，不要过早地走远路或跑步。如果脱垂已经发生，要积极地去医院进行治疗。

急性乳腺炎

乳汁淤积是发生急性乳腺炎的根本原因。患乳腺炎后，产妇有乳房红、肿、疼痛，甚至化脓，伴有寒战、发热等症状。预防的关键是让婴儿勤吸吮，保持乳头清洁。严重时，去医院进行处理。

产后腹痛

产妇分娩后可能会发生腹部阵发性疼痛，这是正常的。一般在产后 1～4 天消失。如果疼痛超过一周，并为连续腹痛，或伴有恶露量多、色暗红、多血块、有臭味，这多属于盆腔有炎症，应尽快上医院求治。

产后长期出血

有些产妇分娩 20 多天、30 多天、40 多天，甚至 70 多天后阴道还在不时地流血，这不是正常的现象。在正常情况下，红色的恶露应该在 10 天，最迟半个月内，要是半个月以后恶露还是红色的，就是不正常的现象。应及时去医院处理，不可延误。

产后贫血

由于生产时出血较多，可引起失血性贫血。既往有慢性贫血疾病的妇女，可加重产后贫血。女性在孕期就要预防贫血，产前已有贫血的应及时给予纠正，产后可适当服用红糖补血。产后严重贫血者应及时就诊。

产后关节痛

不少女性在产后常出现腕部、手指关节及足跟部疼痛，很多人认为是因为在月子里受了风所致。其实，这种认识是错误的。

腕部、手指关节痛，是由于产后产妇的体内内分泌改变，使其手部肌肉及肌腱的力量、弹性出现程度不同的下降，关节囊及关节附近的韧带张力减弱等，这些原因便导致了关节的松弛和功能的减弱。当产妇在产后过早、过多地从事家务劳动，或接触冷水等情况时，就会使关节、肌腱和韧带负担过重，引起手腕部及手指关节痛，且经久不愈。

足跟部痛，是由于产妇在坐月子期间，由于活动减少，甚至很少下床行走，致使足跟部的脂肪垫发生废用性退化而变得薄弱。当月子过后，产妇下床活动时，足跟部脂肪垫的薄弱就使之对体重的支持和运动时震动的缓冲作用大为减弱，脂肪垫也会因此而产生充血、水肿等非特异性炎症，以致造成足跟部的疼痛。

防治方法：防治手、足关节疼痛，首先关键在于产后要注意休息，不要过早、过多地用手干重活，尤其是不要使手、足部受凉、受寒。其次，产妇在休养的同时应适当地下床活动，特别是坐月子后期和满月后，要经常下地走动。如果不慎患上产后手脚痛，可以采用一些自我温灸、热敷、按摩等方法，进行处理，如果不能缓解，则要求助于医生。

尿潴留

初产妇产后发生尿潴留的比例很高，主要原因有：

分娩时胎头先露部分对膀胱和尿道的压迫，引起了这些器官的充血、水肿，尿道变窄，妨碍排尿。

心理因素，排尿时需要增加腹压，增加腹压会使伤口疼痛，产妇因而产生畏惧心理，怕排小便，从而发生尿潴留。

也可能是产妇分娩后身体虚弱，需卧床休息，尤其是剖宫产后需要在床上解小便，孕妈妈不能适应，便发生了尿潴留。

防治方法：产后要适量饮水，产后4小时即使无尿意也要主动排尿，也可以通过一些条件反射来应对尿潴留，如听流水声或用热水袋热敷等方法。如果你无法自己解决这种症状，那么，还是建议你请教医生导尿或对症治疗，以便及时纠正尿潴留。

痔疮、肛裂

痔疮、肛裂等肛门疾患是产妇高发的疾病。

防治方法：产后尽早起床活动，自然分娩者产后1～2天即可下床，初起床时可进行一些轻微的活动，如抬腿、仰卧起坐、缩肛（像忍大便那样）等。另外，要多吃新鲜果蔬，多喝汤类食物，补充足够的水分，润滑肠道以防止便秘。对已经肛裂者，应及时去医生那里进行相关的诊治，不可在家乱用药治疗。

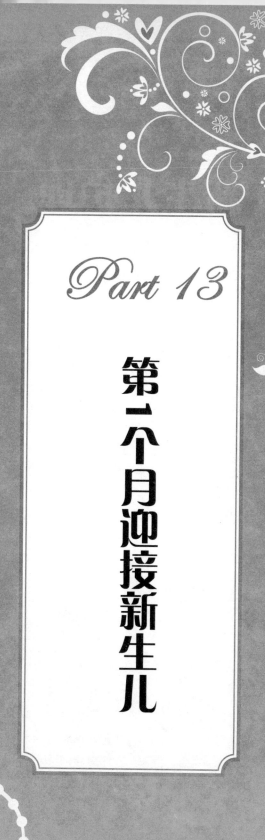

Part 13

第一个月迎接新生儿

新生儿护理

✿ 新生儿用哭来沟通

新生儿不会说话，只会用哭来表达自己的痛苦和需求。妈妈听到宝宝出生后的第一声啼哭会感觉很幸福，之后妈妈会听到宝宝不同方式的哭声。

新妈妈细心观察，区别宝宝的哭声

饿了：接近宝宝下一次喂奶时间，哭声由小到大，有乞求感，小嘴张着四处寻觅，用手一碰嘴角有吮吸动作，只要奶头或奶嘴碰到宝宝的嘴就很快停止啼哭了。

尿湿了或大便了：大多数宝宝在喂奶后或睡醒时会啼哭，声音较小，有踢被子现象，妈妈给宝宝换了尿布，宝宝舒服了就安静下来了。

要拉屎了：哭声比较大，两条腿蹬踹，表明宝宝的肚子不舒服，要拉屎了。

累了，想睡觉：发出阵发性哭声，有不耐烦的感觉，会出现打哈欠、揉眼睛的动作。

冷了：哭声比较小，哭时身体发抖、体温下降、手脚发凉，偶尔还会打喷嚏。

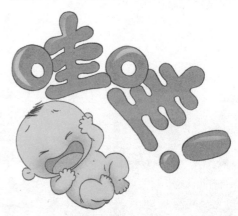

热了：哭声较大，脖子和耳后有汗，满脸通红。给宝宝解开衣服或将宝宝抱到凉快的地方就好了。

健康的哭声：宝宝哭声相对平和、不刺耳，妈妈触摸宝宝就会安静下来。听到这种哭声可以让宝宝多哭一会儿，运动运动，有利于生长。

环境太吵了：哭声烦躁不安，周围环境刺激了宝宝，例如刺眼的灯光和嘈杂的声音，抱宝宝摇动幅度过大等。

生病了：哭声急、音调高而尖，有时也会是哭声微弱或不哭，宝宝的精神状态不好，不爱吃奶，有的还有呕吐、腹泻、发烧等症状，这种情况需要去医院确诊。

寂寞了：在周围没有人时，宝宝会发出哼哼的哭声。

> **育儿经验交流**
>
> 宝宝哭声有两大类，一类是生理性啼哭，哭声洪亮、时间短、精神状态好、愿意吃奶，如饥饿、尿湿了等，找到原因解决后宝宝就不哭了。病理性啼哭，哭声急、声音尖、精神状态不好。

❀ 抱宝宝的姿势和注意事项

新妈妈抱宝宝时会感觉很别扭，抱在手里软软的，总是担心宝宝会从手里滑出去，同时还担心抱宝宝的姿势不对伤到宝宝，那么妈妈该如何抱宝宝呢？

正确姿势

手托法

妈妈用左手和上臂托着宝宝的头、颈部，右手和上臂托住他的小屁股和腰。这种抱法用于把宝宝从床上抱起和放下。

怀抱法

妈妈给宝宝喂奶时可以将他的头放在左臂弯里，肘部护着宝宝的头，左腕和左手护背和腰部，右小臂从宝宝身上伸过去护着宝宝的腿部，右手托着宝宝的屁股和腰部。

平抱法和斜抱法

平抱时让宝宝平躺在妈妈的怀里，斜抱时让宝宝斜躺在妈妈的怀里。无论是平抱还是斜抱，妈妈一只前臂都要托住宝宝的头和颈部，另一只手臂则要托住宝宝的臀部和腰部。斜抱比较适合易吐奶的宝宝，可减少吐奶现象。

肩靠法

宝宝吃完奶后，妈妈将宝宝抱起时，先用右手和腕部将宝宝的头部和颈部轻轻托起，再用左手和前臂托住宝宝的腰、臀部和腿，把宝宝竖起来并让他的头和颈部靠着妈妈的左边肩膀，然后用右手轻拍宝宝后背，帮助排出胃里的空气。

半坐法

宝宝背靠在妈妈胸前，妈妈左手前臂托着宝宝的小屁股，右手和前臂托着宝宝的脖子和胸部，宝宝呈坐姿靠在妈妈胸前。适合2～3个月的宝宝，可以锻炼几分钟颈部，看看外面的风景。

❈ 新生儿的脐部如何护理

新生儿离开母体，医生剪断脐带进行结扎后，脐带的历史使命就结束了。脐带残端逐渐干枯、发黑，一般一周左右会自然脱落。若护理不当，细菌就会繁殖造成脐部发炎，甚至发生败血病，新妈妈该如何给宝宝护理脐部呢？

❶ 宝宝出生后 24 小时即可打开敷在脐部的消毒纱布，看看脐部是否红肿或感染，如果没有任何异常，新妈妈可用 75% 的酒精棉球擦洗脐部；如果有点儿红，可用 2% 的碘酒消毒，然后用 75% 的酒精脱碘，保持脐部的干燥。

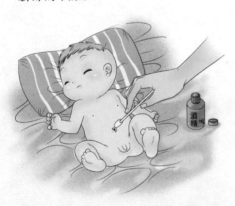

❷ 每天用 75% 的酒精消毒一遍脐部，每次擦洗由内到外，避免外部皮肤上的细菌带到脐部。

❸ 擦洗的动作要轻柔，每次要把分泌物、血渍擦干净。

❹ 脐带残端没有脱落前，尿布不要盖在宝宝脐部，避免粪便感染，发生脐炎。

❺ 每次给宝宝洗澡时不要把脐部搞湿了，洗完澡后要擦洗消毒一次脐部。

❻ 脐带残端脱落后检查脐部是否异常，若宝宝的脐带正常脱落了，妈妈的护理工作还要持续一个月左右，因为新生儿体内的脐血管要经过 3～4 周才能完全闭合。

❼ 宝宝脐部脱落后，有的脐部会鼓起一个大包，内部充满气体，俗称"气肚脐"，护理这种情况时尽量不要让宝宝哭，宝宝哭时腹压增大，哭的时间久了就会出现脐疝，新妈妈要细心护理宝宝，不要让宝宝总哭，"气肚脐"几个月后就会自愈的。

☕ 育儿小贴士

如脐部出现脓性分泌物，有臭味或红肿发热，这是脐炎。脐带脱落后，局部一直不干燥，认真看有一个绿豆大的凸起物，鲜红色、有渗液、擦时会出血，这是脐肉芽肿。上述的这两种病都应尽快就医。

☕ 育儿经验交流

新生儿居住室内合适的温度：22～26℃，湿度：50%～60%。

❀ 如何清理鼻垢和剪指甲

新生儿的鼻腔黏膜比较敏感，接触到冷空气或哭了后常常会流鼻涕，鼻涕干燥变硬后形成鼻垢阻塞鼻腔，宝宝呼吸时会有呼呼的鼻塞声。宝宝鼻垢如何弄出来呢？

❶ 若鼻垢不太深，能够看到的话，可以用棉签蘸点儿温水轻轻地伸入鼻内将鼻垢取出。

❷ 若鼻垢太深，新妈妈不要盲目清除，可以通过宝宝打喷嚏喷出来或用温热毛巾给鼻子热敷一会儿，鼻黏膜遇热就会收缩，让较深的鼻垢或鼻涕流出来再处理。

❸ 用温热毛巾敷于鼻子根部，这样可缓解鼻塞，用吸鼻器可以将鼻涕吸出来。

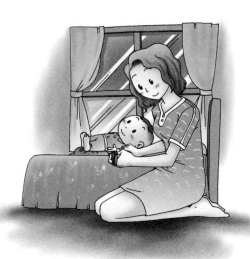

❹ 用带有保护橡胶套的镊子轻轻将鼻垢取出，不要用手或硬物将其取出。

新生儿的指甲长得特别快，指甲过长会抓伤宝宝的脸。出生2周左右给宝宝剪一次指甲，以后每周一次。新妈妈如何给宝宝剪指甲呢？

❶ 新妈妈最好使用婴儿指甲刀，选择宝宝熟睡时给他剪指甲。

❷ 妈妈用左手的拇指和食指握住宝宝要剪的手指，右手持指甲刀从指甲一端轻轻地转动着指甲刀将指甲剪下，不要紧贴到指甲尖处，以免剪伤指甲下的嫩肉或手指。

❸ 剪指甲时应按新生儿指甲的形状来剪，也不要剪得太短，与手指端平齐就可以了，剪完后尽量将指甲边缘磨平滑，以避免划伤宝宝的皮肤。

❹ 与剪手指甲一样的做法，脚指甲一个月剪一次。

☕ 育儿小贴士

宝宝吃奶时呼吸很费劲儿，如果烦躁不安、鼻翼翕动、脸色不好，可能是鼻子堵塞，妈妈应先清理鼻垢再喂奶。

☕ 育儿经验交流

妈妈给宝宝戴小手套而不剪指甲的做法是不可取的，这样会影响宝宝手部精细动作的发育。宝宝鼻子不通气，暂时不要使用滴鼻药。

❀ 新生儿睡觉不安稳怎么办

新生儿分深睡和浅睡。浅睡时宝宝会有微笑、撇撇嘴、胳膊腿动一动、哼哼等正常现象。但是有些新生儿睡得很不安稳、经常哭闹，妈妈如何解决呢？

❶ 认真分析宝宝睡不安稳的原因，看看室内温度和湿度是否过高或过低，宝宝保暖是否合适，纸尿裤更换是否及时，还是奶水不足导致宝宝没有吃饱等原因。

❷ 看看宝宝睡眠不安稳发生在白天还是晚上，若白天睡得好，晚上不睡觉很精神，大人不哄不抱宝宝就哭闹不休，这是"夜哭郎"。

❸ 若上述情况都没有，看看宝宝是否有疾病，如是否有发热现象、宝宝小屁股是否红、是否是吸奶吸入大量气体排不出来而引起肚胀或肠道痉挛病等，若母乳喂养的是否妈妈孕期维生素 D 和钙剂吃得不足，引起新生儿低血钙症。

让宝宝睡得安稳的方法

❶ 白天宝宝吃饱后清醒时，妈妈要和宝宝多聊天、逗逗宝宝，或让宝宝看黑白的图片，宝宝玩累了就睡安稳了。若是"夜哭郎"，可以让宝宝白天少睡点儿，逐渐养成白天醒、晚上睡的好习惯，时间久了宝宝晚上自然就睡得安稳了。

❷ 晚上可以给宝宝营造一个有利于入睡的环境，例如给宝宝洗个温水澡，洗后轻轻给宝宝按摩一下。

❸ 用被单把宝宝包好，喂些奶等。

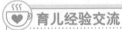

育儿经验交流

若宝宝夜间哭闹不停，排除尿湿、饥饿、疾病等原因后，宝宝可能是情绪性哭闹，妈妈可以先安抚宝宝让他安静下来，再慢慢使其入睡。

❀ 新生儿暂时不要枕枕头

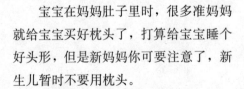

宝宝在妈妈肚子里时，很多准妈妈就给宝宝买好枕头了，打算给宝宝睡个好头形，但是新妈妈你可要注意了，新生儿暂时不要用枕头。

新生儿为什么暂不用枕头呢

❶ 刚出生的宝宝脊柱平直，平躺时背

和后脑勺在同一个平面。如果枕枕头，颈部就被垫高了，颈、背部肌肉就不能自然松弛。

❷ 侧卧时头与身体也在同一平面，若枕枕头很容易使颈部弯曲，有的还会引起呼吸和吞咽困难，不利于宝

宝的生长发育。

宝宝什么时候枕枕头，枕多高的枕头呢

❶ 婴儿期的宝宝胃容量小，与食管连接的贲门括约肌不太发达，贲门宽且呈横位，吸奶时经常吸入空气，导致宝宝吸入的奶经常会出现反流，即吐奶现象。为了减少宝宝吐奶现象的发生，喂奶时妈妈可以将毛巾折叠2层，把宝宝的头部和胸部适当地垫高一些，高度约1厘米。

❷ 宝宝长到3个月时，脊柱颈段开始出现向前的生理弯曲，如果此时不用枕头，头位就有些偏低，不利于婴儿入睡和生长发育。

❸ 宝宝3个月以后可以开始使用枕头，高度以3～4厘米为宜，不要选用过硬的枕头或纤维枕头，可以选用小

米或茶叶枕头等。

 育儿经验交流

新生儿采用两侧经常交换的侧卧睡姿是相对安全和理想的，宝宝的头形能睡得很漂亮。宝宝总朝一侧睡颅骨会变形，导致脸形不对称。

育儿小贴士

仰睡容易使胃内的奶反流呛入气管及肺部。国外有的妈妈认为俯睡能塑造宝宝漂亮的头形，但中国妈妈一般不给宝宝俯卧睡，因为新生儿颈部不能支撑头部的重量，嘴和鼻子会被被子堵住，造成窒息。所以仰睡和俯卧睡时，一定要有人在周围看护宝宝。

❀ 看大便颜色了解宝宝健康

每个妈妈都希望宝宝吃得好、睡得香，大便正常。妈妈如何从大便性状判断宝宝喂养是否合适、宝宝是否健康呢？

❶ 黄色无臭便：吃母乳喂养的宝宝大便是黄色或金黄色、无臭味、呈糊糊状，一般一天3～5次，这是正常大便。若母乳喂养的便次增多，则是生理性腹泻，宝宝长大一些这种情况会自动消失。

❷ 黄色有臭便：配方奶喂养的宝宝大便是淡黄色、有臭味，每天2～3次，这是正常大便。

❸ 泡沫状便：有酸臭味，是宝宝配方奶中含糖较多造成的，缓解办法是减少糖量、增加奶量。

❹ 绿色大便：母乳喂养的宝宝粪便少、黏液多，这是饥饿性腹泻，说明母乳喂养不足。

❺ 大便奇臭：母乳和配方奶中蛋白质

含量多，不能完全消化造成的。

⑥ 蛋花汤便：母乳喂养的宝宝应继续喂养，不久就能恢复正常。人工喂养的宝宝需调整喂养方法，多加水把奶调得稀些，减少每次的喂奶量而增加喂奶次数。2～3天后大便仍不正常，就要去医院确诊。

⑦ 水便分离：是腹泻或肠炎，注意给宝宝用具消毒。

⑧ 豆腐渣便：可能是真菌引起的肠炎。

⑨ 灰白色便：吃配方奶过多或奶中含糖太少，或先天性胆道梗阻所致。

⑩ 黑色便：慢性胃炎或十二指肠出血。

⑪ 果酱样便：呈暗红色可能是肠套叠。

❀ 宝宝出黄疸该怎么办

正常的新生儿面部除了有点儿胎脂外，肤色一般白中带红。但是在出生几天内宝宝眼部和鼻尖突然变黄了，继而脸部全部染黄，这是怎么回事？新妈妈不要太着急，这是宝宝出黄疸了。

新生儿黄疸一般是正常的生理现象，只有少数的是病理性黄疸。新妈妈如何判断是生理性黄疸还是病理性黄疸呢？

生理性黄疸

❶ 新生儿出生后2～5天，初期主要在面部、颈部、鼻尖略微有点儿黄，然后在躯干、白眼珠、手心脚心可以看到轻度发黄，但新生儿的精神状态好，爱吃奶，大、小便正常。

❷ 4～7天黄疸加重，皮肤、白眼珠、躯干、手心和脚心都会轻微发黄。

❸ 足月儿在10～14天黄疸消退，早产儿会延迟1～2周消退。

❹ 检查血清中胆红素偏高。

❺ 若停止喂养母乳黄疸也不会消退，

但若停止母乳改为配方奶，黄疸就会消退，则是母乳性黄疸。

病理性黄疸

❶ 病理性黄疸是由疾病引起的，足月的新生儿会在出生后 24 小时（早产儿 48 小时）内出现黄疸。

❷ 黄疸消退的时间超过正常时间或者消退后又重复出现而且还加重了。

❸ 皮肤颜色比较重并波及全身。

❹ 妈妈一定要带宝宝去医院诊治，病理性黄疸的血清中的胆红素超过了生理性黄疸的数值。

❺ 可能是新生儿溶血症、头颅血肿、新生儿败血症、新生儿胆道畸形等疾病。

育儿小贴士

　　若是母乳性黄疸，妈妈需要停止喂宝宝母乳一段时间或彻底断母乳，不需要特殊治疗。若是病理性黄疸，新生儿要避免和患有呼吸道疾病的人接触，需尽快治疗。

育儿经验交流

　　生理性黄疸对新生儿的身体没有什么影响，不需要特殊处理。在出黄疸期间，母乳喂养的可勤喂母乳，人工喂养的可以多喂点儿配方奶，这样可以增加宝宝大便次数，同时也可以让新生儿在房间里隔着玻璃多晒晒太阳，这些方法都能减轻黄疸的程度。

新生儿喂养

❀ 让宝宝喝到珍贵的初乳

不同产妇初乳分泌的时间不同，有的妈妈在临产前就开始分泌初乳，大多数妈妈是在生产后 30 分钟开始分泌初乳，一般情况下将宝宝出生一周内产妇分泌的乳汁叫初乳，分泌的量很少，颜色为奶黄色，其营养价值对宝宝来说十分珍贵。

初乳为何这么珍贵

❶ 初乳营养十分丰富，蛋白质的含量是成熟乳汁的 2 倍，而且还含有各种免疫球蛋白、乳铁蛋白、溶菌酶和大量免疫活性细胞。

❷ 初乳含有脂溶性维生素和丰富的矿物质。

❸ 初乳含有大量的免疫物质，宝宝吃初乳可以获得来自母体的大量免疫物质，可以增强抵抗力，使宝宝不易被细菌感染，宝宝会更健康。

❹ 初乳脂肪含量比较少，适合于新生儿的消化吸收，不易发生腹泻。

❺ 初乳含有帮助代谢胆红素的成分，宝宝吃初乳就可以有效预防黄疸症状，但母乳性黄疸的就要停止母乳喂养，否则会加重病症。

❻ 让宝宝越早吃初乳，越有利于亲子关系的建立，越有利于宝宝的情绪稳定。

❼ 产后 30 分钟左右让宝宝吸吮初乳。这种吸吮动作可以促进乳汁分泌，避免乳汁在乳腺管内堆积而发生乳腺炎，同时也促进子宫收缩，减少产后出血，有利于产妇的康复。

♨ 育儿小贴士

妈妈若有传染性疾病（肝炎）、甲状腺功能亢进、服用哺乳期禁忌药物、恶性肿瘤、艾滋病等，应该问医生是否可以喂初乳。如果宝宝因为某些特殊原因只能用配方奶喂养，每天需要喂 8 次，一次可以喂 30～60 毫升。

育儿经验交流

新妈妈不要看到初乳少而黏稠、颜色发黄，认为初乳比较脏而挤出倒掉，不让宝宝吃。

✿ 新生儿期应按需喂养

有人说新生儿应按时喂养，不到喂奶时间无论宝宝怎么哭闹都不要喂奶，这样宝宝会养成一个好习惯。还有人说应该按需喂养，这样宝宝会吃得多、长得壮。哪种喂养方式更适合宝宝呢？

❶ 新生儿期，吃母乳的宝宝最好按需喂养，如果人工喂养的可以考虑按时喂养，但前提是每次宝宝都吃饱了，若没有吃饱就会影响宝宝的睡眠以及生长发育。

❷ 按需喂养使新生儿吃奶很不规律，一天可能吃很多次，这是一个很普遍的现象。

❸ 宝宝经常性地吮吸可刺激妈妈体内催乳素的分泌，使乳汁分泌得更多，也就是说宝宝吃得越多，妈妈乳汁分泌得就越多，宝宝吃得越饱，睡眠时间就会逐渐延长，自然就会形成规律。

❹ 按需喂养不计次数可以预防乳胀，按需喂养的宝宝的身高和体重一般会高于按时喂养的宝宝。

❺ 按需喂养不等于宝宝一哭就喂奶，因为婴儿啼哭的原因很多，宝宝哭了不一定就是饿了。要看看是不是尿布湿了，有没有身体的不舒服，比如说皮肤上面长了东西、肚子疼痛或鼻子不通气等。

❻ 新生儿期宝宝所有的规律都是慢慢建立起来的，母乳喂养是逐渐会有规律，从按需喂养向按时喂养转变的。

 育儿小贴士

判断宝宝是不是吃饱还可以通过观察宝宝的大小便得知，宝宝若吃饱了，每天的尿不少于6次，大便多于2次。

 育儿经验交流

宝宝一哭就喂，妈妈会得不到充足的休息而疲劳，乳汁分泌就会减少。母乳不足宝宝很快就因为饿了而哭闹，频繁地喂奶导致乳头破裂，妈妈因疼痛暂不喂奶，这样就会形成恶性循环。

❀ 母乳少怎么催乳

母乳对于宝宝来说是任何食物都不能媲美的天然食品。母乳不足怎么办？最好的办法是催乳，如何催乳？新妈妈可以根据自己的实际情况进行选择。

❶ 增加宝宝吮吸时间和次数。宝宝每次吮吸乳头可以促进妈妈分泌催乳激素，吮吸的时间长，催乳素会成倍增加，有利于乳汁的分泌。

❷ 增加营养，不要减肥，选择喜欢吃的催乳食物，多喝汤水，如猪蹄汤、鲫鱼汤等可以促进乳汁分泌，但不要吃抑制乳汁分泌的食物，如韭菜、山楂等。

❸ 使用催乳的中药最好在医生的指导下服用，避免用错而毁奶。

❹ 尽量不要使用配方奶代替母乳，吃了配方奶的宝宝缺少饥饿感，奶嘴比较大又导致宝宝不愿意吸母乳，吮吸母乳次数减少，妈妈分泌乳汁就少。

❺ 妈妈乳房胀时，应该让宝宝不定时吸奶，有利于乳汁的分泌。

❻ 保持良好的情绪，在情绪低落时，妈妈可以多听听柔和的音乐，尽量保持情绪稳定有利于分泌乳汁。

❼ 妈妈要有足够的信心，相信自己能分泌出足够的乳汁。

❽ 增加睡眠时间。与宝宝睡眠时间保持同步，宝宝睡，妈妈也要睡。

育儿小贴士

哺乳期内新妈妈不要随便吃药，因为有些药物会减少乳汁的分泌，如抗甲状腺药物等。如新妈妈有病了要吃药，最好在医生的指导下服药。

育儿经验交流

使用配方奶喂养的宝宝，若奶嘴大，宝宝会习惯于不用花太大的力气吸奶而喜欢奶嘴，拒绝吸吮乳头，日后给母乳喂养的妈妈带来很大的麻烦，时间久了也会导致母乳不足。

❀ 新生儿需要补充维生素 AD 滴剂吗

宝宝出院时，很多医院会给宝宝开维生素 AD 滴剂，告诉妈妈宝宝 2 周时要补充维生素 AD 滴剂，但是又有一些医生说，纯母乳喂养的宝宝可以暂时不吃维生素 AD 滴剂，人工喂养的宝宝和早产儿应该补充维生素 AD 滴剂。这是为什么呢？

纯母乳喂养的宝宝暂时不吃 AD 滴剂的原因

❶ 若孕期注意补钙，孕后没有腿抽筋缺钙等现象，产后营养均衡，宝宝通过吃母乳就可以补充每天需要的钙。

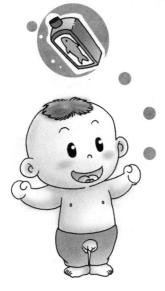

❷ 母乳中钙和磷的比例比较合适，钙的吸收率较高，4 个月前的宝宝一般不会缺钙。

❸ 母乳喂养的妈妈每天可以吃适量的钙片，避免母乳中钙含量不足。

❹ 为了预防宝宝缺钙，帮助钙的吸收，夏天妈妈给宝宝多晒晒太阳，宝宝可以不吃维生素 AD 滴剂。

❺ 冬天宝宝户外活动时间比较少，妈妈担心宝宝吸收不好钙质，可以考虑给宝宝吃点儿维生素 AD 滴剂。取出一粒滴入宝宝嘴里 2 滴，不用天天吃，一周吃 3 次就可以了。

人工喂养的宝宝吃 AD 滴剂的原因

❶ 配方奶中一般都添加了维生素 AD，若添加比例合适可以不喂维生素 AD 滴剂，若配方奶中添加得不够，可以在宝宝出生 2 周后喂一些。喂养维生素 AD 滴剂时不要和配方奶一起吃，应该在宝宝吃完奶半小时后吃，每天 2 滴，这样有利于宝宝对钙的吸收。

❷ 早产儿在出生 2 周左右按医嘱喂一些维生素 AD 滴剂和钙。

育儿经验交流

夏天早晨太阳好的时候，打开一点儿窗户让阳光射进来，妈妈可以让宝宝每天晒几分钟太阳（先从脚后跟开始，然后到腿或下半身，要循序渐进，不要晒很长时间），这样有利于钙的吸收，安全又健康。

❀ 宝宝漾（吐）奶该怎么办

宝宝吃完奶后若立即平卧在床上，或妈妈斜抱着宝宝时，奶汁就会从宝宝的嘴角流出一两口，这是漾奶。有的还会有喷射状，吐奶的量比较多，发生在喂奶后不久，有张口伸脖、痛苦难受的表情，这是吐奶。

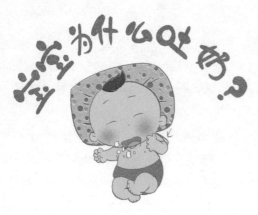

宝宝为什么会经常漾（吐）奶

❶ 新生儿的胃呈水平位，贲门也比较松弛，关闭不严，奶很容易将其冲开。

❷ 贲门关闭比较紧，食物较多时会刺激贲门发生痉挛，很容易冲开贲门形成反流。

❸ 宝宝在吃奶时很容易吸进空气，空气进入胃后，因气体较液体轻而位于上方，冲出贲门时也会带出一些乳汁。

怎样减少宝宝漾（吐）奶

❶ 采取合适的喂养姿势，尽量抱着宝宝喂奶，让宝宝身体处于45°左右的状态，吸入胃里的奶会自然流入小肠。

❷ 母乳喂养时让宝宝的嘴裹住整个奶头，不要有空隙，避免宝宝吸入空气。

❸ 奶瓶喂养时让奶汁充满奶嘴，不要露出奶嘴，避免奶瓶里进入空气。

❹ 喂完奶后，轻轻竖直地抱起宝宝让他趴在大人肩上，用手轻轻地拍宝宝后背，使其吸入胃里的空气通过打嗝排出来。

❺ 哺乳后不要马上让宝宝仰卧，而应侧卧一会儿，然后再改为仰卧，若仰卧要保持上身略微偏高一些。

育儿小贴士

吐奶是新生儿胃肠的生理特点造成的，但也有胃肠道疾病所导致的，如宝宝频繁呕吐，呕吐物呈黄绿色或咖啡色，伴有发热和腹泻症状，这是病态，妈妈应带宝宝去医院确诊。

育儿经验交流

宝宝吃奶多，奶嘴没有充满乳汁，或吸空奶瓶，或奶头内陷等都可以使宝宝吸入空气而吐奶。新生儿刚吃完奶后不要马上平躺，这样容易引起吐奶。一般宝宝4个月左右就很少吐奶了。

❀ 宝宝怎么一吃就拉

新生儿的肠道神经发育很不完善，宝宝的吸奶动作以及吸进去的奶都会使肠道受到刺激，受到刺激肠道就会加快蠕动，结果就使宝宝"一吃就拉"。有的妈妈感觉宝宝就是"直肠子"，其实宝宝不是"直肠子"，宝宝"一吃就拉"应该与妈妈吃的食物以及宝宝自身有一定的关系。

母乳喂养妈妈方面的原因

❶ 不要吃辛辣或太凉的食物。

❷ 妈妈从外面回来奶太热或太冷都要挤出一些来不要给宝宝吃，恢复正常温度后再给宝宝吃。

❸ 宝宝有湿疹，妈妈不要吃海鲜类食物。

❹ 妈妈拉肚子的时候不要给宝宝喂养母乳。

宝宝方面的原因

❶ 宝宝的衣服是否保暖。尽管宝宝边吃边拉，妈妈也不要马上打开尿布，避免宝宝腹部受凉，加快肠蠕动。

❷ 宝宝不耐受乳糖导致吃母乳或配方奶都腹泻，大便有泡沫等现象，建议吃防腹泻奶粉。

❸ 宝宝消化不良引起的腹泻可以吃"妈咪爱"，肠道细菌感染引起的腹泻伴有发热、呕吐等症状需要去医院确诊。

❹ 吃配方奶一吃就拉，妈妈也可以考虑是否换一种牌子的配方奶。

☕ 育儿小贴士

宝宝吃母乳每天大便五六次、配方奶两三次。若宝宝精神状态好，大便没有什么异常，一天多拉几次也正常。

☕ 育儿经验交流

有些宝宝一吃就拉，特别是母乳喂养的吃完就拉，只要宝宝大便正常，体重正常增加，精神状态好，妈妈们也不用担心，说明母乳很充足。宝宝屁股轻微发红，可以抹点儿凡士林，如果红得比较重，可以抹一点儿氧化锌护臀霜。

新生儿早教

❀ 新生儿常见的先天反射

宝宝出生后，会有一些先天的反射活动帮助宝宝适应新环境，这是婴儿所特有的，医生通过这些反射存在与否判断宝宝是否健康、神经系统发育是否正常。

觅食、吮吸、吞咽反射：觅食反射是指妈妈或医生用手轻轻碰新生儿的一侧嘴角时，宝宝会马上把头转向碰嘴角的一侧，张开小嘴寻找。吮吸和吞咽反射是妈妈将乳头或奶嘴放到宝宝嘴里，宝宝就会有吮吸和吞咽动作。

抓握反射：妈妈将手指放到新生儿手里要抽出来时，宝宝会抓握得更紧而不放手。

游泳反射：妈妈将宝宝放置在一个游泳圈里，宝宝会在水里做出用脚蹬水游泳的动作。

紧抱反射：听到巨大声响时，宝宝会抱紧拳头，膝盖蜷缩伸向小腹，好像要抓什么似的。

眨眼反射：妈妈用手轻碰宝宝的眼皮或眼角时，宝宝会做出眨眼动作来保护眼睛。

行走反射：也就是"踏步反射"，在宝宝出生后56天左右消失。妈妈用两只手掌中的四指托着宝宝的腋下，两个大拇指保护宝宝的颈部和头部，将宝宝的身体竖起来站在床上，宝宝两条腿交替做出向前行走的姿势。

爬行反射：当宝宝精神状态好时，妈妈将宝宝放成俯卧姿势，宝宝很自然地做出爬行姿势，妈妈若用手轻推宝宝的脚掌，尽管宝宝的头部还不能离开床，但会向前爬行几厘米。

♨ 育儿经验交流

宝宝的行走反射若不及时强化，这种反射会在宝宝出生56天左右消失。在宝宝出生20天左右，妈妈有时间可以让宝宝练习一下行走，宝宝通过不断的训练和学习，会有效地刺激大脑发育以及开发智力。

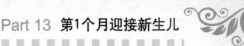

❀ 智力开发——看黑白图片

宝宝在子宫里的环境是黑暗的，宝宝出生后，看东西距离 20 厘米左右，对黑白的东西比较感兴趣，宝宝在 0～3 个月时看黑白图片不仅能促进其视力发育，还能对宝宝进行早期智力开发。

❶ 黑白图片的对比度较大，能引起宝宝的注意力。

❷ 爸爸妈妈在宝宝出生后，可以准备 8 幅黑白图片，一张是妈妈，一张是爸爸，其余的可以是同心圆、黑白方格、斜纹、波浪纹、钢琴键盘、地图图片，用 A4 或 B5 纸打印出来即可。

❸ 妈妈的黑白图片可以放在宝宝床栅栏内侧距离眼睛 20 厘米处，宝宝每天醒来可以注意到，妈妈可以记录宝宝第一次看的时间，每天连续看的时间，一周左右，宝宝看的时间缩短后，可以换上爸爸的黑白图片。其他图片类推。

❹ 如何能辨别宝宝有了观察熟悉事物的能力呢？妈妈可以将自己的照片挂到宝宝床边，宝宝偶尔看一眼或看几秒就眨眼或视线偏离，当妈妈挂上同心圆或其他新图片时，宝宝能看 1 分钟左右，就可以说明宝宝有观察熟悉事物的能力了。

♥ 育儿小贴士

宝宝从睁开眼睛看东西一直到看清色彩，需要经历几个阶段，从黑白期到色彩期，色彩期到空间期，看黑白图片智力开发越早，宝宝就越聪明。宝宝满月了，妈妈可以给宝宝照几张满月照片，但要注意，给宝宝照相不要开闪光灯，否则会伤害到宝宝的眼睛。

♥ 育儿经验交流

宝宝满月了，爸爸妈妈应礼貌谢绝来访视宝宝满月的亲朋好友，不摆满月酒，避免宝宝由于看的人多而感染细菌。

Part 14

第2个月养成按顿喂养的好习惯

宝宝护理

❈ 满月婴儿什么样

宝宝满月了，新妈妈一定想知道宝宝的生长发育情况如何，那就对照下面的信息看看宝宝发育是否正常，同时也分享一下你在育儿过程中的喜悦。

外貌特征

囟门大小约 1.5 厘米×2.0 厘米。胎脂、胎毛退去，皮肤变得白嫩而富有弹性，头形有点儿圆，小脸胖乎乎的，脖子还是软软的，四肢仍呈屈曲状态，小手握成拳头状。

生长发育

体重一般增加 600～1000 克，身高增加 3～4 厘米，头围增加 2 厘米左右。

能力方面

❶ 宝宝能注视到眼前移动的物体，偶尔有摆头动作。

❷ 对大的声响有皱眉或眨眼动作，妈妈们说话时宝宝偶尔有嘴唇模仿能力。

❸ 俯卧时可稍抬头或不能抬头。

❹ 两只小手可以握紧大人的一根手指，小腿会把被子踢开。

❺ 嗅觉、味觉能力很强，能分辨出母亲和外人的气味，喜欢吸吮浓度高的糖水。

❻ 触觉很灵敏，宝宝哭闹时妈妈用手放在宝宝腹部，同时按着他两只胳膊，就可以使其安静下来。

❼ 满月婴儿与外界沟通方式主要是哭，新妈妈可以慢慢理解不同哭声的意思。宝宝与妈妈双眼对视也是一种交流。当宝宝正在喝奶时，宝宝听到爸爸妈妈说话会扭头或停止吸奶。宝宝听到刺耳的声音会表示很烦躁或会哭。哭闹时，妈妈把宝宝抱在怀里安慰一下，用手轻轻地拍几下小屁股，宝宝很快就安静下来，有的宝宝会报以微笑给妈妈。

睡眠情况

新生儿大脑发育很不完善，容易疲劳，所以宝宝需要的睡眠就比较多。一般来说新生儿一天应睡 16～20 小时，一次睡 2～4 小时，在饥饿中醒来吃奶，换尿布，玩一会儿，继续睡觉。

 育儿经验交流

妈妈一定不要忘记给宝宝照几张满月的照片。

 育儿小贴士

"搂睡"阻碍血液循环。搂着宝宝睡觉时，宝宝更多吸入了妈妈呼出的废气和被子里的污秽气体，对身体不利。搂着宝宝限制了宝宝睡眠时的自由活动，宝宝难以舒展身体，会影响正常的血液循环。如果妈妈睡得过熟，不小心堵塞了宝宝的鼻孔，还可能造成宝宝窒息等严重后果。

❋ 给宝宝剪头发需要注意什么

不同地区有不同的风俗，有的给宝宝剪满月头，有的地方给宝宝剪百天头，还有的地方没有什么风俗，宝宝头发长长了，想什么时间剪就什么时间剪。

宝宝出生在夏天，满月了就可以剪头发，因为天气太热宝宝容易长痱子，宝宝头上的胎脂不易清洗干净。宝宝出生在冬天的可以往后拖一拖，等天气暖和了再剪，避免宝宝着凉感冒。

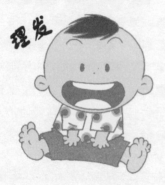

给宝宝剪头发注意什么

宝宝的囟门没有闭合，囟门处的头发最好不要剪掉，剪掉后宝宝很容易着凉。

宝宝的皮肤比较嫩，第一次给宝宝剪发最好选在宝宝睡着后剪，宝宝不会翻动或哭，剪起来也比较方便。

宝宝的免疫力比较差，最好不要带宝宝去理发店剪发，那里的细菌比较多，很有可能会被细菌感染。

宝宝的头发可以用小剪子剪，也可以使用静音的婴儿理发器，可以将宝宝少而黄的胎毛剃干净。

妈妈使用婴儿理发器时要逆头发茬剪，不要紧贴宝宝的头皮剪，轻轻地剪避免碰伤宝宝的头皮造成头皮感染。

妈妈千万不要用爸爸的剃须刀给宝

宝剪发，剃须刀很容易伤到宝宝的头皮。

　　妈妈不要认为宝宝的头发长得多而且黑与剃光头有关，它们之间是毫无关系的。

 育儿小贴士

　　宝宝头发不好千万不要使用生发精等药品，这会影响宝宝的发育，造成不良后果。

育儿经验交流

　　妈妈不用担心宝宝头发黄而软，这是一个暂时性的生理现象，只要宝宝以后营养好，头发会逐渐变黑长好的。

❋ 如何给宝宝测体温

　　宝宝发热时，妈妈想给宝宝测一下体温，一般选择腋下，这样既方便又安全，但是使用不当也会造成测量温度不准确。

测量方法

❶ 测温前，妈妈要将事先准备好的体温计的温度甩到35℃以下，方法是右手拇指和食指握住体温计的上端，手腕向下、向外甩动几下。

❷ 将体温计斜插在宝宝腋下，若宝宝腋下有汗，应将汗擦干再测体温，腋下测5分钟，测后水银柱的高度就是腋下的实际温度。

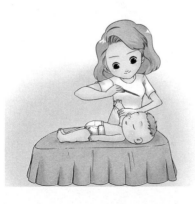

❸ 看体温计时，眼睛与表上的刻度要保持同等高度。

❹ 宝宝正常体温范围：36～37℃，超过37℃为发热，38℃以下为低热，38～39℃为中热，39℃以上为高热。

❺ 宝宝若是哭闹、喂奶、衣服过厚、室温过高都会使体温升高，会达到37.5℃，甚至38℃。建议这种情况处理完30分钟后再测体温。

❻ 宝宝饥饿、环境温度低（20℃以下），衣服穿得薄、包裹薄都会使宝宝体温下降。这种情况也建议处理完30分钟后再测体温。

❼ 宝宝生病发热时2～4小时测一次体温，吃完退热药或物理降温30分钟后再测一次。

注意事项

❶ 在腋窝部测量体温时宝宝未能夹紧体温计或测量的时间短，所测结果

低于实际温度。

❷ 在测量体温之前，没有把体温计甩到 35℃ 以下，测量结果常高于实际温度。

❸ 甩体温计时不要碰到其他物品，避免碰坏水银球。

> **育儿小贴士**
>
> 每次测量体温后要用 75% 的酒精棉球消毒，以便下次使用。若宝宝体温一直过低也要带其看医生。

❀ 宝宝白天不愿睡觉怎么办

宝宝最近不知怎么了，白天躺在床上不睡觉，抱在怀里就睡着了，妈妈换个姿势或放下没几分钟就醒了，妈妈只能抱着宝宝一动不动他才能睡会儿，这样正常吗？

宝宝白天睡不踏实，有可能是没有吃饱，吃一会儿吃累了就睡着了，当然睡不踏实。若妈妈的乳房还有奶，可以捏一下宝宝耳朵或揉揉宝宝脚心，让宝宝醒着继续吸奶。若乳房没有奶了，宝宝没有吃饱，可以冲 60 毫升配方奶喂宝宝。

也有可能是妈妈在月子里抱宝宝太久了，宝宝喜欢待在大人的怀里，一离开大人的怀抱就哭闹，说明宝宝没有安全感。

妈妈可以在宝宝熟睡后轻轻地先将宝宝的腿和屁股放在床上，若还哭闹，妈妈可以轻轻地拍宝宝再入睡，等宝宝睡着了妈妈轻轻地抽出胳膊即可。

妈妈也可以慢慢缩短在怀里抱宝宝的时间，每天 5 分钟、10 分钟地缩短。让宝宝自己躺在床上，妈妈可以和宝宝聊天，或唱摇篮曲哄宝宝睡觉。

尿湿了、吃多了、穿多了或穿少了、房间太热了或太冷了、环境太吵了、房间太干燥了或光线太强了，这些都会导致宝宝白天不好好睡觉。

也有可能是宝宝身体不舒服，比如吃的配方奶凉了导致的不舒服，若把宝宝的肚子贴在妈妈胸前宝宝就比较安静地睡觉，离开了妈妈的怀抱宝宝就哭闹。

宝宝如有发热、咳嗽等症状出现，妈妈可以考虑带宝宝去医院确诊。

宝宝白天不好好睡觉有许多原因，只要宝宝精神状态好、爱吃奶、大小便正常，一天不少于 12 小时的睡眠应该没有什么问题。

> **育儿小贴士**
>
> 宝宝中枢神经系统发育不成熟，睡眠以浅睡眠为主，妈妈最好给宝宝一个固定的位置睡觉。

妈妈抱着宝宝睡，时间久了妈妈休息不好，对宝宝的脊椎发育也不好。宝宝哭着让妈妈抱时，妈妈最好忍一下，换个方法哄宝宝，这对妈妈和宝宝都有利。

宝宝身高、体重不如别人家的孩子

现在，有一些宝宝出生时体重正常，母乳喂养一个月了，但是体重和个头都不怎么长，妈妈看别人家同龄的宝宝又高又壮，心里就着急了，怎么办呢？

妈妈不要太着急，身高、体重发育迟或早均与遗传因素有密切关系，同时也受后天一些因素的影响，不同家庭的不同喂养方法和生活习惯都会对宝宝的生长发育有一定的影响。

母乳是宝宝的最佳食品，宝宝吃了一个月没有怎么长个子和长肉，有可能是宝宝一直没有吃饱。若没有吃饱，妈妈可以采用混合喂养的方式来喂养宝宝。

若吃饱了，宝宝是否有经常性的腹泻或消化不良，妈妈可以看宝宝大便是否正常。

若吃饱了，妈妈看宝宝有蛋花汤便而频繁地给宝宝换配方奶，认为越贵越好，其实适合宝宝的配方奶才是最好的。

可能是不爱吃母乳，或者是宝宝吃着吃着就睡着了、吃一半就不吃了，或者使用配方奶喂养的奶嘴太小吃着费力、吃累了就睡着了导致宝宝吃奶量不足造成的。建议妈妈可以在下次喂奶时先饿宝宝15分钟，或者等宝宝睡醒了再喂，或者换一个孔大点儿的奶嘴试试。

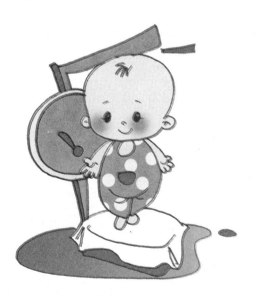

观察宝宝睡眠是否正常？如夜间经常醒或哭闹、起夜、换尿布等导致夜间睡眠时间少，使垂体在夜间生长激素较少，会影响了宝宝的正常生长发育。

也可能是宝宝活动较少，活动可以加快新陈代谢、促进宝宝的生长发育。常言道："喜欢吃奶、经常活动、睡眠好的宝宝长得快。"

有任何一种疾病都会影响宝宝的生长速度，妈妈尽量呵护，使宝宝少生病，还要营养均衡，特别是注意钙、铁、锌等微量元素的补充。

 育儿小贴士

宝宝若以后也长得非常缓慢，妈妈可以带宝宝去医院看看，检查宝宝是否有矮小症或其他疾病，别耽误了最佳治疗时间。

❋ 42 天母婴检查

妈妈和宝宝离开医院回到家里，按照中国传统的习惯"坐月子"，月子过完了，妈妈产后身体恢复如何以及宝宝的生长发育情况怎么样呢？第 42 天时妈妈应带宝宝去医院做一次母婴检查，这样妈妈就放心了。

妈妈的产后检查

血 18 项检查、尿检查、白带检查。

顺产的检查子宫恢复情况，侧切的看刀口恢复情况。

剖宫产的看伤口恢复情况，检查下身。

妈妈根据自己的实际情况可以考虑是否要做 B 超或宫颈刮片分析。

宝宝的检查

测测身高、称称体重、量量头围，告诉妈妈宝宝生长状况是否合格。

摸摸宝宝囟门闭合情况，眼睛和耳朵是否异常，听听宝宝的心跳以及宝宝的心脏是否有杂音等。

男婴看睾丸是否降入阴囊，若没有降入医生会告诉家长日后如何处理。

询问宝宝的吃奶量、睡眠情况以及身体的运动情况，若宝宝有夜闹现象，还要测微量元素，看宝宝是否缺钙。

医生检查宝宝小胳膊和小腿是否强壮，看看宝宝的一些反射情况，有的还给宝宝做一次抚触按摩或婴儿操。

检查宝宝的眼睛是否能注视玩具，是否能随着玩具移动。

看宝宝的头睡得是否有点儿歪，告诉妈妈不要让宝宝只用一边睡，可以一天靠左侧睡，一天靠右侧睡。

若宝宝的皮肤还比较黄，可以测一下宝宝的胆红素。

重点检查新生儿期听力筛查没有通过的，看看是否有听力障碍。

给父母提供宝宝下个月如何喂养的方案，若宝宝通过母乳喂养体重增长得较慢，会建议妈妈混合喂养。

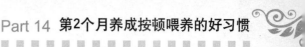

育儿小贴士

　　母婴检查时，妈妈可以把养育宝宝时遇到的问题顺便问问医生该如何处理。

育儿经验交流

　　母乳喂养的宝宝，妈妈若担心母乳中钙含量不足，可以考虑测一下血钙，看看母乳钙含量是不是很低，确定宝宝是否需要补钙。

宝宝为什么经常盗汗

　　宝宝最近经常出汗，特别是入睡后头部、脖子、躯干全有汗，出汗后宝宝就睡不安稳、手脚乱动、哭闹不停。这么小的宝宝为什么睡觉经常出汗呢？

　　宝宝若夜间经常哭闹、盗汗、睡眠不好还有枕秃等，妈妈最好带宝宝去医院查一下微量元素，看是否缺钙，宝宝缺钙就应该按照医嘱补充维生素 D 和钙剂。

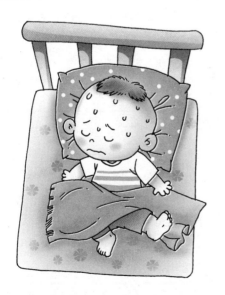

　　宝宝若出汗多，但精神好、喜欢吃奶、生长发育正常、医院检查也正常，这是生理性出汗，不用治疗，随着月龄的增加，宝宝出汗会逐渐减少。

　　宝宝的神经系统发育不完善，汗腺分泌的交感神经在宝宝入睡后有时会兴奋，刺激汗腺分泌，宝宝就会出汗多。

　　婴儿期新陈代谢快，手脚经常乱动，睡着了有手动脚蹬现象，也加快了宝宝出汗。

　　妈妈喜欢凭自己的感觉给宝宝穿衣服，盖被子，捂得严严实实，宝宝就很容易出汗。

　　室内房间的温度高，宝宝也会出汗。

　　宝宝入睡前妈妈经常喂母乳或配方奶，入睡后机体会产生大量的热，宝宝通过皮肤排热也会出汗。

　　宝宝入睡后出汗或稍一活动就出汗是一个很普遍的现象，对于大部分宝宝医生都会回答没病，少数是夜汗症或汗多，极少数是患缺钙、肺结核、轻度贫血等疾病。

❀ 不要用摇晃的方法哄宝宝睡觉

　　妈妈用摇晃的方法哄宝宝睡觉在中国非常普遍，这种方法如果很有规律、幅度很小、持续时间 10 分钟左右可以促进宝宝的生长发育，有利于提高宝宝的平衡能力，但过度摇晃会给宝宝带来很大的伤害。

　　很多妈妈在宝宝哭时，有抱着宝宝不断地摇晃的习惯，宝宝哭得越厉害，妈妈摇晃的幅度就越大。妈妈一定不知道这样会给孩子带来很大的麻烦。

　　3 个月以前的宝宝颈部比较软，宝宝的头比较大，摇晃时脖子不能支撑宝宝脑袋给予缓冲，宝宝自身反射保护能力差，这样会引起大脑内血管出血或肿胀而影响生长发育。所以，妈妈不要用摇晃的方法哄宝宝入睡。

　　妈妈哄宝宝睡觉时用可摇晃的摇篮，或推拉婴儿车、高抛宝宝玩等，都会给宝宝的脑袋造成一定的震荡，很容易伤到宝宝头部造成轻微的智力低下等。

　　宝宝经常摇晃入睡，不利于宝宝颈部发育，且时间久了宝宝习惯了，不晃反而睡不着。

　　宝宝吃饱了摇晃入睡，很容易吐奶呛入肺中，造成吸入性肺炎。

　　过度摇晃宝宝还会使宝宝患上婴儿摇晃综合征，表现有不爱吃奶、经常哭闹、眼部和视网膜充血，严重的会出现昏迷和呼吸困难。

✿ 不要经常给宝宝使用安抚奶嘴

宝宝出生后，很多妈妈都给宝宝买了一个安抚奶嘴，在宝宝并不饥饿的情况下，宝宝一哭闹妈妈就给宝宝使用安抚奶嘴，还有的妈妈在宝宝睡觉前经常给其使用安抚奶嘴，经常使用安抚奶嘴好吗？

宝宝使用安抚奶嘴的缺点

❶ 宝宝经常使用会形成依赖，对母乳喂养的奶头失去兴趣，给妈妈带来喂养困难。

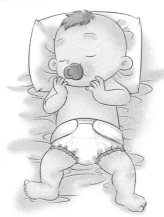

❷ 出牙的时间可能会比正常的时间晚，还有出牙不整齐的现象。

❸ 影响宝宝的上、下颌发育，导致上、下牙齿咬合不对齿。

❹ 使用安抚奶嘴时，空气随着宝宝的吞咽动作从嘴角两侧进入嘴里，吸入胃里，很容易发生溢奶现象。

❺ 安抚奶嘴是妈妈哄宝宝的一种方法，但宝宝一哭就使用，替代了妈妈的拥抱、抚触等亲子活动，不利于母子亲子关系的建立。

宝宝使用安抚奶嘴的优点

❶ 可有效地安抚宝宝哭闹情绪，会使宝宝的情感需求得到满足，增加安全感。

❷ 宝宝的吸吮能力反射会逐渐加强，减少宝宝的哭闹，疲惫的妈妈可以得到暂时休息。

❸ 使用安抚奶嘴有利于宝宝养成用鼻呼吸的习惯，但1岁之前必须戒掉。

❹ 使用安抚奶嘴入睡时，一般不会采用趴着睡的姿势，减少发生窒息的可能。

♥ 育儿小贴士

宝宝1个月时，可以偶尔使用安抚奶嘴，但不要经常使用，例如宝宝睡了妈妈可以拿下安抚奶嘴，在宝宝4个月时妈妈最好不要再让宝宝使用。

♥ 育儿经验交流

选择安抚奶嘴最好是硅胶的、一次成形的，多选几个安抚奶嘴，看看是否符合宝宝的嘴形，两边凹形的，使用时嘴角不会漏气即可。宝宝每次使用安抚奶嘴时一定要清洗干净用沸水消毒后方可使用，以防止腹泻的发生。

❀ 宝宝眼睛经常发红、眼屎多

宝宝在生长发育的过程中，经常会用手抓自己眼睛周围，眼睛有时会有血丝，早上起来有眼屎的现象，很长时间不消失，宝宝这是怎么了？

宝宝眼睛红、眼屎多有许多原因

❶ 喝水少、上火：人工喂养的宝宝，夏天天气热，妈妈给宝宝喂水少，宝宝经常出汗就会上火，也会眼屎多，妈妈应该多给宝宝喂些水。

❷ 妈妈饮食过于辛辣：母乳喂养的妈妈应保持营养的均衡，不要吃太辛辣、油腻的食物，避免宝宝上火。

❸ 结膜炎症：宝宝经常用脏手揉眼睛，眼睛很容易被细菌感染，突然出现眼屎多、发痒、发红、结膜充血等症状，妈妈应该带宝宝去眼科检查，看是否得了结膜炎。可以给宝宝用儿童专用的氯霉素眼药水或红霉素软膏，同时注意宝宝的个人卫生。

❹ 眼睫毛内翻：两三个月的宝宝有的睫毛会向里面弯，这样会摩擦到眼球，眼球受到摩擦，就会产生眼屎。妈妈可以每天用棉签蘸点儿温水，从眼角内侧向外擦干净即可。宝宝1岁左右，眼睫毛向外弯时就自然好了。

❺ 鼻泪管问题：宝宝鼻泪管没有发育完善，眼泪无法顺利排出，引起的眼屎多。妈妈每天用手在宝宝鼻梁处稍加按摩，可以让宝宝的鼻泪管通畅。

❻ 卫生不合格：宝宝的两只小手的指甲没有经常剪，藏污纳垢，妈妈每次接触宝宝时没有及时洗干净手，增加了细菌感染眼睛的机会。妈妈给宝宝定期剪指甲和经常洗手就可以了。

☕ 育儿小贴士

宝宝眼屎多也可能是其他疾病：如泪囊炎、淋球菌性脓眼病、角膜溃疡等眼科疾病，需要带宝宝去医院看看方可确诊。

❀ 宝宝腹泻了怎么办

婴儿腹泻是宝宝常见病，多发生在夏、秋两季，主要症状是宝宝大便次数明显增多，大便中有奶瓣子的蛋花汤便，有时还略微有点儿绿，腹泻严重的宝宝还会有发热、呕吐、不爱吃奶、手脚发凉、脱水等现象。

腹泻原因

❶ 婴幼儿的消化系统发育不完善，消化能力低，很容易受一些因素影响

发生腹泻。

❷ 宝宝每次喝奶过多、过少、不定时地喂养，过早地添加淀粉食物，更换奶粉品牌都可能导致消化功能紊乱。

❸ 配方奶中蛋白质少、碳水化合物多，很容易在肠道内发酵而引起腹泻。

❹ 天气突然变冷，腹部因保暖不好着凉引起的腹泻。

❺ 天气炎热，宝宝饮水量比较少，皮肤蒸发的水分多，喂奶量过多也会引起腹泻。

❻ 人工喂养的宝宝，若喂奶时所用的奶瓶、奶嘴等常用的器具消毒不好，就有可能受细菌感染而引起腹泻。

❼ 宝宝因为得了肺炎等疾病，使用了大量的抗生素导致体内菌群失调、感染细菌引起的腹泻。

❽ 宝宝在秋季受病毒感染引起的上呼吸道感染，引起咳嗽、流鼻涕，发热时体温达 39～40℃，脱水比较重时，有水样便或蛋花汤样便。

腹泻解决方法

❶ 因饮食和天气原因引起的腹泻，妈妈不要给宝宝使用抗生素，只要适当地调整喂奶量，注意保暖，多喂水，停止喂不适合宝宝吃的食物，一般就会自愈。

❷ 因细菌感染引起的腹泻，妈妈要把喂养宝宝的奶瓶、奶嘴、奶锅等在沸水中煮 30 分钟，将细菌杀死、消毒干净，每次喂奶都要使用消毒好的奶瓶，妈妈每次喂奶都要洗手。

❸ 细菌和病毒引起的腹泻，妈妈应该带宝宝去医院检查，再做相应的处理。

❤ 育儿小贴士

　　宝宝腹泻时肚子很不舒服，有的会胀气，妈妈可以用手逆时针轻揉宝宝的腹部，排出肚里空气以缓解疼痛。

❤ 育儿经验交流

　　宝宝腹泻时，妈妈要做好宝宝小屁股的护理避免出现尿布疹，同时也要注意宝宝腹部的保暖工作，多喂点儿温水。

❀ 宝宝湿疹了怎么护理

　　湿疹多发生在出生 1 个月左右的宝宝，主要集中在面部，皮肤发红，有针尖大小的疹子、渗液、结痂皮以及糜烂面，结痂后皮肤上有红印和少量的鳞屑。

诱发湿疹的原因

❶ 婴儿皮肤发育得很不完善，皮肤的角质层很薄，很容易发生过敏反应。

❷ 母乳喂养的妈妈吃鱼、虾、蛋引起

食物过敏，宝宝吃妈妈的母乳间接引起湿疹。

❸ 配方奶喂养的奶粉含糖量过高引起的湿疹。

❹ 宝宝出去晒太阳，光线强、紫外线过敏所致。

❺ 宝宝每天的喂养量过多，引起的消化不良所致。

❻ 衣服和尿布上残留的洗涤液、沐浴露、护肤霜等刺激所致。

❼ 妈妈孕期时得过湿疹，平时皮肤容易过敏等遗传因素引起的。

❽ 室内房间湿度过大、油漆味过大引起的。

❾ 室内鲜花过多，宝宝对花粉过敏所致。

护理时注意事项

❶ 保持皮肤干爽：不要用热水和香皂给宝宝洗脸和头部，要用 37℃ 左右的温开水给宝宝洗脸、洗头，再用小毛巾吸干宝宝脸上的水。

❷ 室内湿度合适：宝宝房间湿度过大会使湿疹变重，所以宝宝房间的湿度要保持在 50%～60%。

❸ 避免外界刺激：不要让宝宝的皮肤接受强光照射以及有过堂风、冷风吹面等现象。

❹ 保持房间空气清新：每天通风，避免细菌滋生。

❺ 避免抓伤：患湿疹的宝宝皮肤很痒，要给宝宝勤剪指甲，避免宝宝抓伤自己。

❻ 湿疹比较严重：妈妈应该带宝宝去医院看看，可以使用医生开的药，用棉签涂点儿炉甘石剂用来止痒，但尽量不要使用含激素的药品。

♥ 育儿小贴士

　　妈妈每天仔细清洗宝宝的头部可除去疮痂，如果疮痂已变硬粘住头部，可在患处涂些植物油，过一会儿即可清洗掉。

宝宝喂养

✿ 妈妈的乳头皲裂后如何护理

妈妈在喂养宝宝时姿势不正确、宝宝吃奶时间过长、乳汁经常浸渍乳头等很容易导致乳头皲裂，很多妈妈因为疼痛就减少给宝宝喂奶的次数或不喂奶。

乳头皲裂后的护理方法

❶ 妈妈乳头皲裂时，可以暂停用乳头喂奶。妈妈洗干净手后，用手将乳汁挤出来再喂宝宝，这样可以减少宝宝再次对皲裂乳头的刺激，同时也减轻了妈妈的疼痛。

❷ 妈妈每次把奶挤出后，留一滴乳汁在乳头上让其自然干燥，这样有利于伤口的愈合。

❸ 妈妈在家时，应该尽可能地将乳头暴露在空气中，尽量减少皲裂处与衣服的摩擦，有利于伤口的愈合。

❹ 房间光线比较好时，在没有风的情况下，妈妈可以打开窗户让阳光照在皲裂处，可以预防乳房感染。

❺ 妈妈要勤换内衣，保持皮肤干净、干燥。

❻ 乳房皲裂处好了以后，妈妈要养成良好的哺乳习惯，每次每个乳房喂奶时间为10～15分钟，每4小时喂1次。

❼ 妈妈每次给宝宝喂奶前，要用温开水清洗乳房、乳晕、乳头。

❽ 乳头一周都没有愈合的话，妈妈可以去医院看看，在医生的指导下用一些软膏涂在乳头皲裂处。

☕ 育儿经验交流

妈妈给宝宝喂奶时，让宝宝张开大嘴含住整个乳晕，不要只含着乳头，可以减少乳头皲裂的机会。

☕ 育儿小贴士

妈妈乳头皲裂时，细菌很容易从皲裂处进入乳房组织内引起乳腺炎。妈妈感觉乳房不舒服，暂时不喂奶对母子身体健康都有利。

❀ 按顿喂养，怎么知道宝宝吃饱了

宝宝在新生儿期母乳喂养一般是按需喂养的，宝宝只要饿了，随时都可以吃母乳，但是宝宝满月了之后，妈妈最好按顿喂养、定时定量，养成良好的生活习惯。妈妈如何给宝宝养成按顿喂养的生活习惯呢？

母乳喂养的妈妈可以先洗干净手和乳房，用手将乳房中的母乳挤出装入奶瓶中看有多少毫升母乳，再加上乳房中没有挤出的有 10～20 毫升母乳，若母乳总量少于 120 毫升，妈妈再用配方奶补上不足的量，直到宝宝不吃为止。

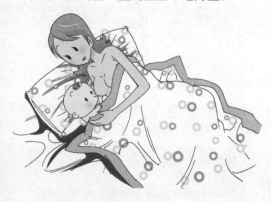

母乳喂养的间隔 3 小时，混合喂养的间隔 3.5 小时，配方奶喂养的间隔 4 小时。

怎样知道宝宝吃饱了呢

两次喂奶之间，宝宝很安静，很满足。

宝宝自己会吐出奶嘴或奶头，安静地睡 3～4 小时。若宝宝睡 1 小时就醒来哭闹，喂奶后安静入睡，这说明他没有吃饱。

宝宝清醒时，没有哭闹、精神好，没有吃手指头的现象。

宝宝体重平均每天增加 20～30 克，每月增加 600～1200 克。

吃母乳的宝宝每天大便 3～5 次，大便呈金黄色，配方奶每天 2～3 次，大便呈浅黄色。

宝宝的小便每天 6 次以上。

❤ 育儿小贴士

喂宝宝一定要有规律，这样才有利于宝宝的生长发育，不要一会儿喂一点儿，这是不好的习惯，妈妈既很辛苦，也影响宝宝的生长发育。

❤ 育儿经验交流

宝宝吃奶时很费劲儿或猛吸几下，不久就睡了，1～2 小时后又醒来哭闹，这说明母乳不足，需增加配方奶喂养。母乳喂养的宝宝若大便出现便秘、稀薄、发绿或次数增多而每次排出量少，这说明宝宝没有吃饱。

妈妈病了能喂母乳吗

哺乳期间妈妈生病了需要用一些药物治疗，用什么药物不影响宝宝的健康，这是妈妈们关注的问题。有一些哺乳母亲为了不影响给宝宝喂奶，有病硬挺着不吃药，这样既不利于自己身体的治愈，也不利于宝宝的身体健康。

❶ 急性或严重的感染性疾病：妈妈得了肺炎、甲流或严重的细菌性感冒需要使用大量的抗生素，在输液期间不要给宝宝喂母乳，因为妈妈体内的药物浓度较高时，宝宝通过吃奶也会吸入一些抗生素，会伤害到宝宝的身体健康。

❷ 妈妈发热时，乳汁也会发热且浓度较高，宝宝吃了会出现胃肠不适、消化不良等疾病。

❸ 妈妈乳头皲裂，患了急性乳腺炎，乳汁中有脓液排出时，应暂时不给宝宝喂奶，等病情缓解时再恢复喂奶。

❹ 妈妈患甲状腺功能亢进或衰退疾病需要服药治疗时，不应该给宝宝喂母乳，避免宝宝的甲状腺病变。

❺ 妈妈患有急性肾炎或肾病时，要限制蛋白质的摄入量，蛋白质含量低不利于宝宝的成长。

❻ 妈妈患有高血压，使用利血平药物时不要给宝宝喂奶。

❼ 妈妈禁服的药物：氯霉素、磺胺制剂、可卡因、抗凝血药、大剂量水杨酸盐和抗癌等药物。

❽ 妈妈慎用的药物：类固醇激素、四环素、抗癫痫药等，避孕药、利血平、咖啡因等。

❾ 医生指导用药：胰岛素、肾上腺素、甲状腺素、安定、地高辛、抗生素以及一些新药，哺乳母亲应在医生的指导下用药，切忌自行服用。

育儿小贴士

妈妈在输液、发热期间吃了禁服药物等应该将乳汁挤出，等身体痊愈停药时再喂宝宝。

育儿经验交流

哺乳母亲禁服和慎用的药还有很多，这里不一一列举，妈妈吃了这些药千万不要给宝宝哺乳，这会给宝宝带来很大的伤害。

宝宝早教

❀ 练习抬头（颈部竖起来）

1个多月的宝宝可以俯卧，出于本能宝宝会自己挣扎使面部转向一侧，但宝宝俯卧时，头还不能自己抬起来。妈妈可以在宝宝俯卧时，每天让宝宝练习1～2分钟，到了3个月时宝宝的头就会竖起来。

宝宝每学会一个动作都能促进其神经系统的发育。妈妈正确、科学地训练宝宝练习抬头，可促进宝宝的大脑发育，使宝宝更聪明。

训练宝宝抬头，需要宝宝在清醒时以及喂奶前1小时进行（避免宝宝因太饱而呕吐）。

床面要平坦、舒适，妈妈把宝宝放成俯卧姿势趴在床上，用色彩鲜艳的摇铃在前面逗引宝宝，让宝宝伸手去拿，宝宝就会努力抬头。

抬头的动作从抬起头与床面呈45°到90°，并逐步稳定到3个月时能稳定地抬起90°。

妈妈看宝宝能坚持抬头1分钟时，

可以将玩具从宝宝的眼前慢慢移动到宝宝头部的左边，再慢慢地移到宝宝头部的右边，让宝宝的头随着玩具的方向转，每次训练10秒，然后逐渐延长时间，每天练习1～2次，每次俯卧时间不宜超过1分钟。

妈妈平时可以将宝宝竖起来抱，每天2次，开始时10秒左右，再逐渐延长时间，但要托着宝宝的颈部，避免弄伤宝宝。开始时妈妈可以让宝宝紧贴自己的肩膀，宝宝想看外面的东西，就会主动地抬头。

育儿经验交流

1个月以内的新生儿俯卧时能将头抬起数秒，以后随着神经系统的发育、颈躯干肌肉的发育，到2个月左右时，宝宝可以在俯卧位时抬头几分钟，3个月时，宝宝能抬头，其胸部也可离开床面。

教宝宝开始熟悉爸爸妈妈

宝宝经历了一个月的成长，视觉和听觉都有一定的提高，对妈妈的声音和气味都非常熟悉了。若爸爸妈妈教宝宝学习认识自己越早，对促进宝宝的大脑发育就越好。

爸爸妈妈如何教宝宝早点儿认识自己呢

❶ 宝宝出生后，可以在宝宝床头两边挂上妈妈和爸爸的黑白照片，每周轮换一次，可以强化宝宝记住爸爸妈妈的脸，训练宝宝的视觉。

❷ 每天面带微笑地看宝宝的脸，让宝宝注视到妈妈的脸，然后妈妈在宝宝眼前慢慢移动自己的脸，训练宝宝的追视能力。

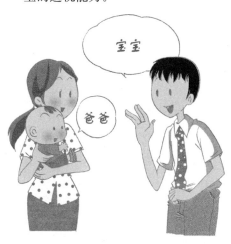

❸ 在教宝宝记住自己的脸时，最初可能宝宝没有什么反应，爸爸妈妈可以打响舌，引起宝宝的注意。

❹ 每天宝宝醒来、换尿布时、入睡前，应与宝宝多聊聊天，让宝宝多熟悉爸爸妈妈的声音，训练宝宝的听觉能力，宝宝听到妈妈的声音就会寻找，而且会超前说话。

❺ 妈妈每天要重复和宝宝聊天，强化宝宝的记忆力。例如说，给宝宝换尿布了，不哭、真乖。或者给宝宝唱一些儿歌。

❻ 除了爸爸妈妈以外的人，例如爷爷奶奶也应该经常逗逗宝宝，能强化宝宝的判断力。

❼ 宝宝清醒躺在床上玩时，妈妈可以靠近宝宝，轻喊宝宝的名字，做一些能引起宝宝注意的动作。例如亲吻宝宝、拥抱宝宝、学小动物叫声等。

育儿小贴士

宝宝在认知学习的时候，有的会学得比较慢，爸爸妈妈千万不要放弃，也不要给宝宝脸色看。

育儿经验交流

妈妈在教宝宝认识自己的时候，尽量不要换发型，不要频繁地换各种颜色的衣服，不然宝宝就会突然不认识妈妈了。

❀ 如何给宝宝听音乐

在宝宝出生后，妈妈选择适合宝宝入睡前听的音乐，不仅能引导宝宝轻松入睡，而且也能刺激宝宝的大脑发育，使其更聪明、更快乐地成长。

给宝宝听音乐的注意事项

❶ 选择一些轻松、欢快、节奏慢的曲子，这类曲子可以刺激宝宝的听觉神经，宝宝的身心会更健康。

❷ 听欢快的音乐，宝宝的面部表情有幸福的感觉，眼神也充满了笑意，四肢动作更和谐。

❸ 若选择比较悲伤、恐惧的曲子给宝宝听，宝宝就会比较紧张，时间久了，宝宝的面部表情就会比较悲伤或恐惧，这类曲子不利于宝宝的成长。

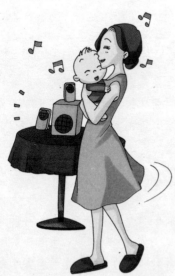

❹ 妈妈不要因为自己不是很懂音乐就不给宝宝听，要每天坚持给宝宝听

音乐，这样可以减少宝宝的哭闹。

❺ 妈妈哼哼几句歌词，配些形体动作，对宝宝都会产生一些影响，使其快乐成长。

❻ 妈妈给宝宝播放一些音乐作为背景音乐，可以用聊天的方式和宝宝说话，背景音乐能潜移默化地刺激宝宝的听觉神经，时间久了宝宝就会轻松地融入充满音乐的世界里。

❼ 妈妈可以轻握宝宝的两只小手，跟着音乐的节奏轻晃宝宝的胳膊一起动。

❽ 妈妈给宝宝听音乐要适量，每天上、下午清醒时各 1 次，入睡前 1 次即可，每次时间 10～15 分钟。

❾ 0～3 个月的宝宝对声音的探知和音乐的感悟非常敏感，妈妈可以唱几句儿歌，带些欢快的动作，创造不同的声响空间，宝宝大脑中就会有音乐概念了。

☕ 育儿小贴士

0～3 岁期间，是培养宝宝音乐天赋的阶段，要听不同风格的音乐，做到音乐感知平衡。

☕ 育儿经验交流

妈妈给宝宝选择音乐时不要只给宝宝选择自己喜欢听的，这样做会限制宝宝的音乐发展空间。

❋ 笑得早的宝宝更聪明

笑是宝宝和人交往的一种手段，也是宝宝正常成长的表现，宝宝的笑会吸引爸爸妈妈的关注，同时也是对自己大脑的一次良性刺激。笑得早、爱笑的宝宝会比较聪明。

❶ 宝宝从出生到 1 个月时会在睡眠中出现微笑，这是宝宝自身反射出来的笑，这种笑不需要妈妈的刺激就会不定时地出现，如宝宝在睡眠中出现咧咧嘴或动动嘴角的现象。

❷ 宝宝会在睡醒后、吃饱了、精神状态好时，嘴角有一种满足的自发的微笑。

❸ 若妈妈经常对宝宝微笑，陪宝宝聊天，经常照顾宝宝的饮食起居，宝宝会注视妈妈的脸，抢胳膊踢腿，可谓手舞足蹈，有的宝宝会给妈妈一个微笑。

❹ 当宝宝出现微笑时，妈妈可以用手抚摸宝宝，看着宝宝的眼睛说："宝宝会笑了，真棒。"

❺ 妈妈看到宝宝笑了，可以用拨浪鼓或其他玩具逗宝宝再次发笑，宝宝笑得越早、越频繁就越快乐，就会越有利于宝宝的生长发育。

❻ 妈妈经常逗宝宝让宝宝早笑，不断地强化宝宝笑，宝宝将来会更自信、更乐观、自制力更强。

❼ 宝宝活动很少，经常让宝宝笑可以锻炼宝宝的身体，宝宝会更强健。

❽ 宝宝现在还不会一逗就笑，妈妈不要太着急，因为宝宝会有个体差异，有的宝宝 3 个月后才会发出咯咯的笑声。

♨ 育儿经验交流

妈妈戴上用自己的照片做的面具，用一只手轻轻地挡住宝宝的眼睛，再将手松开，让宝宝注视妈妈来逗引宝宝发笑。爸爸妈妈的态度对宝宝的笑会有影响，态度生硬会导致宝宝的笑声延迟。

Part 15

第3个月宝宝头竖起来了

宝宝护理

❀ 轻松学会做抚触

抚触可以稳定宝宝的情绪,促进宝宝神经系统的发育和胃肠的蠕动,同时还可以培养宝宝的自信心和亲子关系的建立。妈妈如何给宝宝做抚触呢?

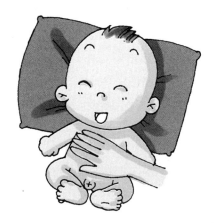

抚触前的准备

❶ 宝宝房间室温在 28～30℃。

❷ 两次喂奶中间宝宝清醒时或宝宝洗澡后。

❸ 妈妈洗干净双手,手心滴一滴润滑油,两手搓开即可。

❹ 若室内温度较高,可以将宝宝的衣服脱了进行抚触。

抚触手法

❶ 头部:用两只手的大拇指从前额的正中向两侧以及前额发际向上、向后抚触,停止在耳后乳突处,重复3遍,之后两个大拇指从下颌中间向上、向外抚触。

❷ 胸部:用手指头在宝宝胸部画圈,动作要轻柔,不要碰到乳头。

❸ 腹部:把手掌放在宝宝的腹部,沿顺时针方向画圈,观察宝宝的面部表情,若有不适马上停止。抚触时注意不要压宝宝的脐部。

❹ 四肢:用双手从肩部直接抚触到手指尖,两只胳膊可以同时进行抚触。大腿的按摩从大腿根一直按摩到脚趾即可。

❺ 手和脚:从掌面向指侧按摩,两拇

指要将宝宝的手指和脚趾的每一个指头都要单独抚触按摩。

❻ 后背：妈妈一只手托着宝宝的头和颈部，另一手托着腰部和臀部把宝宝翻成俯卧姿势，并把宝宝的两只手放在宝宝的胸前，两手掌从脊柱的中央向两侧滑动，按摩完成后托着宝宝的颈

部把宝宝翻过来穿上衣服。

育儿经验交流

妈妈给宝宝按摩时不要太着急，开始可以 3 分钟，然后 5 分钟，慢慢地延长按摩时间，因为宝宝要有一个适应的过程。

✿ 如何训练宝宝定时排尿

宝宝控制大小便的神经系统发育很不完善，有尿意或便意就自己尿了或拉了，然后再用哭告诉妈妈。其实婴儿排便、排尿是有一定规律的，妈妈现在可以训练宝宝定时排尿、排便了。

❶ 训练宝宝之前，妈妈要熟悉宝宝每天排尿、排便的时间，如宝宝一般在吃奶 10 分钟左右就有尿意，找出相应的规律，妈妈就可以训练宝宝了。

❷ 妈妈准备一个可爱的便盆，想办法让宝宝喜欢这个大玩具式的便盆，可以在便盆上装一个能发出声响的东西。

❸ 3 个月左右的宝宝还没有"把尿"反射，妈妈可以通过训练给宝宝建立排尿习惯。妈妈可以选择一个固定的位置放一个便盆，用"嘘嘘"声或吹口哨把宝宝尿尿，妈妈把尿时的姿势要让宝宝感到舒服，用妈妈前胸托住宝宝的脖子，别闪着宝宝了。

❹ 妈妈开始训练宝宝把尿的时间初期最好选择在白天，如宝宝睡醒后、睡觉前以及喂奶前后。

❺ 妈妈训练宝宝排尿时，把 5 分钟了宝宝还没有尿意，就要尊重宝宝的意愿，可以把宝宝放在床上平躺，妈妈可以陪宝宝聊天、看图片或玩玩具转移宝宝的注意力。

❻ 妈妈给宝宝把尿时，宝宝没有尿，一会儿就尿在尿布或床上了，妈妈就生气或发脾气，这样也会使宝宝不喜欢把尿，妈妈应该鼓励宝宝快乐地排尿，喜欢把尿。

育儿小贴士

当宝宝把尿有规律时，妈妈可以减少白天使用尿布的次数，这样便于给宝宝把尿。

育儿经验交流

妈妈训练宝宝把尿时，给宝宝穿便于穿脱、宽大、棉织的裤子，也不要频繁地给宝宝把尿，可以适当地延长一点儿时间。

❀ 宝宝一天睡多久合适

很多妈妈说，最近宝宝的睡眠比较少，只有 10 小时左右，体重和身高都正常，这样正常吗？

❶ 一般说来，1 个月宝宝的睡眠时间为 14~18 小时比较正常，但每个宝宝因为个体有一些差异，睡眠时间也有一定的区别，有的时间会长一些，有的时间会短一些。若宝宝的精神状态好、情绪好、生长发育正常，妈妈就不用担心宝宝睡眠时间少的问题。

❷ 宝宝的睡眠可以分为深睡和浅睡。宝宝浅睡时眼皮没有闭合，还一张一合，四肢有时会动几下。深睡宝宝的睡眠非常安静，眼皮、四肢均呈放松状态，偶尔在声响的刺激下有发抖现象，有的宝宝嘴角会出现笑意、呼吸均匀。妈妈有时会将宝宝的浅睡当做宝宝没有睡觉来计算睡眠时间。

❸ 宝宝睡眠也受宝宝内在的生物钟的影响，也需要宝宝生理成熟度的配合。所以妈妈应该给宝宝提供一个安静、室温适宜、空气清新、被褥合适、灯光暗一些的睡眠环境，可以促进宝宝的睡眠。

❹ 宝宝晚上睡觉有轻度哭闹或哼哼唧唧时，妈妈可以采用轻拍或抚摸哄宝宝重新入睡，不要抱起来哄或喂奶，养成夜里醒的坏习惯。

☕ 育儿小贴士

晚上宝宝吃饱了，妈妈可以让宝宝自己睡觉，宝宝哭妈妈也要忍一下，过一段时间宝宝就养成自己入睡的好习惯了。

☕ 育儿经验交流

妈妈要给宝宝一个相对固定的房间睡觉，入睡前半个小时不要逗宝宝太兴奋，白天多带宝宝出去走走，宝宝累了也可以增加其睡眠时间。

❀ 宝宝"睡偏头"有妙招

2 个月以内的宝宝，经常会出现睡偏头的情况，要么宝宝的左侧睡偏了，要么宝宝的右侧睡偏了，严重的会影响宝宝的外观形象。

形成偏头的原因

❶ 自然分娩的妈妈在生宝宝的过程中，由于宝宝胎头过大或生产的过程中用力过早而没有力气生了，是医生

使用外力帮助妈妈生产的，例如使用真空吸引或产钳等方法，若使用不当很容易形成血肿。宝宝出生后由于疼，不愿意偏向血肿那边睡，睡久了就会形成偏头。

❷ 出生后宝宝的囟门没有闭合，头骨比较软，不注意睡姿很容易出现偏头。

❸ 由于遗传原因宝宝出生后头骨就不对称，宝宝习惯于向一侧偏睡造成的。

❹ 妈妈孕期营养不良也可能引起宝宝头骨畸形导致偏头。

纠正方法

❶ 可以使用毛巾将宝宝偏头相对严重的一侧垫高，使宝宝头部不会再向这侧偏。

❷ 若宝宝头偏得比较小，可以使用0～3个月宝宝专用的定型枕头，妈妈也可以自己给宝宝做一个适合纠正宝宝偏头的枕头。

❸ 母乳喂养的妈妈可以变换喂养姿势，尽量在宝宝没有睡偏的那侧躺着喂奶，若另一侧喂奶时可以抱起来喂，排出空气后，让宝宝仰睡，并用毛巾垫高睡偏的一侧。

❹ 妈妈与宝宝聊天时尽量让宝宝的头偏向于没有睡偏的那一侧。

❺ 若宝宝头偏向左侧，就经常给宝宝左侧颈部按摩。

❻ 妈妈平时要多注意宝宝的睡姿，看着宝宝不要向睡偏的一侧睡，若是这样，即时将宝宝的头扳过来仰睡。

♥ 育儿小贴士

在调整睡偏头形时，妈妈一定要有耐心，每天坚持花时间帮宝宝调整睡姿，大约3个月就会看到效果。

♥ 育儿经验交流

宝宝头睡偏了，妈妈应该想办法及时纠正，宝宝越小越好纠正。

❀ 宝宝可以趴着吗

中国式育儿有个普遍现象，宝宝每天平躺在小床上，让宝宝小脑袋后面睡得扁扁的，认为宝宝脑袋会长得正。从不让宝宝趴着，担心宝宝捂死。其实这个月龄的宝宝练习趴着对以后生长发育可谓是好处多多。

❶ 3个月的宝宝颈部肌肉更加坚韧、协调能力加强，妈妈可以帮宝宝翻过来趴着，把宝宝的两只小手和胳膊放在宝宝的胸部，开始每天训练3次，每次2分钟，以后慢慢延长时间即可。

❷ 趴着可以促进宝宝身体的平衡、四肢的协调能力，以及头部抬头能力，为宝宝将来学习爬行打下良好的基础。

❸ 宝宝在练习爬行的过程中学习自我保护，会努力地抬头、挺胸，用手臂托着自己趴着，有利于颈部、胸部肌肉的锻炼。

❹ 宝宝趴着时压迫胸部，小脸会憋红，会刺激宝宝的呼吸道呼吸，增加肺活量，增强免疫力。

❺ 3个月的宝宝的胃还是比较平，爱漾奶、吐奶，若让宝宝平躺很容易呛着，若发现不及时很容易发生窒息。而宝宝趴着时，漾奶就会顺着嘴角流出。

❻ 宝宝学会趴着，比平时躺着时看的东西更多了，可以刺激宝宝视觉器官的发育。视觉是宝宝心灵的窗口，越早开发，宝宝就越聪明。

育儿小贴士

宝宝3个月时可以练习最简单地趴着，这样有利于宝宝的颈部发育，宝宝会在练习趴着的过程中学会转头。

育儿经验交流

妈妈每天在宝宝清醒时帮助宝宝练习趴着，不要在宝宝吃完奶1个小时内做这种活动，练习时宝宝如果哭闹可以停止练习，调整好宝宝的情绪后再练习。

❀ 宝宝喜欢吐舌头正常吗

2个多月的宝宝喜欢把舌头从嘴里吐出来，特别是喝完奶之后就更喜欢把舌头吐出来，宝宝这是怎么回事？这样正常吗？

❶ 2～5个月期间，是宝宝口欲期最强的阶段，宝宝喜欢用舌头和嘴探知外面的世界，吐舌头是很正常的事情。

❷ 宝宝随着月龄的增长，神经系统各项功能开始发育，嘴的神经发育比较早，2个月时宝宝用嘴来舔一舔，把舌头伸出来玩一下，感觉很开心。

❸ 宝宝在2个月时就特别爱伸舌头，玩得高兴了，舌头会伸出来舔舔自己的衣服和手以及碰到什么舔什么，宝宝这是在学习呢。

❹ 宝宝用舌头舔东西，有的妈妈认为很不卫生，很不安全，禁止宝宝这么做，其实这样不利于宝宝舌头"学习"感知外面的环境，影响了宝宝的智力发育。

❺ 宝宝用舌头舔东西会感觉很开心，如同发现了新玩具，同时也可表达自己愉悦的感觉。

❻ 有的妈妈不喜欢宝宝吐舌头，可以给宝宝使用安抚奶嘴，也可给宝宝提供一些可以帮助宝宝磨牙的玩具，如无毒的塑料玩具或硅胶玩具等。

❼ 宝宝吐舌头玩时，妈妈可以不干预，让宝宝快乐地度过吐舌敏感期。宝宝出牙时，给宝宝买磨牙棒替代自然就会不吐舌头玩了。

❽ 宝宝吐舌头时，有时还会流口水，这也是正常现象。宝宝早期是通过吮吸、吃手、吐舌等方式探知外面的世界的。

☕ 育儿小贴士

妈妈可以和宝宝玩拍手游戏，妈妈在宝宝眼前自己先拍拍手，然后抓着宝宝的小手拍拍。每天重复2～3次即可。

☕ 育儿经验交流

妈妈要经常给宝宝洗手、洗脸、换衣服，保持个人卫生。

❀ 宝宝经常性突然哭闹咋回事

宝宝哭是一件很平常的事，但宝宝突然间大哭不止，妈妈无论怎么也哄不好宝宝，少则 10 分钟，多则 20 分钟，不知宝宝是怎么了。宝宝哭闹有很多原因，但经常性突然哭闹且妈妈安抚不好，可以考虑是否是以下几种原因引起的。

❶ 大小便后刺激皮肤不舒服：若宝宝护理不当，小屁股很容易出现尿布疹，再加上尿湿了会加剧皮肤瘙痒，妈妈一定要帮宝宝清洗并用布吸干，换上干净的尿布，涂点儿护臀霜。

❷ 长痱子：宝宝可能因为皮肤不舒服导致瘙痒，如颈部出汗妈妈没有及时擦，导致痱子加重了，宝宝会哭闹不停。妈妈应及时给宝宝擦汗，

保持皮肤干爽，涂点儿宝宝金水，不要热着宝宝就可以了。

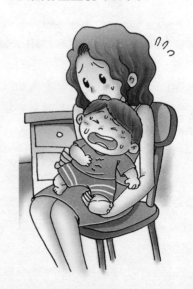

❸ 湿疹：房间很潮湿，空气不流畅，会导致湿疹，让宝宝不舒服。妈妈

可以用棉签蘸点儿炉甘石剂给宝宝涂一下。

❹ 宝宝饿了：母乳喂养的宝宝因母乳不足而一直处于饥饿中，只要妈妈一喂奶宝宝就好了。建议妈妈给宝宝添加点儿配方奶。

❺ 生病前期：宝宝在生病初期会伴随哭闹，同时还可能有发热、咳嗽、流鼻涕、呕吐等症状，妈妈可以给宝宝测一下体温，38.5℃以上妈妈可以给宝宝喂适量的退热药，然后马上带宝宝去医院看看。

❻ 肠痉挛：宝宝突然哭闹，有尖叫哭声，20分钟左右疼痛缓解。妈妈可以用温暖一点儿的手按顺时针按

摩宝宝的腹部或用暖水袋暖暖宝宝的肚子，排出一些空气就好了。建议妈妈给宝宝喂奶和水的温度为40℃，喝完奶后要及时给宝宝拍嗝。

育儿小贴士

宝宝在哭闹时，妈妈不要太着急，应查明原因再对症下药。

育儿经验交流

宝宝不明原因哭闹时应该与平时正常的哭闹区分开。

❀ 宝宝囟门真的不能碰吗

传统的观念认为："宝宝的囟门不能摸，摸了宝宝会生病的。"年轻的妈妈看着宝宝的囟门软软的，宝宝哭时囟门还呼扇呼扇的，就更紧张了，从来都不敢碰宝宝的囟门，致使宝宝囟门上结了一层厚厚的痂。

❶ 这种育儿观念是错误的。囟门可以用手轻轻地摸、可以洗，但不能压。

❷ 囟门正常情况下是平的或稍凹的，有的宝宝囟门处会轻微地跳动，这都是正常现象，妈妈不必紧张。

❸ 囟门是宝宝大脑发育情况和疾病变化的窗口，一般12～18个月闭合，

若6个月之前闭合说明宝宝可能有脑发育不全等疾病，若在18个月后仍未闭合可能有脑积水、佝偻病等。

❹ 很多妈妈认为囟门不能摸，又担心给宝宝洗头会着凉感冒，就不给宝宝洗头，宝宝的头上有一层厚厚的黄褐色的结痂既不卫生，也不好看。

❺ 妈妈应该将结痂除去，除结痂的方法：若宝宝头发比较长，建议把宝宝的头发剪掉，将头皮上的污垢用温水洗净，用干毛巾将宝宝的头擦干后，在结痂处用棉签蘸点儿植物

油，10小时左右结痂就可以用梳子轻轻地梳下来了。若宝宝结的痂很厚，妈妈可以清洗几次，结痂就可以完全脱落了。

⑥ 宝宝的前囟门的结痂，妈妈千万不要用手帮宝宝抠下来，这样会伤到宝宝的头皮引起感染。

⑦ 宝宝的囟门可以洗，妈妈给宝宝洗头时，要用温水给宝宝洗头，动作要轻柔。因宝宝的皮肤娇嫩，妈妈应使用无泪配方的洗发水。

 育儿经验交流

宝宝的囟门很容易着凉，天气凉了时，妈妈可以给宝宝戴个厚点儿的小帽子再出去。若屋里温度比较高，宝宝戴个帽子头部容易出汗着凉，在屋里最好不要戴帽子。

❀ 宝宝在什么情况下不能打预防针

宝宝出生后要接种一些疫苗，有的宝宝因患疾病而不能打预防针。妈妈要注意了，宝宝生病时打预防针会有很大的危险。

宝宝在哪些情况下不能打预防针

❶ 宝宝得了湿疹没有痊愈。

❷ 宝宝发热、流鼻涕、咳嗽等感冒症状没有彻底好。

❸ 宝宝腹泻、急性痢疾等没有恢复健康。

❹ 有过敏性体质，如荨麻疹等的宝宝没有治愈。

❺ 宝宝有呼吸道疾病，如支气管炎等疾病没有恢复健康。

❻ 宝宝有传染性疾病，如肺结核等没有恢复健康。

❼ 宝宝的内脏器官有慢性疾病，如心脏病、肾炎等疾病没有治愈健康。

宝宝打预防针应该注意的事项

❶ 宝宝打完预防针30分钟内不能喂奶和水，避免出现呕吐等不良反应。

❷ 宝宝每次打预防针之前不要空腹，必须在吃完奶30分钟后方可打预防针。

❸ 宝宝打完预防针30分钟内不要离开医院，看注射部位是否有红肿的现象，是否有发热、不舒服等异常现象，若有，要让医生看看是否是正常反应后再离开医院。

❹ 宝宝打完预防针回到家后，多给宝宝喂些温开水，妈妈要随时观察宝宝是否有发热和感冒症状，若有且妈妈感觉宝宝的情况比较严重的话，要及时带宝宝去问接种医生。若病情较轻则属于正常反应。

育儿小贴士

若宝宝身体健康，国家免费的预防疫苗最好接种，不然的话宝宝去幼儿园时还要补上。其他自费疫苗，妈妈可以自己决定是否需要给宝宝接种。

育儿经验交流

若宝宝因为生病等原因不能及时打预防针，妈妈不要太着急，等宝宝好了再打也可以，如果妈妈不放心可以向打防疫针处咨询，等宝宝好了再确定打针的时间。

❀ 如何根据屁判断宝宝的健康状况

出生后，很多宝宝都会放屁，有响屁、臭屁、空屁、连环屁现象，但是2个月左右的宝宝屁非常多，有的屁还带点儿屎，宝宝这是怎么了？真的像长辈人说的"屁长长"吗？还是宝宝生病了？妈妈如何判断呢？

宝宝放屁是正常的生理现象，屁可以测试宝宝胃肠功能的好坏，屁多并且频繁地放，可能是大便的信号，奇臭无比的屁也可能是宝宝消化不良的反应。

母乳喂养

❶ 屁多：妈妈可能在饮食结构上有所改变，吃土豆或红薯过多所致。

❷ 屁臭：妈妈可能吃了过量的蛋白质，吃了一些大蒜、豆类食品所致。

❸ 响屁：妈妈可能吃了胡萝卜或萝卜之类的食物，也可能吃母乳时乳头和宝宝嘴之间有空隙，吸入的空气比较多，宝宝每次放屁排出的空气多，放屁就响，排出的空气少，放屁就不响。

人工喂养

❶ 屁多：妈妈用奶瓶给宝宝喂奶和喂水时，吸入了大量的空气所致。

❷ 屁中带屎：宝宝吃的配方奶比较多，引起消化不良，可以少喂些奶，多喂点儿水，或者吃点儿辅助消化的药即可，如"妈咪爱"。

❸ 屁臭：可能与换不同品牌的配方奶粉有关，配方奶中蛋白质和脂肪的含量高，宝宝没有完全消化吸收所致，妈妈可以多给宝宝喂些温开水，少喂些配方奶即可。

❹ 无屁：宝宝哭闹不止，宝宝肚子疼，几天没有大便，可能是便秘或胀气，也可能有其他疾病。

育儿经验交流

宝宝4个月以后就开始吃辅食了，随着月龄的增加吃辅食的种类与成人越接近时，每日活动越有规律，宝宝的屁就会自然减少些。

❀ 宝宝咳嗽不能乱吃药

宝宝咳嗽了，很多妈妈喜欢给宝宝吃一些止咳药，有的吃后也不见有什么好转，这是怎么回事？

❶ 咳嗽是人体自身的一种保护性反射，可以将呼吸道内的病菌和痰液咳出体外，有清洁呼吸道并保持呼吸道通畅的作用。

❷ 3岁以下的宝宝咳嗽反射能力比较弱，痰不易咳出，宝宝也不会吐痰，妈妈给宝宝吃了止咳糖浆或止咳药，咳嗽暂时止住了，但痰液没有及时咳出，堆积在气管和支气管内，继而发生细菌感染，引起其他疾病的发生。所以，宝宝咳嗽时不要马上吃止咳药。

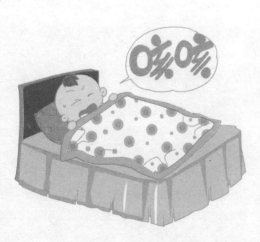

❸ 宝宝早上起来咳嗽几声妈妈不要太紧张，应该是宝宝将堆积在呼吸道的黏液咳嗽出来，清理干净。

❹ 宝宝咳嗽时还有其他明显症状，如发热、有痰、血常规检查白细胞增多等症状，妈妈应该在医生的指导下给宝宝用药。

不同的疾病引起咳嗽的声音是不同的，妈妈可以听咳嗽的声音来判断宝宝是什么病。

❶ 普通感冒：咳嗽时有稀白痰，低热、打喷嚏、流涕、鼻塞等症状。

❷ 流感：有时干咳，有时有痰、流涕、高热，有干、湿音。

❸ 喉炎：声音沙哑，咳嗽有孔声。

❹ 哮喘：咳嗽时有气喘，多为夜间，遇到冷空气、运动、花粉会加重。

❺ 支气管炎：初干咳、少痰，后期痰多，早上起来易咳嗽等。

❻ 百日咳：初期与感冒很难区别，1周后出现阵发性痉挛咳嗽，伴有鸡鸣样回音。

❼ 肺炎：阵发性咳嗽、气急、精神状态不好，发热、呕吐等症状。

☕ 育儿经验交流

宝宝咳痰时妈妈可以将宝宝翻身或用手轻轻拍宝宝的背，有利于痰液咳出。

宝宝喂养

❀ 宝宝吃得越多越好吗

中国有个传统观念："宝宝吃得多，睡得香，长得壮。"所以，很多妈妈认为只要宝宝自己想吃，妈妈就不限量地喂宝宝，2个月的宝宝看上去就像6个月的宝宝那么胖，这样育儿科学吗？这种育儿喂养方法不正确。

❶ 妈妈给宝宝喂养时要注意宝宝的体重不要超过本月龄体重的最大限值，因为这样很可能导致宝宝成了个肥胖儿。

❷ 2个月的宝宝，胃的容量很小，宝宝经常暴饮暴食，增加了胃的负担，会把宝宝的胃撑大，引起消化不良，这样宝宝会很不舒服。

❸ 宝宝在生长的过程中，应该按照宝宝实际的营养需要喂养，而不是宝宝想吃妈妈就喂，宝宝每天摄入的糖和脂肪随配方奶的喂养量的增加而成倍增加，热量过多，宝宝不能通过活动消耗尽，就转为脂肪堆积起来，宝宝会变成一个小胖子。

❹ 宝宝吃入过量的配方奶，导致蛋白质和矿物质也会过量，过多的矿物质不能被宝宝吸收，而是通过肾脏排出，2个月的宝宝肾的发育功能很不完善，这样会增加肾的负担。

❺ 宝宝每天吃过量的食物，有过多的食物不能被完全消化吸收，很容易引起消化系统的功能紊乱，宝宝会发生腹泻、呕吐等疾病。

❻ 2个月宝宝的胃比较平直，吃得多时妈妈抱宝宝若姿势不正确很容易出现吐奶的现象，时间久了会影响宝宝正常的生长发育。

☕ 育儿经验交流

宝宝将来无论吃什么食物都不要过多，要适量，过量很可能导致宝宝厌食。

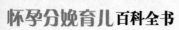

妈妈美容

橙子中含有丰富的维生素 A 和维生素 C，妈妈可以将橙子切成薄片，贴到眼部、脸部，能有效地滋润脸部皮肤，使皮肤更有光泽。

❋ 宝宝体重增长缓慢怎么喂养

体重偏低是指宝宝的体重增长值小于相应月龄正常增长的最低值，前后 2 个月龄增加量相减为零或为负值，说明宝宝体重增长缓慢。

宝宝增长缓慢有许多原因

❶ 宝宝每次喂奶量过多、次数过多，加重了胃肠负担引起腹泻。宝宝经常腹泻对宝宝体重的增加有很大的影响。

❷ 妈妈担心宝宝饿了，总不定时地喂宝宝，宝宝的消化道不断地分泌消化液，使机体的消化功能降低，引起胃肠消化吸收功能减弱导致的营养不良。

❸ 母乳喂养的妈妈经常吃凉的食物，人工喂养的奶和水的温度比较低。

❹ 宝宝处于厌食期，不愿意吃配方奶，暂时性引起食欲下降、体重不增加的现象。

❺ 妈妈给宝宝频繁地换配方奶的品牌，使宝宝胃肠不适，引起腹泻。

❻ 宝宝的奶瓶、奶嘴消毒不干净引起细菌感染导致的腹泻。

解决办法

❶ 人工喂养的宝宝要按顿喂养，减少喂养量和喂养次数，或延长两次喂奶的时间间隔，让宝宝的消化道适当休息和恢复。

❷ 母乳喂养的妈妈饮食要清淡，喂奶前妈妈先喝一杯温开水，按顿喂养宝宝，让宝宝的消化道有充足的时间休息、恢复。

❸ 妈妈看看自己是不是母乳分泌越来越少，宝宝吃不饱而使体重增加缓慢，妈妈可以给宝宝增加一些配方奶。

❹ 宝宝体重增长缓慢，应该去医院看看是不是营养不良所致，若是营养不良，就要调整喂养方法。

❺ 宝宝经常拉肚子，妈妈要送宝宝的大便去医院进行检查，若是感染腹泻，宝宝须按医嘱及时吃药治疗。

育儿小贴士

若宝宝腹泻比较严重，妈妈可以根据宝宝的腹泻情况给宝宝补充适量的口服补液盐水。

宝宝早教

❀ 教宝宝学"侧翻身"

俗话说"三翻六坐",也就是说宝宝在 3 个月左右可以从仰卧到侧卧,能做 90°角的侧翻身了。妈妈若从这段时间开始训练宝宝练习侧翻身,对宝宝四肢神经和肌肉的发育十分有利。

练习侧翻身的方法

❶ 侧卧时侧翻身:宝宝清醒时,妈妈在一侧逗宝宝,若宝宝朝左侧躺着,妈妈可以把宝宝的右腿放到左腿上,再将宝宝左手放在胸腹之间,妈妈用一只手保护宝宝的颈部,另一只手轻推宝宝的背部,再用玩具逗,宝宝就会翻过去了。

❷ 仰卧时侧翻身:宝宝清醒时,妈妈可以让宝宝仰躺在一个大床上,用一个能吸引宝宝注意力的玩具逗他,如拨浪鼓,当宝宝看到玩具想抓时,妈妈可以将玩具沿着宝宝的视线向左或右轻轻移动一点儿,宝宝的头也会跟着转,伸手去抓时上身也跟着转,开始时下身还有点儿翻不过来,妈妈可以帮宝宝把上边的那条腿放在下边那条腿的上边,再去逗宝宝,宝宝就会很快翻了过来。

❸ 俯卧时侧翻身:等宝宝侧卧和仰卧翻身都练习好了,妈妈可以帮宝宝练习俯卧。妈妈可以将宝宝翻成俯卧姿势,让宝宝爬着玩一会儿,练习一下抬头,妈妈用一只手插到宝宝的胸下部,帮助宝宝从俯卧的姿势翻成侧卧姿势,并注意一定不要伤到宝宝。

宝宝每天练习侧翻身时,每练习翻一次,妈妈都要给宝宝一个拥抱或亲一下,鼓励宝宝很棒,然后再把宝宝抱回初始位置重新练习。每次练习 3 分钟左右,每天练习 2 次即可。

❀ 宝宝生活规律早培养

与前2个月相比宝宝晚上睡眠的时间变长了，白天的睡眠次数减少了，宝宝能区分白天和黑夜了，妈妈可以开始培养宝宝白天和晚上的作息时间，这样更有利于宝宝的生长发育。

❶ 睡觉：妈妈可以将宝宝的睡眠时间固定在一个时间段里，白天宝宝可以睡三四次，每次2小时左右，晚上睡10小时左右。因为这个时候的宝宝有了24小时的生物钟，能分清白天和黑夜，慢慢养成白天睡得少、晚上睡得多、睡得安稳的好习惯。若宝宝白天睡得多，晚上睡得少或不能入睡，妈妈要帮助宝宝及时纠正过来。

❷ 饮食：考虑到宝宝4个月时要添加辅食，妈妈可以将宝宝的喂奶时间间隔延长，每天6次，时间为：6：00、9：30、13：00、16：30、20：00、11：00。每次100～120毫升，不同的宝宝每顿吃得不一样，只要每天的总量在600毫升以上就可以了。人工喂养的宝宝白天在两次喂奶之间喂点儿温开水，喝些果汁或蔬菜汁。

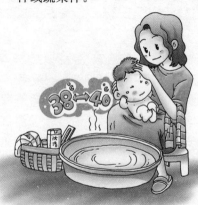

❸ 学和玩：3个月的宝宝白天清醒的时间延长，天气不好的时候妈妈可以带宝宝在室内玩玩，多看看一些实物，妈妈用手指指着物品告诉宝宝这是什么，那是什么。当天气合适时，中午妈妈可以带宝宝外出散步，呼吸新鲜空气，晒晒太阳，同时也看看外面的花花草草。看多了，不仅可以养成良好的作息规律，而且晚上宝宝会睡得更香。

❹ 洗澡：室内温度合适，宝宝身体健康，避开吃奶前和吃奶后各1小时

的时间，只要妈妈有空，每天可以在晚上 6 时给宝宝洗澡，但洗澡时间不要太长，10 分钟左右为宜。

 育儿小贴士

培养宝宝的作息时间有利于宝宝的睡眠，宝宝规律的睡眠会让妈妈照顾宝宝变得越来越轻松。

训练宝宝追视能力

追视是指宝宝通过眼球移动的方式连续地看某一个特定的目标，这个目标有很多，可以是玩具，也可以是妈妈的身影，开始宝宝的头部还不会跟随眼睛看的方向转动，妈妈可以帮宝宝轻轻转动头部。

❶ 妈妈可以用自己的脸先引起宝宝的注视，妈妈再把脸从中间向左慢慢地移动 90°或向右慢慢地移动 90°，宝宝会追视妈妈的脸之后，妈妈的脸再一会儿向左移动，一会儿向右移动，宝宝就会用眼睛追随着妈妈脸的方向。

❷ 宝宝会追视妈妈的脸后，妈妈可与宝宝玩藏猫猫游戏，妈妈从宝宝的一侧慢慢地移动到另一侧，嘴里说："宝宝找妈妈在哪里，在这里。"妈妈经常地训练，宝宝会追随着妈妈的声音找去。

❸ 宝宝对妈妈的声音是最敏感的，妈妈可以向宝宝介绍一个玩具逗宝宝笑，再将玩具向左移动，开始可以距离近一些，慢慢地再将玩具移动远一些。

❹ 妈妈可以用色彩鲜艳的发声玩具吸引宝宝，如拨浪鼓、电动玩具等让宝宝学习追视。妈妈在宝宝能看到的地方摇几下玩具，宝宝看到了，妈妈再慢慢地向左或右移动，宝宝的视线就能跟随眼前移动的玩具了。

❺ 这个月宝宝颈部竖起来后，爸爸用一只手抱着宝宝，一只手托着宝宝的脖子慢慢地移动追视妈妈，妈妈向前移动着逗宝宝笑，宝宝玩得开心时会发出咯咯的笑声。

育儿经验交流

在训练宝宝追视时，妈妈的语言提示很重要，所以妈妈要经常对宝宝说话，这样不仅有利于宝宝视觉神经和听觉神经的发育，而且也增加宝宝语言信息的储备。

育儿小贴士

妈妈每天让宝宝练习几次追视，有利于宝宝两侧眼肌的互相协调和灵活运动，锻炼了宝宝头颈部的协调能力。

❋ 爸爸多陪宝宝好处多

中国传统的育儿观念认为，养育宝宝都是妈妈的事，平时很多爸爸不会抱宝宝、哄宝宝，更不会给宝宝换尿布和喂奶了，导致爸爸一抱宝宝就哭，每天宝宝都很依恋妈妈。这样的育儿观念科学吗？显然是不科学的。

❶ 爸爸在宝宝成长的过程中起到至关重要的作用，爸爸的逃避对宝宝的身心和生长发育都会造成不良的影响，希望爸爸们多花一点儿时间陪陪宝宝。

❷ 爸爸照顾宝宝可以更好地培养宝宝的独立性，如宝宝练习侧翻身时，爸爸会在一旁看，让宝宝自己翻过来，而不是帮宝宝一把。爸爸带的宝宝一般更像个男子汉，有不服输的精神。

❸ 爸爸照顾宝宝时，不会受别人观念的影响，会靠自己的直觉照顾宝宝，而不会像妈妈那样易受亲人的育儿

观念的影响，不断地变换育儿方法，妈妈认为的未必很好，其实宝宝也很辛苦。

❹ 宝宝不仅需要妈妈关爱，也需要爸爸的熏陶，婴儿期是父子关系建立的最好时间，良好的父子关系有利于培养宝宝稳定和健全的性格。

❺ 爸爸一般趋于理性，对宝宝无理的要求会给予拒绝，很容易解决宝宝成长中的问题。

❻ 爸爸的勇敢、幽默、阳刚之气会潜移默化地影响宝宝，有利于宝宝社会化地成长。

育儿经验交流

如宝宝能用双手握住奶瓶吃奶，妈妈要支持宝宝，等到宝宝能抓牢奶瓶时，妈妈应该让宝宝自己拿奶瓶吃，不过，要记得将玻璃奶瓶换成塑料奶瓶。

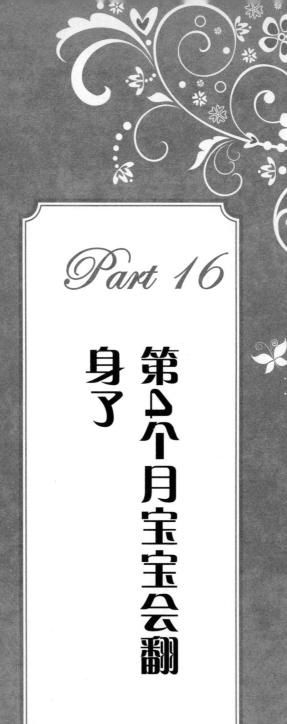

Part 16

第△个月宝宝会翻身了

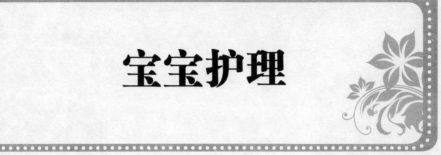

宝宝护理

❋ 给宝宝准备一个小枕头

宝宝在 3 个月时开始练习抬头，脊柱颈段开始出现生理弯曲，为了维持脊柱的生理弯曲，妈妈应该在宝宝 3 个月后给其枕枕头，保证宝宝睡觉时更舒服。

对小枕头的要求

① 妈妈可以根据宝宝的发育情况适当地调整枕头的高度。一般宝宝枕头的尺寸要求长 30 厘米、宽 15 厘米、高度 3～4 厘米。

② 妈妈可以自制枕头或给宝宝购买枕头，可选择枕芯轻便、透气、吸汗的枕头，如茶叶枕、蚕沙枕、荞麦皮枕，也可以用小米给宝宝做枕头。

③ 每天宝宝睡觉时妈妈可以用手把枕头压出与宝宝后脑勺相似的形状，也可以购买专门定型的婴儿枕头。

④ 妈妈可以选择浅色的棉布给宝宝做几个枕套，宝宝经常流口水，枕套湿了便于换洗。

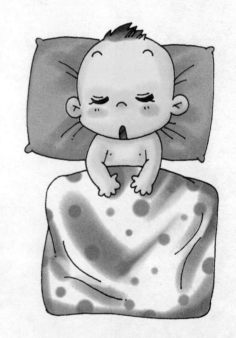

⑤ 宝宝的颅骨较软，囟门没有闭合，若宝宝长期使用硬枕芯的枕头很容易造成头颅变形，头睡偏了，影响外形美观。

⑥ 枕头太硬，宝宝的枕部的头发很容

易磨掉一圈而出现枕秃，不少妈妈会误以为宝宝缺钙。

❼ 枕头太软和太大，枕头很容易变形导致宝宝窒息。

❽ 宝宝的新陈代谢快，脑袋出汗较多，特别是睡觉时更容易出汗弄湿枕头，汗液和头皮屑混合，使一些灰尘、螨虫等微生物黏附在枕面上，容易引起湿疹以及其他疾病。因此宝宝的枕芯要经常在太阳底下暴晒，枕套要常洗常换，保持清洁。

♥ 育儿小贴士

随着宝宝月龄的增加、躯体的发育，肩部也逐渐增宽，妈妈要适当地给宝宝调节枕头高度。

♥ 育儿经验交流

妈妈不要给宝宝使用成人枕头，因为成人枕头往往过高，宝宝睡起来很不舒服，时间久了还会出现脊柱变形、斜肩等畸形现象。

✿ 培养宝宝健康的睡眠习惯

睡眠对宝宝的生长发育十分重要，若宝宝睡眠不好，导致睡眠不足，会引起烦躁不安、食欲缺乏，影响宝宝的身高、体重以及智力发育。要保证宝宝有充足的睡眠，妈妈要给宝宝养成良好的睡眠习惯。

❶ 宝宝在这个阶段，睡眠时间明显减少。每天的睡眠时间为 14～15 小时，其中晚上为 9～10 小时，妈妈晚上给宝宝喂一次奶就可以，后半夜可以睡一大觉。

❷ 宝宝知道白天和黑夜了，妈妈可以每天晚上让宝宝 7：30—8：30 上床，这个时间有利于宝宝入睡，过了这个时间宝宝会因为太疲倦反而有时难以入睡。白天的睡眠时间可以上午 1 次、下午 2 次，每次一两个小时。

❸ 妈妈可以在晚上宝宝上床入睡前，给宝宝洗一个澡、换换尿布，做好睡前准备工作，上床后妈妈可以给宝宝讲故事。

❹ 早晨可以让宝宝醒得早些，可在 6：00—7：00，若宝宝比平时睡得多，妈妈可以轻揉宝宝的脚心弄醒宝宝，这样有利于宝宝建立每天的生物钟。宝宝每天晚上养成规律的作息时间，白天可以调整和补充一点儿睡眠，这样就会养成健康的睡眠习惯。

❺ 妈妈在培养宝宝夜间睡眠习惯时也会遇到一些问题，如宝宝喜欢抱着妈妈睡或吃奶入睡，妈妈不要太着急，可以让宝宝躺在床上尝试自己入睡，妈妈在一边轻拍宝宝，轻唱

一些儿歌哄宝宝入睡。若宝宝哭，妈妈可以狠下心来让宝宝哭个够，不要抱起宝宝哄，这种方法很有效。一般宝宝哭一周左右的时间后，就会不哭了，就自然养成自己睡觉的好习惯了。

> **育儿经验交流**
>
> 妈妈每天哄宝宝入睡时，不要因为自己的事情耽误宝宝的入睡时间，这样宝宝太困了，会睡不安稳或难以入睡。

❀ 宝宝睡觉时鼻子不通气

宝宝白天吃奶时会因为憋气而大哭，到后半夜时就会出现鼻子不通气、呼吸哼哧哼哧的，睡觉很不安稳，憋醒一次哭闹一次，晚上会醒很多次，怎么办呢？

错误的处理方法

❶ 宝宝鼻子不通气，有些妈妈首先想到的是宝宝着凉感冒了，帮宝宝清理鼻子后，宝宝还是不见好，晚上鼻子还是不通气，便给宝宝使用了滴鼻净，没想到宝宝出现面色苍白、一直哭闹的现象。其实这么小的宝宝不能使用滴鼻净。滴鼻净对于成人鼻塞是一个非常好的治疗药，如可以治疗鼻腔黏膜水肿，改善鼻子通气，但对于宝宝来说就不适合，因为宝宝的神经系统发育不完善，皮肤比较嫩，鼻腔的血管多，吸药快很容易引起不良症状，因此最好禁用。

❷ 误认为感冒，但吃感冒药不见好。

正确的处理方法

❶ 非疾病性的鼻子不通气对于成人来说没有什么问题，但对于3个月的宝宝就是麻烦事了，若处理不当宝宝会一直哭闹。妈妈可用宝宝的小毛巾蘸点儿温开水放在宝宝的鼻部或前额热敷，每次2分钟，每天3次，轻微的很快就好了，严重的要多敷几天。

❷ 鼻子热敷后，鼻腔内会比较湿润，鼻垢可以随着鼻涕慢慢地流出，或妈妈用棉签蘸水，也可以用纸捻或耳挖子轻轻地弄出来。

❸ 宝宝的鼻子不通气有可能是房间太干燥引起的，妈妈可以看看房间的湿度是否合适。

> 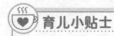 **育儿小贴士**
>
> 鼻塞痊愈需要一些时间，妈妈要有耐心，不要太着急。

妈妈认为鼻塞是着凉引起时，一般会给宝宝多穿衣，盖厚被，提高室内温度以排寒气，其实这些做法会使宝宝的鼻塞越来越重。

宝宝"流口水"如何护理

3个月的宝宝，唾液分泌量明显增多，由于吞咽功能还没有完善，宝宝还不会吞咽口水，多余的口水就会顺着嘴角流出来，这就是"流口水"。

❶ 3个月的宝宝流口水很正常，为以后给宝宝添加辅食做好了准备，有利于将来宝宝吃淀粉食品的消化和吸收。

❷ 流口水可以保持宝宝口腔湿润以及口腔清洁，促进舌头和嘴唇的活动，刺激宝宝的味觉神经，有利于宝宝的生长发育。

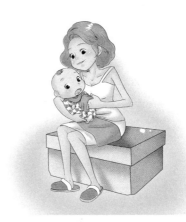

"流口水"护理注意事项

❶ 口水偏酸性，含有一些消化酶。宝宝的皮肤比较嫩，当口水流到嘴角、下颌、脖子时，皮肤很容易发红和溃烂。

❷ 宝宝口水流出来了，妈妈用干净柔软的小毛巾轻轻地吸干其流出来的口水，每次使用过的小毛巾应该清洗干净，用沸水消毒并在阳光下晒干后再使用。

❸ 妈妈要经常用温开水清洗宝宝口水流过的地方，涂上护肤霜，保护局部皮肤。

❹ 妈妈不要使用湿纸巾擦拭宝宝的口水，避免里面的香精再次刺激宝宝的皮肤。

❺ 妈妈可以给宝宝戴个围嘴，口水弄湿后要及时清洗干净。

❻ 宝宝的上衣、被子、枕头会经常被口水弄湿，妈妈要勤洗勤晒。

❼ 口水很容易刺激宝宝得湿疹或其他皮肤疾病，宝宝皮肤发炎阶段一定要保持清洁、干燥清爽。妈妈也可以带宝宝去医院按医嘱给宝宝涂一些药膏，涂上药膏时妈妈要看着宝宝的手别碰，避免宝宝吃手时将药膏吃入嘴里。

黄瓜有美白、保湿以及消炎作用，妈妈可以将黄瓜切成片或榨成汁敷在脸上，能起到消炎、美白的效果。

❀ 宝宝经常流眼泪是怎么回事

为了保持眼睛的湿润，宝宝的泪腺会不停地分泌泪液，当泪液分泌过多或流通不畅时宝宝就会流眼泪。

泪液分泌过多的原因

❶ 宝宝的倒睫毛刺激，也就是睫毛向内翻接触眼球所致。这是因为宝宝的眼睑脂肪多、眼睑的边缘厚，容易引起睫毛倒睫。经常给宝宝洗手，避免宝宝揉眼睛而引起结膜炎。

❷ 有的宝宝睑赘皮特别严重，可以遮住眼睑，也会使睫毛向内摩擦角膜导致流眼泪。随着宝宝月龄的增加，睑赘皮的消失，流眼泪的症状自然就好了。

❸ 导致宝宝流泪的还有多种疾病，如沙眼、结膜炎、角膜异物、青光眼等都可以引起宝宝流眼泪，但这些疾病除了流眼泪之外，还有其他症状，妈妈需要带宝宝及时就医。

泪腺流通不畅的原因

❶ 先天性泪道阻塞不通。泪道是连接泪小点和鼻腔之间的通道，宝宝在胎儿时因受某些不良因素的影响而出现泪道闭锁或有一层未退化的膜残留，这样，泪液排出的正常渠道就被阻断了，所以宝宝眼睛一天到晚总是泪汪汪的。

❷ 泪道比较狭窄也会出现流眼泪现象。当有细菌感染时，泪道会局部肿胀，使泪道狭窄加重，眼泪流得会更多。

❸ 泪液不能正常排泄，就可能导致泪囊感染。先天性鼻泪管阻塞的宝宝大多数患有泪囊炎，主要表现为流眼泪，还有脓性液体流出。

宝宝总打嗝是怎么回事

宝宝打嗝是因为膈肌发育还不完善，当膈肌或周围相邻的肌肉受到刺激后就会打嗝。宝宝打嗝不是病，过一会儿就可以自行缓解。

宝宝打嗝的原因

❶ 宝宝体温易受外界环境的影响，天气冷时很容易着凉引起打嗝。

❷ 宝宝吃奶时，吃得过快、过多。

❸ 宝宝饥饿或大哭时喂奶吸入空气。

❹ 吃配方奶时吃得时间过长导致配方奶凉了、喝凉开水、吃比较凉的药导致打嗝。

❺ 进食不当引起的消化不良。

护理方法

❶ 宝宝因着凉而打嗝，先把宝宝竖起来靠在妈妈的肩膀上，妈妈用手轻拍宝宝的后背把嗝打出来，再喂热一点儿的温开水，给宝宝的小肚子盖个保暖被子。

❷ 宝宝吃得过急、过快时，妈妈将宝宝竖起来用手挠宝宝的小脚心，让

宝宝啼哭可以使膈肌收缩停止打嗝，最好的办法是改掉吃奶过快、过急的坏习惯。

❸ 宝宝打的嗝如有酸臭气味，可能是消化不良，妈妈可以在宝宝下一顿时少喂一些。也可以带宝宝去医院看看，是否需要喂一些辅助消化的药。

育儿小贴士

宝宝每次打嗝时，立即喂些温开水或喂几口温奶，效果不错。

育儿经验交流

宝宝喝配方奶时，奶液没有充满奶嘴时也会吸入空气，吃完奶后，妈妈要将宝宝轻轻抱起，头靠在母亲肩上，轻拍宝宝的背部，使胃内空气得以排出。若喂奶后没有及时帮助宝宝排气，宝宝不仅会吐奶还会打嗝。

纸尿裤会使宝宝长大后尿床吗

纸尿裤使用起来很方便，特别是晚上妈妈懒得起来给宝宝换尿布或给宝宝把尿时，纸尿裤是一个很好的选择。现在有的宝宝3岁了都离不开纸尿裤，否

则就尿床。纸尿裤会使宝宝长大后尿床吗？

❶ 育儿专家认为宝宝长期使用纸尿裤，也就是那种纸尿裤不离身的宝宝长

大后会造成膀胱储尿功能降低。

❷ 宝宝一直使用纸尿裤，会养成"习惯性尿床"或"懒惰性尿床"习惯。

❸ 若宝宝使用尿布尿床后，宝宝会感觉有点儿不舒服，小腿会自然地蹬踹，在宝宝下次尿的时候就会形成一点儿紧张感，慢慢地就形成排尿反射意识，也就锻炼了膀胱的储尿功能。

　　使用纸尿裤的宝宝尿床后没有什么不舒服的感觉，更没有难受的感觉，暂时就不会形成不舒服膀胱就紧张的排尿反射意识，宝宝的膀胱储尿功能得不到锻炼，就会养成什么时候想尿就尿的习惯，没有自控能力。

❶ 宝宝3个月大了，妈妈可以白天时训练宝宝把尿，给宝宝使用透气的棉尿布，晚上可以使用纸尿裤。建议1岁之前的宝宝夜间使用纸尿裤，白天使用棉尿布。1岁之后只有带宝宝出去时才使用纸尿裤，夜间最好不要使用。

❷ 宝宝1岁之后，有的宝宝就会夜间控制排尿了，尿床次数就会减少，但也有的宝宝2～3岁只会白天控制排尿，晚上仍会尿床，这些都是正常现象。随着宝宝神经系统的发育完善，控制膀胱的排尿意识就会形成，宝宝就不会尿床了。

❸ 宝宝在学走路阶段，妈妈最好不要把"尿不湿"夹在宝宝两腿中间进行走路练习，这样会影响宝宝的走路姿势。

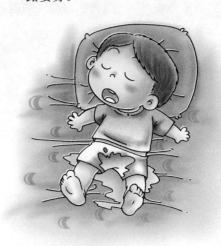

育儿经验交流

　　宝宝睡觉前尽量少给喂水，睡前妈妈给宝宝把一下尿。

育儿小贴士

　　宝宝1岁之后就能坐便盆了，女孩可以使用便盆尿尿，男孩子可以使用一个小瓶来接尿。宝宝即使尿湿了裤子，妈妈也不要责备宝宝。宝宝自己能控制尿尿时，妈妈可以表扬宝宝自己会尿尿了。

宝宝喂养

✿ 宝宝躺着吃奶好不好

很多宝宝都有躺着吃奶的经历，特别是吃配方奶的宝宝，经常会看到妈妈让宝宝平躺在床上吃奶。宝宝平躺着吃奶好吗？

平躺着吃奶的弊端

❶ 宝宝平躺着吃奶后，妈妈若忘了给宝宝拍嗝，宝宝的胃呈水平位，很容易因漾奶呛着，严重的会发生窒息。

❷ 宝宝躺着喝奶，因为咽鼓管短平、管腔大，加之吞咽不协调，很容易造成奶汁倒流溢出，引起中耳炎。

❸ 宝宝平躺着吃奶，会养成不良的饮食习惯。

❹ 宝宝平躺着吃奶，下颌会向前拉伸，若长期处于拉伸状态，会影响宝宝的面部格局。

❺ 宝宝将来出牙了，躺着吃容易引起"奶瓶龋"。

解决办法

❶ 妈妈给宝宝喂奶时，可以将宝宝斜抱在怀里呈45度左右。等宝宝吃完奶后，最好能再喂一些清水，以保持口腔清洁。

❷ 睡前用奶瓶喝奶的宝宝，喝完奶后，再喂几口温开水来清洁口腔。

❸ 若宝宝现在只有平躺才吃奶，妈妈也不要着急，可以先把宝宝的上半身垫起一些，喂完奶后要及时给宝宝拍嗝，然后喂宝宝几口温开水。

❹ 妈妈尽量把宝宝吃奶的时间控制在20分钟之内。

❺ 若宝宝没有奶瓶不睡，妈妈可以给宝宝一个装有温开水的奶瓶哄宝宝，等宝宝睡了再拿走。

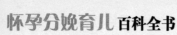
❀ 宝宝可以喝果汁吗

母乳喂养的宝宝，若妈妈营养均衡，母乳中含有丰富的维生素，可以不喂果汁。混合喂养和人工喂养的宝宝，最好喂点儿果汁。

果汁中含有丰富的维生素、少量的果糖、大量的水，1个月的宝宝每天喝10毫升的果汁，可以促进宝宝的生长发育，减少便秘的发生。

喂宝宝的果汁必须是新鲜的，不能添加任何人工色素和防腐剂，妈妈不要买商店里的果汁喂宝宝，可以用榨汁机自己榨果汁或用锅煮果汁给宝宝喝，但一定要卫生干净。

最好选择应季的水果，比如春天的草莓和樱桃，夏天的桃子、西瓜等，秋天的苹果、葡萄等，冬天苹果和橙子。

水果一定要清洗干净，苹果削皮切块，葡萄去皮去子，草莓用盐水泡，用刷子刷干净再用流动的清水洗干净，每次给宝宝榨一种水果，不要混合榨汁。

用流水洗净榨汁机、碗以及小勺，之后用沸水烫5分钟。

榨汁时选择果汁和果肉渣分离的榨汁机，榨出的纯汁倒在碗里，果肉渣妈妈可以自己吃。

用1∶3的比例将果汁稀释，用60℃的温开水稀释，不要加糖。

用小勺将果汁装入消好毒的奶瓶，温度40℃时开始喂宝宝，开始每天上午两餐之间喂一次，一次10毫升，等宝宝适应后逐渐增加到20毫升。

妈妈也可以用锅将苹果块煮熟，将苹果汁凉凉装入奶瓶，40℃时给宝宝喝。

宝宝早教

❋ 如何训练宝宝的视觉

视觉刺激对于宝宝的大脑发育十分重要，视觉训练是3个月的宝宝训练的重点，妈妈如何训练宝宝的视觉发育呢？

❶ 训练宝宝视觉的追视能力，妈妈可以用颜色鲜艳的、能发声的玩具吸引宝宝的注意力，训练他目光追随移动物体。妈妈可以与宝宝玩"藏猫猫"的游戏，说"妈妈在哪儿呢"或藏在宝宝的小床旁边，让宝宝找。

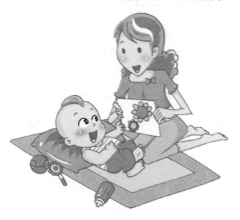

❷ 4个月的宝宝对彩色已非常敏感，宝宝初期比较偏爱红色，然后是黄色、绿色、橙色、蓝色。这些色彩刺激了宝宝的视觉神经，使宝宝的视觉功能发育更快，更接近成人的视觉功能。

❸ 妈妈在训练宝宝区分不同颜色时，也要用语言告诉宝宝这是什么颜色，用语言强化宝宝对色彩的分辨能力。妈妈也可以买一些色彩比较纯的颜色玩具，教宝宝认识不同玩具的颜色和形状，最初宝宝没有什么反应，时间久了，就提高了宝宝看色彩的能力。

❹ 宝宝通过训练看到喜欢的玩具会很开心，有时还会用手去抓，妈妈可以边告诉宝宝这是什么颜色，边移动玩具训练宝宝视觉与肢体配合的协调能力。

❺ 妈妈会发现这个月的宝宝特别喜欢色彩鲜艳的电视广告，喜欢看动态

的画面，有时还伸出手去抓。妈妈要注意了，宝宝持续看电视的时间不要超过 3 分钟，离电视的距离要超过 3 米，电视的声音要小。

⑥ 妈妈应该经常带宝宝出去走走，外面色彩鲜艳、种类繁多、空气新鲜，还有宝宝的颈部可以竖起来，头部左右活动的范围变大，可以更好地锻炼宝宝的视觉功能，但不要让直射的阳光照射到宝宝的眼睛，拍照不要使用闪光灯。

 育儿小贴士

妈妈在训练宝宝时要有耐心，这样才能更有效果。

 育儿经验交流

3 个月时是宝宝对色彩的敏感期，通过色彩的训练不仅能促进宝宝的视觉发育，也有利于亲子关系的建立。

❈ 训练宝宝的嗅觉

宝宝在胎儿时，嗅觉器官就发育成熟。出生后，宝宝就可以依赖自己的嗅觉辨别出妈妈的奶味。妈妈应该如何训练宝宝的嗅觉呢？

❶ 妈妈可以让宝宝闻不同的气味或带宝宝去不同环境去闻气味，在教宝宝辨别气味时要告诉宝宝这是什么气味。

❷ 妈妈可以先从宝宝经常接触到的气味来锻炼宝宝，如菜香味、米香味、沐浴液等气味。

❸ 妈妈让宝宝闻各种蔬菜的味道，如韭菜、番茄、黄瓜、大葱、姜、蒜等气味。

❹ 妈妈可以给宝宝闻各种水果的味道，如苹果、橙子、柠檬、香蕉、西瓜、榴莲等气味。

❺ 妈妈可以给宝宝闻各种调料的味道，如料酒、醋、酱油、孜然粉、辣椒粉、花椒面等气味。

❻ 妈妈可以让宝宝闻食物的味道，如面包、香肠、烤鸡、鸡蛋等气味。

❼ 妈妈带宝宝去植物园或花卉市场，闻各种花的味道，如玫瑰花、百合花、兰花等气味。

❽ 宝宝虽然没有认知这些味道的能力，但通过训练可以辨别出它们的气味。

❾ 宝宝若嗅到不好的气味会有轻微的惊吓反应，下次闻到了就会转过头。

❿ 宝宝若嗅到喜欢的气味，嘴角会有微笑，有时还会咯咯地笑。

❋ 听"三字儿歌"学发音

4个月的宝宝听到熟悉的音乐或妈妈有节奏的声音，就会手舞足蹈，妈妈可以根据宝宝的反应选择宝宝喜欢的、节奏感强、内容实用的儿歌经常给宝宝听，这样可以促进宝宝学习发音，刺激语言中枢发育，将来宝宝会早说话。

妈妈可以随时给宝宝念3个字的儿歌，语调要轻柔，每天重复地念，虽然宝宝听不懂，但宝宝会将这些3个字的儿歌信息储存到大脑中，为以后学说话储存大量的语言信息。

妈妈给宝宝唱儿歌时，最好有一些面部表情，这样可以吸引宝宝的注意力，宝宝会更喜欢听。

妈妈可以用书上别人写的，也可以改别人写的，编成读起来顺口、有实际意义的3字儿歌，或等宝宝大一些，妈妈再编4个字的或更多字的儿歌。下面是一些教育宝宝时用到的儿歌。

学发音：小宝宝，去上学，学什么？学唱歌，什么歌，啊——（喔——）。

拍手歌：小宝宝，拍拍手，你拍一，我拍一，做游戏，笑嘻嘻。

喝奶歌：小奶瓶，盛满奶，宝宝喝，妈妈乐，喝没了，长得快。

睡觉歌：小宝宝，天黑了，闭上眼，睡觉了，妈妈睡，宝宝睡。

洗手歌：小宝宝，洗洗手，讲卫生，不生病，爸爸夸，妈妈爱。

起床了：红太阳，高高挂，小宝宝，起床了，睁开眼，伸伸腿。

吃饭了：大米粥，喷喷香，绿黄瓜，咯咯爽，小宝宝，吃一口。

♥ 育儿小贴士

宝宝缺钙时，妈妈可以按医嘱给宝宝补充钙剂，宝宝补钙时，妈妈不要给宝宝同时吃含草酸的食物，如菠菜等。

♥ 育儿经验交流

宝宝白天看到害怕的人或物时会受到惊吓，睡梦中会出现啼哭，甚至哭时还有恐惧的样子。解决的方法是妈妈安慰宝宝，告诉宝宝不要害怕，近期妈妈不要再让宝宝看到这些人或物。

❋ 训练宝宝用手拿东西

宝宝的手的动作发育对智力发育十分重要，也是早期教育的一个重要环节，妈妈不要忽视宝宝的手从简单的五指抓握到精细动作的完成训练，手指分化运动的快速发育可以促进宝宝智力的开发。

❶ 初期妈妈可以将红色的小铃铛套在宝宝的手腕上，宝宝可以顺着听到的铃铛声音注意到自己的手，妈妈也可以把宝宝的手放在宝宝的视线之内，训练宝宝的眼手协调能力。

❷ 宝宝现在认识妈妈了，妈妈可以把自己洗干净的手放在宝宝的手里，抬到宝宝的视线之内，宝宝注视10秒之后，妈妈再一点点移开，看宝宝是否有抓手的意识。若没有，每天妈妈可以在宝宝清醒时训练几次，要有耐心，宝宝慢慢就会抓妈妈的手了。

❸ 妈妈也可以用颜色鲜艳的玩具，如拨浪鼓、握铃等训练宝宝学习抓握，起初宝宝自己不会主动抓，妈妈可以吸引宝宝注意到后，将玩具放在宝宝的手里，让宝宝自己拿着玩。

❹ 宝宝通过注视、看、触摸、抓握、认知来认识世界，宝宝学习抓握时妈妈不要烦，要有耐心地训练宝宝。

❺ 宝宝练习抓握时，妈妈也可以给宝宝一个磨牙棒，粗细合适，便于宝宝抓握，同时还可以磨牙。

育儿小贴士

妈妈给宝宝练习抓握的玩具不要太小，不要有棱角，而要选择适合宝宝小手，便于宝宝抓握的玩具。

❀ 玩具会使宝宝更聪明

专家认为，宝宝玩玩具可以刺激其神经细胞，促进宝宝的大脑发育，宝宝玩玩具玩得越开心，刺激得就越多，宝宝的脑细胞发育的速度就越快，宝宝就会越聪明。

❶ 这个月龄的宝宝处于动作思维阶段，宝宝通过不停的吃、触摸、抓、摆弄来扩大认识事物。宝宝吃手，妈妈不要认为这样脏兮兮的，手也是宝宝成长中早期发育的一个重要玩具，能刺激宝宝视觉神经和触觉神经的发育，增强眼协调运动的能力。

❷ 宝宝处于色彩的敏感期，妈妈可以给宝宝买一些纯色的卡片或纯色的玩具，有利于宝宝的视觉发育，若妈妈每次给宝宝看图片或玩玩具时在一边讲解，也有利于宝宝多储存一些语言信息。

❸ 宝宝正处于学习辨别声音的最佳时间，妈妈给宝宝提供发出各种声响的玩具，但玩具发出的声音要轻柔，不要有刺耳的声音，也可买能发出动物叫声的玩具，因为宝宝对动物的叫声很感兴趣。带有声音的玩具会吸引宝宝的注意力以及宝宝玩得开心时会发出咯咯的笑声，笑得多

的宝宝会更聪明，同时也促进了宝宝视觉神经和听觉神经的发育。

❹ 并不一定贵的玩具宝宝就最喜欢，妈妈要注意宝宝玩什么最开心。例如，有的宝宝特别喜欢玩不同颜色的饮料小瓶子、勺子、碗等生活用具，若能用小手敲上几下，发出高高低低的声音宝宝会玩得更开心，

还会发出咯咯的笑声，或发出一些妈妈听不懂的宝宝自娱的声音。

 育儿经验交流

妈妈给宝宝买玩具时要买无毒无害的玩具，注意不要买含铅量超标的玩具。

Part 17

第几个月宝宝会吃「饭」了

宝宝护理

❋ 5个月的宝宝具备哪些能力

宝宝在成长的过程中，经常听到一些妈妈说宝宝还不会翻身呢，添加辅食时宝宝会用舌头将食物推出来，宝宝怎么总吃手呢？宝宝发育正常吗？5个月的宝宝具备哪些能力呢？

❶ 吃：5个月的宝宝学会张口舔食了，也就是说宝宝能接受勺子了，宝宝一天能吃 1/4～1/2 个鸡蛋黄，1～2 勺浓米汤或米糊，20 克苹果末，30 毫升菜汁就可以了。

❷ 喝：每天 5 顿配方奶或母乳，共计 600～900 毫升。

❸ 玩：宝宝会用手抓拨浪鼓等玩具，经常会把抓到的玩具放到嘴中吃。

❹ 乐：宝宝玩得高兴或听到悦耳的声音时发出咯咯的笑声，妈妈逗宝宝，宝宝会有意识地发出笑声。

❺ 运动能力：俯卧时能比较稳地抬头，会用双肘支撑上身。头可以随意转动，会 90°或 180°地翻身了，但早产

儿或妈妈没有训练 90°翻身的 3 个月的宝宝暂时可能不能将两个 90°的翻身连成 180°的大翻身。

❻ 认人：妈妈抱宝宝到户外走动时，看到陌生人宝宝会躲在妈妈的怀里，陌生人逗宝宝时，宝宝会紧张起来。

❼ 站：妈妈用手扶着宝宝的腋下，宝宝身体会左右摆动，两腿能支撑身体 30 秒。

❽ 听力：宝宝听到铃铛落到地下的声音，会顺着声音去找声源。

❾ 语言能力：宝宝会自发地发出简单的元音和辅音，有时还会发出"ba、ba"，"ma、ma"的声音。

> ☕ 育儿经验交流
>
> 　早产儿的生长发育比正常健康儿晚 1～2 个月都是正常的。

宝宝不会张口舔时，妈妈多喂几次宝宝就学会了。宝宝经常吃手或将玩具放在口里，在0～1岁口欲期是很正常的。

宝宝经常吃手好吗

宝宝在1个月时手会在嘴边附近晃来晃去，眼睛盯着看，2个月大时就会无意识地吃手，先是吃小拳头，然后变成两三个手指、一个手指或半个手指头。宝宝为什么总吃手，这种吃手行为好吗？

出生后的宝宝通过吃手来满足他的心理要求，这是口欲期的表现，不同时期吃手妈妈要有不同的对待方法。

宝宝早期吃手行为并不是一种坏习惯，而是智力发育进入了手眼协调阶段，手的支配能力逐渐变强。

宝宝吃手指头并不是想吃奶、饿了，而是宝宝智力开发的一种锻炼，也是宝宝早期比较喜欢的"玩具"，妈妈不要强行阻止宝宝的这种行为，否则有可能破坏宝宝的自信心。

宝宝在4～5个月前出现这种动作比较正常，对宝宝的成长是有利的，随着宝宝以后月龄的增加，注意别的事物多了就不会再吃手了，但也有少数特别喜欢吃手的宝宝，妈妈应该帮宝宝改掉不良的习惯。

宝宝一般在5～6个月时出牙，妈妈如果看到宝宝要出牙时还有继续吃手的行为，应该用玩具或磨牙棒等吸引宝宝的注意力，让宝宝改掉吃手的坏习惯。

6个月大的宝宝经常吃手会影响宝宝出牙，两颗牙之间有可能出现缝隙，出现下颌变形，牙齿排列不整齐、不对称现象。

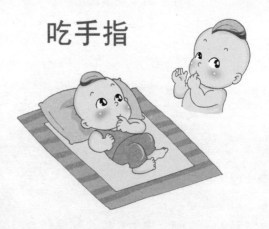

吃手指

早期宝宝吃手，妈妈要经常给宝宝把手洗净，避免手上细菌引起宝宝腹泻。

妈妈应该多带5个月大的宝宝进行户外活动，买一些能吸引宝宝的玩具转移宝宝的注意力，用否定的语气告诉宝宝不能吃手。不断地强化这种行为即可改掉宝宝吃手的毛病。

宝宝入睡难妈妈怎么办

很多人认为宝宝应该比爸爸妈妈睡得香，睡得好，但有些宝宝会有入睡难的问题，通常把入睡难称为"睡眠障碍"。宝宝入睡难妈妈该怎么办？

❶ 宝宝仅这几天入睡难，妈妈不要用抱起来摇晃宝宝或让宝宝含着奶嘴吃奶等方式哄宝宝入睡，也不要表现出着急或心情烦躁的样子，因为这个月龄的宝宝会看脸色了，这样会加重宝宝的心理负担，宝宝会更紧张，更难以入睡。

❷ 应该给宝宝提供一个安静，温度、湿度适宜，光线较暗的房间。宝宝的枕头不要太高，3～4厘米即可，也不要不给宝宝枕枕头。

❸ 俗话说，"要想宝宝安，三分饥与寒"，也就是说妈妈要想宝宝身体健康或晚上入睡好，不要给宝宝入睡前吃得过饱或晚上盖得太厚。

❹ 白天时，妈妈可以带宝宝出去走走，可以多教宝宝认物，宝宝看多了就会累的。妈妈可以每天让宝宝练习

10分钟大翻身，就是将两个90°的侧翻身连到一起做成180°的大翻身。

❺ 宝宝睡觉前，妈妈不要与宝宝做剧烈的运动或游戏，可以在宝宝睡前给宝宝洗个澡，洗完后换上干爽舒服的衣服和尿布，再喂80～100毫升奶，喝两口温开水即可。

❻ 宝宝早上没有完全清醒时，妈妈可以轻揉宝宝的脚心唤醒宝宝，不要强行或催促宝宝起床。

妈妈在调整宝宝的作息时间时，观察宝宝已有的作息时间，再让宝宝适应现有的作息时间，慢慢让其养成良好的作息规律。

妈妈可以把宝宝一天的生活调整得有规律，让其养成良好的作息时间，这样可以避免睡眠障碍。

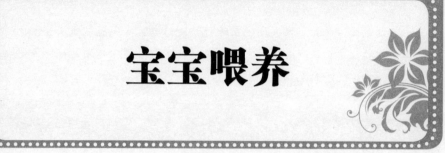

宝宝喂养

❀ 5个月的宝宝一天的食谱

5个月的宝宝开始吃辅食了，每个妈妈都希望宝宝吃得好、睡得安。但给宝宝一天都喂些什么、喂多少，妈妈还是挺关心的，也想知道别的妈妈是怎么喂的。

❶ 宝宝到了5个月时，母乳或配方奶中的能量、维生素和铁等逐渐不能满足生长发育的需要，一定要给宝宝及时添加辅食。

❷ 5个月的宝宝一天需要的营养物质种类以及需要量：每天5顿母乳或配方奶，每顿600～900毫升。蛋黄1/4～1/2个，菜泥（胡萝卜泥）或菜汁（胡萝卜汁）20克或20毫升，果泥或果汁30克或50～80毫升，冬天宝宝再吃2滴鱼肝油，夏天宝宝可以多晒晒太阳，不用补鱼肝油。

❸ 妈妈给宝宝添加辅食时，可以按照宝宝的饮食习惯，自己制订一份适合宝宝的食谱。下面这份宝宝一天的食谱仅供妈妈们参考：

	体重	2.5～4千克
上午	6：00	母乳或配方奶120～180毫升
	8：00	果汁20～50毫升
	10：00	鸡蛋黄1/4～1/2个，温开水30～50毫升
	12：00	母乳或配方奶120～180毫升
下午	2：00	苹果泥30克，温开水30～50毫升
	4：00	菜泥（菜汁）、米粥20～30克
	6：00	母乳或配方奶120～180毫升
	10：00	母乳或配方奶120～180毫升
晚上	2：00	母乳或配方奶120～180毫升

育儿小贴士

　　妈妈应该注意更新辅食，不要频繁添加辅食种类，一般宝宝适应后3～4天添加一种，宝宝不适应时先停下来，好了再换一种添加。

育儿经验交流

　　宝宝的辅食添加从液态食物慢慢过渡到半固体食物，再到固体食物，这样可以锻炼宝宝的咀嚼吞咽固体食物的能力，为日后断奶做准备。

❋ 如何给宝宝添加鸡蛋黄

　　宝宝出生5个月后，体内储存的铁基本上用完了，无论是母乳喂养还是配方奶喂养的宝宝都应该补充一些含铁丰富的辅食，含铁量高的鸡蛋黄是宝宝的首选食品。

❶ 鸡蛋黄辅食制作比较简单，其中一种方法是将鸡蛋黄煮熟，注意不能煮得时间太短，以蛋黄凝固为宜，然后将蛋黄取出来放到碗中，用小勺取蛋黄的1/4碾碎，加入少量的温开水调成糊状的流质食物。

❷ 另一种方法是将煮好的鸡蛋黄的1/4碾碎，加入喝果汁的奶瓶中给宝宝吃，宝宝在喝果汁的过程中就将蛋黄吃下去了，这种方法比较适合不会用勺子进行吞咽的宝宝。

❸ 妈妈在给宝宝喂鸡蛋黄时，注意不要选择在宝宝十分饥饿时，最好选择喂母乳或配方奶拍完嗝之后，再用勺子喂宝宝，最初一天一次，每

次1/4个蛋黄。

❹ 宝宝每天吃一次1/4个蛋黄后，若一周内没有蛋黄过敏反应，妈妈可以给宝宝增加蛋黄，每次1/2个蛋黄，一周内妈妈看宝宝没有胃肠反应，大便正常，就可以给宝宝逐渐增加到一个蛋黄。

❺ 妈妈用勺给宝宝喂鸡蛋黄时，可以在上面滴几滴橙汁，有利于宝宝对铁的吸收。

❻ 每次妈妈给宝宝喂完鸡蛋黄后都要再喂几口温开水，将口里的蛋黄冲到胃里，保持口腔干净。

❼ 宝宝若吃鸡蛋黄过敏，出现红点点，妈妈要暂停喂养，等宝宝好了之后，再添加1/8个蛋黄，看看是否过敏。

育儿小贴士

　　妈妈不要给宝宝喂鸡蛋清，1岁以内的宝宝吃了易过敏。

❋ 换乳期如何喂养

换乳期喂养与母乳喂养同样重要，"换乳期喂养"是指宝宝从单纯的母乳喂养液体食物到成人食物的转变过程。在出生后的第 4 个月到 1 岁左右这段时期，也就是说宝宝的主要食物开始由液体过渡到固体食物，如由母乳或配方奶过渡到米粥、蔬菜和肉等食物。

换乳期食品添加的原则

❶ 液体食物→泥状食物→固体食物。

❷ 每种辅食的添加量要从少到多，由稀到稠，慢慢添加，逐渐增多。

❸ 每次只尝试添加一种新食物，待宝宝适应一周左右后再添加其他食物。

❹ 每次添加时，注意宝宝的大便情况、精神状态以及吃奶情况，若有异常立即停止添加。

❺ 宝宝生病，天气热时，妈妈要暂停给宝宝试添加新食物。

❻ 妈妈在给宝宝添加食物时，不要给宝宝停喂配方奶或母乳，若妈妈不给宝宝喂母乳了，可以调配到适应宝宝胃肠的配方奶后再试添加辅食。

❼ 本月妈妈可以让宝宝练习接受勺子，用小勺给宝宝喂水，刮苹果末、香蕉末给宝宝吃，开始时一次一汤勺。

❽ 本月宝宝适应鸡蛋黄后，妈妈可以给宝宝添加大米或小米的米汤，然后再添加煮得稀烂的稀大米粥、浓大米粥。

❾ 宝宝的肾脏功能发育很不完善，在 6 个月前最好不要给宝宝添加盐，否则会增加宝宝肾脏的负担，鸡精、番茄酱等口味重的调味品，以及辣椒、韭菜、蒜等辛辣食物也不要给宝宝吃。

❿ 4～7 个月给宝宝添加少量的半流质食物，如米糊、蛋黄泥等让宝宝用勺子被动进食。

⓫ 7～12 个月给宝宝添加切碎状的固体食物，如碎肉、碎菜末、碎水果粒、少量薯类等，宝宝学会接受勺子，用舌头将食物送至牙磨床咀嚼吞咽。

⓬ 妈妈在给宝宝添加辅食时，刚开始应该保持每天的配方奶（母乳）摄入量，而不是减少，更不是取消，每天母乳（配方奶）摄入量不少于600 毫升，以后可以视宝宝的发育情况逐渐减少。

☕ 育儿小贴士

商店里有各种罐装的菜泥、果泥，妈妈可以根据自己的情况是自制还是购买罐装品。罐装的营养成分更全面，自制的更新鲜，这个看宝宝的偏好，妈妈自己决定。

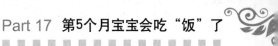

妈妈给宝宝添加辅食时不要着急，待宝宝胃肠适应一类食物后再添加新的，可以减少腹泻，若宝宝因辅食添加而腹泻，妈妈可以暂停这类食物的添加，等好了再添加。

✿ 如何教宝宝学习咀嚼

4～6个月是宝宝学习咀嚼和吞咽的关键时期，宝宝在这个时期学得最快，只要妈妈稍加训练和指导就会很快学会。宝宝一旦错过这个时期，需要花几倍的时间才能学会。

❶ 宝宝有吃手的动作，说明宝宝具备咀嚼食物的能力，妈妈就可以训练宝宝学习咀嚼吞咽的能力。

❷ 咀嚼动作需要舌头、面颊肌、牙床（牙齿）、嘴唇彼此的协调运动才能完成，妈妈可以考虑宝宝的月龄，在保证营养均衡的前提下，还要考虑食物的硬度、柔韧性、松脆度，为口腔肌肉提供不同的刺激，促进咀嚼和吞咽功能的发育。

❸ 宝宝换乳期食品的添加，应遵循"流质食物→泥状食物→固体食物"添加过程，宝宝快速的增长只依赖母乳或配方奶的营养是不够的，宝宝从母体中获得的铁基本上用没了，应该补充鸡蛋黄，用水调稀，先喂1/4个。

❹ 宝宝4～6个月时开始尝试各种滋味的食物，学会接受用勺吃饭，妈妈可以喂宝宝一些稀大米粥或稠的米汤，量从少到多，一周内宝宝适应了再添加其他辅食。

❺ 以前给宝宝添加水果汁，现在妈妈可以用小勺刮成苹果末喂宝宝。

❻ 妈妈可以给宝宝磨牙棒，或喂一些饼干，宝宝会边玩边锻炼咀嚼能力。

若宝宝没有长出牙，妈妈也要及时给宝宝添加固体食物，固体食物不仅可以增强其咀嚼功能，还可以刺激牙龈，促进乳牙快速长出。

妈妈若只给宝宝添加流质的食物，不给宝宝添加固体食物，咀嚼肌不能充分发育，牙周就会比较软，宝宝的出牙也会相对较晚。

❊ 可以给宝宝添加淀粉类食物吗

宝宝在 4~6 个月之间，唾液腺开始分泌唾液，此时口腔中的唾液分泌很少，淀粉酶十分缺乏而且活性很低，妈妈若在这时给宝宝添加淀粉类食品，会引起宝宝消化不良。

❶ 影响铁吸收：添加辅食，一般在宝宝 5 个月时主要以添加鸡蛋黄为主，而不是淀粉类食品，因为如果过早地给宝宝添加淀粉类食品，淀粉中含有植物酸，可以与鸡蛋黄中的铁以及母乳（配方奶）中的铁，形成难以吸收且难溶于酸或水的植物酸铁，除了植物酸铁排出铁外，宝宝母体中吸收的储存铁基本上消耗没了，就容易出现缺铁性贫血。

❷ 影响肾脏：淀粉类食物中磷的含量高，过早地给宝宝添加，磷很容易被吸收，宝宝的肾脏功能发育不全，不能把过多的磷从肾脏中排出，增加了肾的负担。

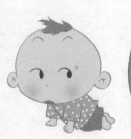
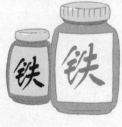

❸ 影响钙的吸收：吸入过多的磷不能及时排除，会增加血液中磷的含量，不易让钙吸收进入血液，致使钙不能沉积到骨骼上，所以容易出现低血钙引起的手足抽搐或早期出现佝偻病。

❹ 消化不良：妈妈看宝宝喜欢淀粉类食物，认为宝宝喜欢吃，就给宝宝吃过多的淀粉类食物，而宝宝小肠内的胰淀粉酶较少，也不能消化过多的淀粉类辅食，会引起消化不良。

❺ 营养不良：妈妈在给宝宝添加淀粉类食物的过程中，有的宝宝唾液淀粉酶分泌得较多，妈妈看宝宝喜欢吃就多喂，宝宝胃容量有限，吃得淀粉多了，蛋白质就少了，会出现"大头娃娃"现象。

建议宝宝 6 个月前不要喂淀粉类食品，它不仅不利于宝宝钙、铁的吸收，而且添加不当会影响宝宝的生长发育。

♨ 育儿经验交流

妈妈若一定要给宝宝喂淀粉类食物，最好每次仅喂一小勺，一周喂一次就可以了。

❀ 宝宝是食物过敏还是食物不耐受

宝宝 4 个月后，妈妈们给宝宝添加辅食，有一些宝宝会对新添加食物产生过敏现象，妈妈要仔细观察，看看你的宝宝发生的是食物过敏还是食物不耐受的情况。

食物过敏

❶ 食物过敏一般是宝宝吃过某种食物 2 小时之内出现过敏症状，偶尔会是几小时或几天后出现症状。

❷ 食物过敏的主要症状是局部皮肤肿胀、荨麻疹、湿疹、呼吸困难，有的也会出现在消化道，如呕吐或腹泻，严重的会危及生命。

❸ 宝宝若发生食物过敏，妈妈应该带宝宝去医院做一些过敏测试，测试后医生能够告诉你哪种或哪些食物可以引起宝宝不适，这是属于食物过敏（免疫反应），哪些是宝宝的食物不耐受（不能消化某食物）。

❹ 宝宝在添加辅食的过程中出现过敏反应可能是由以下过敏食物造成的：蛋清、牛奶、花生、大豆、鱼（金枪鱼、三文鱼、鳕鱼）、虾、蟹、贝类等。

食物不耐受（不能消化某食物）

❶ 食物不耐受并不是免疫反应的疾病，而是宝宝不能消化某种食物。

❷ 妈妈可以细心观察宝宝吃了或喝了哪种食物后就会出现例如放屁、胀气、腹泻等消化不良的症状。

❸ 宝宝最常见的食物不耐受就是乳糖不耐受，宝宝体内缺乏一种酶，而这种酶正是消化牛奶和其他奶制品中的乳糖所必需的。

❤ 育儿经验交流

宝宝对某些食物会发生不良反应，其中大多数都不是食物过敏，而是食物不耐受。

❤ 育儿小贴士

添加辅食要每次只添加一种，一旦找到过敏食物，妈妈暂时不要给宝宝喂这种食物，过一段时间可以少喂一点儿，若还有过敏现象，妈妈可以等宝宝大了再喂。

❀ 宝宝不想吃奶了

宝宝 5 个月以前，每天吃奶粉吃得很好，现在喝奶吃吃停停、东张西望，

嘴里还发出咕咕的响声，每天吃的量变少，如果宝宝的精神状态好，那可能是

暂时进入了生理性的厌食期，导致宝宝不爱喝奶，这是正常的生理现象。

具体原因

① 宝宝生长速度过缓，对奶的需求量没有以前生长快时需求那么多了。

② 长时间喝配方奶，吃入的蛋白质多，宝宝的胃肠也疲劳了，歇一歇就好了。

③ 添加辅食了，感觉其他口味也不错，喜欢新口味，不再喜欢单一口味的配方奶所致。

④ 宝宝喜欢外面的世界，对周围的事情充满了好奇心，无法专心喝奶。

⑤ 妈妈是否给宝宝换了不同口味的奶粉，宝宝不喜欢喝。

⑥ 妈妈是否给宝宝换了新奶嘴，奶嘴口太小，吸奶很费劲儿就不愿意吸奶了。

⑦ 长牙早的宝宝开始喜欢咬一些固体食物，不喜欢吮吸动作了。

⑧ 进入厌食期需要2周左右才能恢复。

解决办法

① 给宝宝提供一个安静、不会被人打扰的吃奶环境。

② 妈妈要保持好心情、面带微笑地看着宝宝，让宝宝感觉吃奶很快乐。

③ 选择配方奶的代乳品，如酸奶、牛奶暂时替代一下。

④ 妈妈千万不要强迫宝宝吃奶，这样往往适得其反，宝宝更不愿意吃了。

⑤ 多喂宝宝一些果汁或蔬菜汁，可以补充一些维生素。

⑥ 妈妈也可以尝试用勺喂一些配方奶的喂养方法。

⑦ 宝宝可以多吃一些蛋黄、米汤或白米粥。

育儿小贴士

厌食期早的宝宝可能在100天左右出现症状，厌食期的宝宝虽然吃得少，但是只要不低于正常的生长曲线，就可以自然恢复，若低于应有的体重，妈妈可以带宝宝看医生，看是否是病理性厌食。

育儿经验交流

宝宝突然不爱吃奶了或一顿不吃奶了，只要宝宝精神好，妈妈就不必担心，可以给宝宝喂些米汤或其他替代品。

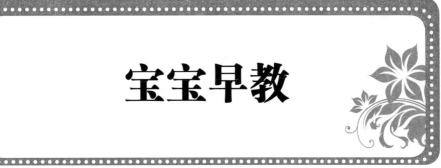

宝宝早教

❀ 让宝宝照镜子

照镜子是宝宝智力开发过程中一个很有趣的游戏，宝宝可以通过镜子中的影像认识自己，认识五官，认识身体，了解实物和影像不同等。

有的老年人认为，宝宝不会说话时照镜子，会看到成人看不到的东西，会被吓着，因此不让宝宝照镜子，这种做法很不科学。

❶ 当宝宝第一次照镜子时，有的会大哭，因为他不知道镜子里的宝宝是谁，因为他还不认识自己。

❷ 照镜子时妈妈可以指宝宝的脸，反复叫宝宝的乳名，让宝宝的眼睛看着镜子里的影像。

❸ 宝宝认识自己了，妈妈在指着宝宝的鼻子时说："鼻子、鼻子，××有个小鼻子，摸一摸，笑一笑，我是一个好宝宝。"

❹ 宝宝认识鼻子之后，妈妈教宝宝认识脸，说："××的小脸在哪里，找一找，摸一摸，××小脸在这里。"

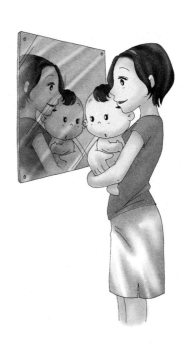

❺ 宝宝经过照镜子学习后，看到镜中的影像时会睁大眼睛盯着，有的还会笑一笑。

❻ 经过一段时间的训练，宝宝会主动摸镜子，拍打镜子，这表示宝宝看到自己的影像了。

❼ 宝宝为了吸引镜子里的"宝宝"注意，会模仿镜子里"宝宝"的动作，这种行为可以促进宝宝的视觉、触觉、听觉的发育。

❽ 宝宝照镜子不仅仅是看镜中的一个影像，而是发现自己、认识自己的一个过程。

❾ 宝宝通过照镜子与外界开始交往，有时摸一摸，感觉凉凉的镜面，觉得很好玩，会咯咯地笑起来。

照镜子儿歌

小镜子，照一照，里面有个小宝宝。你看我，我看你，摸一摸，碰一碰，我们都是乖宝宝。

育儿经验交流

妈妈抱宝宝到镜子前，让他与镜子里的影像碰碰头，拉拉手，告诉宝宝这个小宝宝就是宝宝自己，并叫宝宝的乳名。

训练宝宝学发 "ma 和 ba"

4个月的宝宝会咿呀咿呀地发出很多元音，如"a"、"o"、"u"、"e"等音，以及少量的辅音"m"、"h"等音。4～6个月是宝宝学习连续音节阶段，妈妈若加以训练宝宝就会发出连续音节。

❶ 妈妈在没有训练宝宝之前，4个月的宝宝会无意识发出 ba 和 ma 的音节。

❷ 当妈妈听到宝宝发出这种音之后，除了高兴、兴奋，应该用夸张的嘴形拉长音对宝宝说"ma"、"ma"，不断地重复，宝宝看妈妈的嘴形就会模仿，发出"妈妈"音。爸爸在听到时，就像妈妈一样，训练宝宝发"ba"、"ba"音节。

❸ 妈妈还可以在平时与宝宝玩藏猫猫游戏时，经常说："宝宝，妈妈在哪里?"妈妈给宝宝喂奶时说："妈妈在给宝宝喂奶呢。"

❹ 妈妈在和宝宝练习发音游戏时，可以不停重复，逗宝宝模仿早期发出的一些元音，训练宝宝从无意识发出的元音变成有意识元音发音训练。训练音节"a"、"o"、"e"、"u"发音，可以逐渐拉长声调，然后再训练发一些辅音，如"b"、"p"、"m"音节。

❺ 宝宝会发这些音节时，当宝宝5个月左右时会把元音辅音连起来，就会连续发出"mama"、"baba"等声音。

❈ 进行"叫名字"训练

妈妈每天叫宝宝的名字，对宝宝来说也是一种刺激。经常刺激宝宝就会形成条件反射，5～6个月的宝宝，妈妈叫宝宝的名字宝宝就有反应了，但这不是自我意识，若想认识自己，妈妈需要不断强化训练宝宝。

❶ 宝宝现在认人了，妈妈在和宝宝玩照镜子游戏时可以指着宝宝的小鼻子对宝宝说："你叫××。"再拉长音重复多次。

❷ 妈妈在宝宝早上清醒时，妈妈可以叫宝宝的名字，面带微笑地对宝宝说："××你好。"

❸ 妈妈和宝宝玩藏猫猫游戏时，妈妈可以说："××找找妈妈在哪里，妈妈在这里，××找到了，××你真棒。"

❹ 妈妈通过对宝宝的训练，使宝宝在5～6个月时，妈妈叫宝宝的名字宝宝就会有反应，会扭过头找妈妈。

❺ 宝宝不断地被训练"叫名字"，在10～12个月时，会认识自己以及自己和镜中影像的关系。

❻ 叫名字训练对宝宝也是一种智力开发，通过不断的训练，宝宝会对自己的名字有反应，不仅训练宝宝的听觉能力，还开发宝宝的智力，有利于宝宝早期认识自我。

❼ 妈妈进行叫名字训练，宝宝应该有一个固定的乳名，最好不要变，若总变名字，宝宝不知道妈妈到底叫谁。

测试宝宝的听力问题：妈妈可以在宝宝清醒时，在宝宝耳后20～30厘米处晃动拨浪鼓，宝宝听到声音后有反应，或声音停止后宝宝会眨眼睛，说明宝宝听力正常，若没任何反应，说明宝宝听力异常。

♥ 育儿小贴士

很多妈妈在宝宝出生后就给宝宝起好乳名，认为叫宝宝的名字宝宝也听不懂，于是就不叫了。其实在宝宝出生后就应该称呼宝宝的名字，现在叫宝宝的名字宝宝应该有反应了。

✿ 教宝宝认物

妈妈教宝宝认物，不仅可以促进宝宝视觉神经和听觉神经的发育，同时也可以提高视觉和听觉的协调性，促进宝宝的智力发展。妈妈应如何教宝宝认物呢？

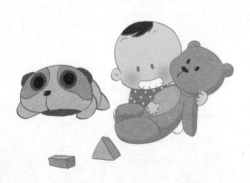

❶ 妈妈可以观察宝宝经常爱盯着什么看，用宝宝的眼光来认物，这样便于宝宝学习而且很容易学会。

❷ 妈妈也可以在床上放一些玩具让宝宝抓自己喜欢的，如小鸭子，妈妈告诉宝宝这是小鸭子。

❸ 平时妈妈有空带宝宝出去走走时，宝宝看到小草，妈妈可以告诉宝宝说"草"，用手指指着说"这是绿色的草"，看到花时说"花，这是红色

的花"等，每次见到后重复两三次即可。宝宝可能当时听不懂，妈妈不要着急，认的次数多了，宝宝就会了。

❹ 妈妈可以从生活中经常用的、简单的东西教起，比如可以指着一个小台灯对宝宝说："这是灯，灯光的灯。"也可以将台灯打开吸引宝宝的注意力，然后再关上。

❺ 妈妈也可以使用颜色鲜艳、看图识字的彩色卡片书，用红色的苹果图片吸引宝宝，说："这是苹果，红色的苹果。"同时妈妈在每次给宝宝刮苹果末时告诉宝宝："宝宝，妈妈给你喂苹果了，宝宝喜欢吃苹果。"每喂一勺，妈妈可以说一次苹果，这样宝宝很快就记住了。

♥ 育儿小贴士

妈妈现在开始让宝宝练习认识物品，不仅提高了认物能力，而且对宝宝将来的认物能力也有所帮助。

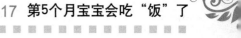

育儿经验交流

妈妈在教宝宝认物时，可能会出现妈妈指这个物品教宝宝认识时，宝宝的头转到另一边去，没有理会妈妈，妈妈不要太着急，这是因为教宝宝认的东西，宝宝感觉没有兴趣所致。

❋ 宝宝喜欢抓妈妈的头发吃

5个月左右的宝宝，妈妈带宝宝出去遛弯、哄宝宝睡觉时，宝宝会突然抓住妈妈的头发，妈妈伸手想把头发从宝宝的手里拿出来，宝宝会抓得更紧甚至要放嘴里吃，弄得妈妈很疼或很生气。其实妈妈不要生气，这是宝宝"口欲期"的特点。

❶ 口欲期（0~1岁）的宝宝，"口和手是其生活的全部"。宝宝会用手抓头发往嘴里放或抓衣服吃都很正常，这是宝宝认识世界的一种方式。

❷ 宝宝在抓妈妈的头发时，妈妈不要表现出很在意这件事，因为宝宝看妈妈的反应比较大后，会通过这种方式吸引妈妈的注意力，时间久了宝宝会养成经常抓妈妈头发的坏习惯。

❸ 宝宝抓妈妈的头发时，妈妈可以给宝宝一些玩具或带宝宝多看看外面的景色，分散宝宝的注意力。

❹ 对于1岁以内的宝宝，妈妈不要认为宝宝吃手或吃玩具脏就阻止他吃，妈妈可以将宝宝的手和玩具洗干净，满足宝宝的需求。避免宝宝长大后出现咬人、继续抓头发吃、吸烟或爱说脏话等坏习惯。

❺ 宝宝1岁后，妈妈不要让宝宝再吃手，这样会出现宝宝口欲过度满足，这样宝宝长大后的自我管理能力差，生活会弄得乱七八糟，做事丢三落四。

游戏开始了

妈妈和宝宝玩"拉起来，躺下"的游戏，妈妈握住宝宝双手腕部，宝宝的手握住妈妈的大拇指，妈妈轻轻将宝宝拉起成坐姿，然后妈妈再轻轻将宝宝放平在床上，每天反复几次。妈妈可以唱以下的儿歌："拉大锯，扯大锯，姥家门口看大戏。妈也去，爸也去，我也去。"妈妈在说拉大锯时，将宝宝拉起，扯大锯时将宝宝放平。

育儿经验交流

宝宝在5个月时，妈妈可以利用宝宝喜欢抓东西吃的特点，练习宝宝的五指分化功能，将玩具放在宝宝眼前让宝宝抓

❀ 妈妈也会有分离焦虑

妈妈和宝宝相处了4个多月，对宝宝产生了浓厚的感情。妈妈在产假期间，宝宝的一颦一笑都深深印在妈妈的脑海中，妈妈要上班了，而心里却时时刻刻都在挂念着宝宝，宝宝现在怎么样？不知不觉中妈妈就会产生和宝宝分离后的焦虑。

❶ 神经兮兮：有的妈妈思念宝宝几乎达到了疯狂的地步，工作时心不在焉，若有什么风吹草动，哪怕是眼皮跳一下都会想起宝宝，神经兮兮的。

❷ 信不过保姆：上班了，宝宝的生活全部交给小保姆了，妈妈心里实在没底，还会想象现实情况会不会是这样：妈妈在时，保姆对宝宝很好，妈妈不在时，保姆在家看电视，打长途电话，把宝宝放在一边哭。唉，宝宝，妈妈对不起你。结果弄得自己很伤感。

❸ 在家还是辞职：宝宝那么小，妈妈就离开宝宝去上班，若是妈妈辞职了，在家看宝宝可能会更好，要辞职吗？辞职后将来的工作好找吗？不辞职保姆或奶奶会带好宝宝吗？这点儿事在妈妈脑子里转，很烦也很矛盾。

❹ 内疚感：有的妈妈辞职后，因为生活的压力不得不重返职场，当初辞职是为了给宝宝纯母乳喂养才选择辞职的，现在上班就意味着不能实现母乳喂养了，不能给宝宝纯母乳喂养是妈妈心中永久的痛。

❺ 力不从心：上班后，妈妈很要强，想把工作做好，工作一天后很疲劳，回家后又要照顾宝宝感觉有些力不从心，特别是宝宝生病时妈妈会感觉更加疲惫，时间久了就会有抑郁的感觉。

> **♥ 育儿经验交流**
>
> 有的妈妈产后一直围着宝宝转，没有更多时间与朋友交往，有时会有一种失落感，妈妈应该积极地参与单位活动等社交活动，联系过去比较好的朋友聊聊，心情会缓解一下。

❀ 不要经常换人带宝宝

宝宝在成长的过程中，妈妈经常会遇到保姆有事回家等各种理由离开几天，妈妈还要上班，因为临时找不到合适的人带宝宝而着急，有时也因为找到一个人对宝宝"不好"，宝宝和新保姆在一起就大哭。急坏了妈妈，于是又赶紧换人。宝宝经常换人带好吗？

❶ 对5个月的宝宝面言，建议不要频繁地更换人带。因为每更换一次带宝宝的人，宝宝都需要一个适应学习的过程，一般需要几周时间。

❷ 5个月的宝宝开始认人了，新换带宝宝的人对于宝宝来说很陌生，宝宝的记忆图片中找不到新带宝宝人的脸，宝宝就会哭闹，渐渐就没有了安全感。

❸ 妈妈频繁换人，虽然有的能锻炼宝宝的适应性，但宝宝缺少安全感会使其长大后胆子小。

❹ 有时妈妈带宝宝去外婆家，外婆很喜欢小宝宝，白天有妈妈在旁边，外婆和宝宝一起玩得很开心，到了晚上外婆要带宝宝睡，妈妈想这回可以美美地睡上一觉，于是将宝宝留给外婆带一晚，自己回家睡了，谁知就这一个晚上，宝宝醒了就哭闹着四处找妈妈，看不到妈妈哭了很久才睡。第二天妈妈来接宝宝，以前宝宝睡觉一点儿都不费劲儿，到点了就困，很快就睡了，而现在爱哭闹，到困得不行了才能入睡，这就是换人带来的负面影响，宝宝有一种被丢弃的感觉。

育儿小贴士

6～18个月，宝宝进入了依恋期，妈妈不要经常换人，这样可以使宝宝在情感上得到满足，情绪也会稳定，否则会伤害到宝宝。

育儿经验交流

5个月的宝宝一边要学习和适应吃辅食，一边开始出牙了，有时身体会很不舒服，再加上经常换人宝宝会上火，容易生病。

Part 18

第〇个月宝宝开始会坐了

宝宝护理

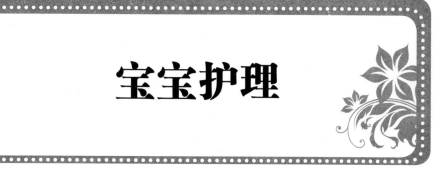

❀ 宝宝长牙了

宝宝6个月左右时开始长牙了，有的宝宝流口水，有的宝宝烦躁不安甚至到处乱咬，这些都是长牙所带来的不适。妈妈如何缓解宝宝因长牙而带来的牙龈发痒和疼痛呢？

妈妈要缓解宝宝长牙时所带来的痒和痛，就要让宝宝咬东西，因为宝宝只有咬才会舒服一些。所以妈妈应每天给宝宝准备不同的东西，提供给宝宝咬，宝宝喜欢咬什么，妈妈在确保安全的情况下就让宝宝咬，如磨牙棒、玩具、牙胶等，避免妈妈喂奶时宝宝咬妈妈的乳头。

如果长牙期的宝宝咬了妈妈的乳头，妈妈不要大声喊叫，这样会吓着宝宝，宝宝晚上睡觉时可能会出现哭闹、食欲不好，不想吃母乳了。同时妈妈也不要硬把乳头从宝宝的嘴里抽出来，妈妈可以用右手轻轻地捏宝宝两侧的下颌骨的上边缘，让宝宝张开嘴后，再将乳

头向外抽出来。妈妈被咬后可以暂时不喂奶，但是奶要用手挤出来，避免毁奶。

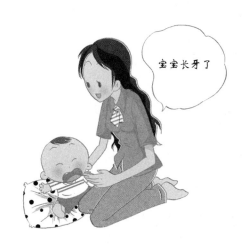

宝宝长牙了

妈妈在给宝宝选择牙胶时，可以选择材质环保的软硅胶，内部为空心，在乳牙还没有完全长出时使用，就减轻了宝宝出牙时的不适和烦躁。

妈妈可以给宝宝选择磨牙棒，因为

磨牙棒非常适合宝宝长牙期使用，可以使宝宝长牙期更舒服。

妈妈给宝宝可以咬的玩具时，一定不要选择一咬就掉漆的，因为漆中含铅，时间久了宝宝的血铅很可能超标。

宝宝开始长牙了，刷牙护理工作自然成了妈妈每天要做的事情。在牙齿长出前后，妈妈可以早、晚各一次，用棉签浸湿后轻轻地清洗宝宝的牙床，也可以将纱布套在手指上给宝宝清洗牙齿。

育儿小贴士

宝宝出牙时，多给宝宝吃些含钙多的食品，多晒晒太阳，若宝宝要补充钙剂，需要在医生的指导下进行。此外，妈妈要用棉签给宝宝刷牙了。

育儿经验交流

宝宝护理牙齿要从第一颗牙齿开始，妈妈不要认为乳牙会换掉，就不注意给宝宝护理。如果宝宝的牙齿不注意护理，很可能在2～3岁就出现龋齿，就会影响宝宝的生长发育。

❀ 宝宝出牙期注意什么

宝宝出牙是宝宝身体发育是否健康的一个标志，一般4～10个月长出，大多数在5个月时长出。宝宝出乳牙时，大多数都没有明显的迹象，但也有部分婴儿出现烦躁、爱咬东西、流口水现象。

注意事项

❶ 宝宝出牙期间，妈妈要注意宝宝的营养均衡，同时也要给宝宝多增加含钙高的食物，或母乳喂养宝宝的妈妈可以补充钙剂。

❷ 宝宝出牙时流口水，多为暂时的口水增多，妈妈要给宝宝及时擦干流出的口水，还要给宝宝戴个围嘴。

❸ 宝宝出牙时烦躁、爱咬东西，妈妈不要给宝宝硬东西咬和甜食吃，可以给宝宝买磨牙棒或磨牙类硅胶玩具。

❹ 妈妈可以自制磨牙棒，用新鲜的苹果、梨、黄瓜、莴笋等切成手指粗细的小长条，既可以磨牙还可以补充一些维生素。

❺ 妈妈在给宝宝选择饼干做磨牙棒时，不要选择口味重的椒盐饼干或夹心饼干，可以选择口味淡或无味的饼干，每次妈妈给宝宝吃完饼干一定要喂宝宝几口水，避免龋齿。

❻ 妈妈坚持每天早、晚用棉签蘸温开水给宝宝清洗牙床，宝宝吃奶后再

给宝宝喝点儿温开水。

育儿经验交流

乳牙长出得早或晚，与宝宝的体质、营养、性别、地区等因素有一定的关系，有时个体差异较大。若宝宝到了1岁都没有出牙，妈妈应该带宝宝去医院诊治。

育儿小贴士

大多数宝宝出牙时没有什么症状，但个别会发热，只要宝宝体温不超过38.5℃，精神好，爱吃奶，妈妈可以不用处理，若体温继续升高，伴有哭闹等现象，妈妈要带宝宝去医院检查。

❀ 保护眼睛从现在开始

宝宝0～3岁是呵护眼睛的关键期，5个多月的宝宝还不会用眨眼方式保护自己的眼睛，有的时候看到一些蓝光还会多看几眼，殊不知在这些情况下，宝宝的眼睛已经受到伤害了。保护宝宝眼睛从现在开始，妈妈要精心地呵护。

❶ 不要在灯光下睡觉，晚上睡觉也不要开灯睡，因为开灯睡不利于宝宝生物钟的形成，也会影响宝宝的生长发育。

❷ 不要在固定位置挂玩具，避免宝宝斜视。

❸ 妈妈带宝宝出去晒太阳时，要注意强烈的太阳光不要直射宝宝的眼睛，妈妈要给宝宝戴上遮阳帽或背着太阳。

❹ 妈妈每次给宝宝照相时不要使用闪光灯，这样会伤害到宝宝的眼睛，若担心光线比较弱，可以将室内灯打开。

❺ 妈妈在给宝宝洗澡时不要开浴霸，灯光太强会伤害到宝宝的眼睛。

❻ 在日常生活中，有的妈妈带宝宝时会看到耀眼的电焊光，这是高能量的蓝色光，很耀眼，会伤害到宝宝的眼睛。当时宝宝看几眼没有什么感觉，在5个小时左右会出现结膜充血、流泪、很难睁开眼、不能入睡等症状，还有可能出现眼角膜脱落坏死现象。

❼ 红外线和紫外线也会伤害宝宝的眼睛，如紫外线消毒灯也会伤害宝宝的眼睛。

游戏开始了

妈妈抱着宝宝一点一点向前走，爸爸在后面追宝宝，宝宝会很投入地玩，不时地开心大笑。若宝宝不笑，妈妈可以先笑，反复练习，宝宝就会经常笑了。

育儿经验交流

5个月的宝宝对电视上的广告图片很感兴趣，但妈妈不要让宝宝看得时间太长，1～3分钟即可，距离在2～3米，否则会伤害到宝宝的眼睛。

❀ 宝宝发热怎么办

接近 6 个月的宝宝从母体中获得的免疫物质快用光了,宝宝的免疫力降低,再加上处于妈妈给宝宝添加辅食的阶段,宝宝很容易出现感冒发热现象。宝宝在出现这些不适时,妈妈应该如何护理宝宝呢?

❶ 妈妈遇到宝宝出现发热时不要着急,若宝宝腋下体温低于 38.5℃ 就不用给宝宝喂退热药,相反,机体的发热可以杀死一些有害的病菌,有利于宝宝身体的恢复。

❷ 妈妈可以采用物理降温的方法,如给宝宝额头上用个冰袋,冰袋要用毛巾包上,以免冻伤宝宝。或者使用温毛巾给宝宝擦颈部或腋下,同时也多喂些温开水。

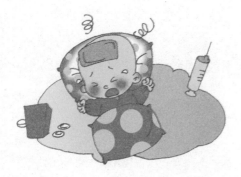

❸ 若宝宝发热超过 38.5℃,妈妈可以给宝宝喂一些退热药,如美林退热药,每隔 4 小时喂一次,同时妈妈需要带宝宝去医院看看,确诊宝宝是细菌性感冒还是病毒性感冒。

❹ 在吃过退热药后的 30 分钟内最好不要再给宝宝喂其他药物,这样会影响退热药的药效。

❺ 宝宝吃完退热药后,一般会在 30 分钟左右出汗退热,出汗后妈妈可以用干毛巾将宝宝身上的汗擦干净,避免湿透衣服。

❻ 宝宝患病期间最好穿柔软吸汗、宽松的纯棉服装,这样便于宝宝散热。

❼ 宝宝生病期间妈妈可以让宝宝多休息,宝宝清醒时妈妈可以陪宝宝聊聊天或多讲些故事,这样有利宝宝身体恢复。

❽ 宝宝吃完退热药之后,妈妈需要在 1 小时内给宝宝测一下腋下体温。

♥ 育儿经验交流

宝宝生病后,爷爷奶奶一般会主张给宝宝多穿些衣服,妈妈按照现代的育儿观念要给宝宝少穿些衣服,这样就会产生分歧。妈妈不要着急,可以举例子说某某家孩子因为多穿些,导致宝宝发热更严重,或者妈妈和爷爷奶奶带宝宝一起去医院听听医生怎么说,让爷爷奶奶改变陈旧的育儿观念。

❀ 如何为宝宝选择鞋子

宝宝6个月了，妈妈带宝宝出去遛弯，发现宝宝的脚有时很冷，很想给不会走路也不会说话的宝宝穿鞋子，避免因脚着凉而引起感冒。妈妈如何给宝宝挑选鞋子呢？

❶ 妈妈在给宝宝选择鞋时，应选择比脚大0.5厘米的鞋子为宜，因为宝宝的脚生长得很快，一般几周就要换一双鞋子。

❷ 不要选择太大或太小的鞋子。太大的鞋子宝宝穿得不舒服，太小的鞋子会压迫脚趾骨，影响宝宝的生长发育。

❸ 6个月的宝宝不会走路，一定要用鞋底薄、能防滑的软底鞋。

❹ 宝宝鞋的鞋面柔软光面，没有任何装饰，鞋头为圆形或宽头，这样脚趾有一定的活动空间，妈妈不要给宝宝选择尖头、窄头的鞋。

❺ 宝宝的鞋子后面也要留有一点儿空间，避免宝宝仰卧平躺时，因脚蹬端产生摩擦而受伤。

❻ 宝宝的鞋子要轻，鞋帮要高一些，一方面可以保暖，另一方面可以保护踝骨。

❼ 11个月的宝宝学走时，妈妈可以给宝宝穿胶底、布底等行走舒适的鞋子，不要选择质地较硬的塑料底鞋子。

❽ 宝宝学走时，妈妈不要给宝宝穿亲朋好友给的旧鞋子，因为不同宝宝的脚形不一样，旧鞋子已经被宝宝穿出自己的脚形，学走路的宝宝可能会因为旧鞋子的脚的形状变化而感到不舒服。

智力开发游戏

妈妈可将桌子擦净，上面放2块三角形积木，2块圆形积木，宝宝先伸手取第一块积木，再伸手取第二块积木，这样可以锻炼宝宝的抓握能力。

> ♥ 育儿经验交流
>
> 天气凉了，妈妈还可以给宝宝穿上大小合适、棉质的袜子，尽量不要给宝宝穿尼龙袜，因为尼龙袜不透气，宝宝脚易出汗，脚会着凉而引起感冒。

❀ 宝宝生病妈妈不要乱喂药

很多妈妈在宝宝生病时，就凭自己的感觉给宝宝喂点儿药，这样妈妈才安心。其实妈妈这样做很不好，很可能会伤害到宝宝。

宝宝生病初期的一些症状会因为妈妈乱喂药而暂时消失，但其实病并没有好。

腹泻：宝宝拉肚子，妈妈给宝宝喂一些治疗腹泻的药，不但没有任何效果反而使病情加重。这是因为给宝宝添加辅食阶段，宝宝很容易出现腹泻，只要妈妈暂时将添加的辅食停一下就可以了，但由于妈妈盲目用药，引发宝宝肠道菌群失调，导致了病理性腹泻。

咳嗽：宝宝咳嗽了，很多妈妈给宝宝吃止咳糖浆，因为糖浆比较甜，宝宝喜欢吃，妈妈认为喂几天宝宝就会好了。结果适得其反，咳嗽久治不愈，个别还会病情加重，这是因为宝宝咳嗽可能有很多原因，妈妈不知道是哪一种原因就随便喂止咳糖浆，而糖浆中的麻黄素服用过多，宝宝会出现呕吐、哭闹不止、心跳加快等现象。

发烧：宝宝发烧了，妈妈就很着急地给宝宝服用感冒冲剂和阿奇霉素，宝宝的感冒症状消失了，妈妈以为宝宝好了，随之宝宝热又起来了，妈妈又开始喂药，但宝宝这次就是不退热，妈妈带宝宝去医院，做了血象检查和X线胸片才得知宝宝是得了肺炎。

游戏开始了

妈妈可以带宝宝照镜子，让宝宝摸镜子，再逗宝宝，让宝宝看到自己大笑的表情，妈妈也可以让宝宝看自己哭的表情，有利于宝宝的智力开发。

 育儿经验交流

妈妈在宝宝生病时不要用茶水给宝宝喂药，因为茶叶中的鞣酸遇到某些药物可能引起化学变化，从而改变药性或发生沉淀，宝宝吃后会发生一些不良反应。

宝宝喂养

❀ 宝宝可以喝豆浆吗

很多妈妈都喜欢喝豆浆，有的妈妈现在不给宝宝喂母乳了，感觉豆浆既有营养又适合宝宝用奶瓶吸，妈妈很想每天早、晚给宝宝喂180毫升豆浆，可以吗?

❶ 豆浆很有营养，但豆浆中的一些成分不适合1岁以下胃肠功能发育不完善的宝宝喝，所以妈妈现在不要给宝宝喝豆浆。

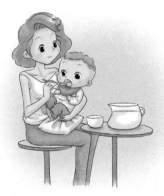

❷ 豆浆中含有皂素、蛋白酶抑制剂等抗营养的因子，可以抑制宝宝的生长发育。

❸ 豆浆中含有一些糖类不适合宝宝吸收和利用，很容易在肠道内发胀，产生胀气，宝宝就会腹胀不舒服，即肚子疼。

❹ 妈妈不要用豆浆来代替配方奶，配方奶中的营养成分接近母乳，便于宝宝消化和吸收，豆浆不适合1岁以下的宝宝喝。

宝宝1岁以后喝豆浆的注意事项

❶ 宝宝不要在空腹和十分饥饿时喝豆浆，因为豆浆中的蛋白质会直接转化为热能被消耗，没有发挥它的营养价值作用。

❷ 豆浆不能用来冲鸡蛋吃，豆浆中的胰蛋白很容易与蛋清结合产生不适合人体吸收的物质。

❸ 宝宝要喝煮沸的豆浆，生豆浆含有的皂素对宝宝的身体有害，有可能引起食物中毒。

❹ 宝宝最好少量喝豆浆，若发生腹泻

或大便不正常，就要停止喂养。

⑤ 宝宝要喝妈妈自己制作的豆浆，每天将豆皮去掉再制成豆浆，避免宝宝喝后胀气。

育儿小贴士

宝宝吃药时，不要将药混到豆浆里喝。

育儿经验交流

豆浆没有喝完时，要将豆浆放入冰箱中冷藏，放入微波炉中加热后再喝。豆浆酸了和变质后要倒掉。

❋ 教宝宝自己拿奶瓶喝奶

5～6个月的宝宝突然想变得"独立"，自己想伸手去捧着奶瓶，有的宝宝会握得很好，有的宝宝还拿不好，妈妈应该让宝宝自己拿奶瓶喝奶吗？

① 宝宝自己捧着喝奶，是宝宝探索欲望成长的表现，妈妈应该加以引导，经常锻炼宝宝自己喝奶，宝宝就会很好地学会抓握奶瓶。

② 若宝宝不喜欢自己拿奶瓶，妈妈不要强迫宝宝，因为不同的宝宝在生长发育方面还会有一些差异，妈妈不要太着急。可先培养宝宝的抓握意识。

③ 妈妈也可以买带有彩色卡通图案的奶瓶，里面放一些果汁吸引宝宝注意，彩色的瓶子和香甜可口的果汁可以吸引宝宝的注意力和食欲。宝宝会自然而然地喜欢上奶瓶，就会主动抓握奶瓶。

④ 妈妈可以在宝宝喝奶时，将宝宝的一只手握着塑料奶瓶的一边，妈妈用一只手在另一边保护着。妈妈每次用奶瓶喂奶都锻炼宝宝抓握，宝宝很快就能学会握着奶瓶喝奶。

⑤ 妈妈也可以选择在宝宝口渴的情况下，锻炼宝宝练习抓握奶瓶。

⑥ 妈妈在训练宝宝自己抓握奶瓶时，不要让宝宝躺着喝奶，避免宝宝吸入空气而吐奶。

育儿经验交流

妈妈抱着宝宝出去遛弯时，可以指着各种花或草告诉宝宝这是什么颜色或告诉宝宝这是什么花或草，让宝宝每天看，每天重复听。妈妈也可以选择室内各种物品，如镜子等让宝宝摸一摸，感觉一下。

❋ 给宝宝制作含铁的食物

宝宝出生后 4 个月左右，胎儿期储存的铁已基本用完了，若宝宝仅依靠母乳喂养或配方奶喂养是不能满足宝宝每天的需要的，每天宝宝需要铁 5～8 毫克，因此妈妈需要给宝宝添加一些含铁丰富的食物。哪些食物含铁丰富，又适合做成宝宝的辅食呢？

动物食品中肝、血等铁含量较高，易于宝宝吸收。接着是瘦肉、蛋黄、鱼子、虾等。植物性食品中以黑木耳、海苔、紫菜、海带、黄豆、黑豆、豆腐等含铁高，但吸收率没有动物性食物高。妈妈可以配一些含维生素 C 多一些的蔬菜或水果一起给宝宝吃，有利于对铁的吸收。

蛋黄牛奶羹

蛋黄含铁量较高，还含有其他适合宝宝生长发育所需的营养素。蛋黄中的铁易吸收，是预防宝宝贫血的首选食品。

制作方法：鸡蛋煮熟后，剥取蛋黄，用勺取出 1/4 放入碗中碾碎，再将牛奶煮沸后倒入碗中，与蛋黄搅拌均匀，凉到温热后再喂宝宝即可。

鸡肝泥

将一小块鸡肝（30 克）洗净煮熟后，将其中的白筋去掉，用小勺将鸡肝捣碎，加少量的水调成泥状，放凉至 40℃时就可以喂宝宝吃了。

榨橙汁

取鲜橙 1 个洗净，切成两半，去皮再切成 6 块，用榨汁机挤压出果汁，加入 1～2 倍的温开水调匀即可，也可调入少量白糖。

育儿小贴士

宝宝在补充铁剂期间，妈妈可以给宝宝多吃水果泥或果汁等含维生素多的食品，有利于铁的吸收。

育儿经验交流

妈妈可以给宝宝吃瓶装的铁强化食品，如铁米粉、羊肝泥等罐装食品。

267

宝宝早教

❋ 宝宝需要新玩具

6个月的宝宝会用手主动抓东西，拍东西，但准确率还是很低的，妈妈可以给宝宝添加不同种类的玩具，对宝宝进行训练，通过反复练习，宝宝不厌其烦地抓上20余次，自然而然就会了。

为了配合6个月的宝宝的生长发育和四肢活动，妈妈可以给宝宝选择以下几种玩具。

❶ 让宝宝练习踢打吊球，妈妈可以给宝宝选择用皮革制作的小球、绒线小球（但不要掉毛）。妈妈可以用绳将小球吊起来，挂的高度一开始让宝宝伸手或脚就能够得着，待宝宝手会抓和拍，以及脚会踢并且准确率高时，妈妈再逐渐调高些。

❷ 妈妈可以给宝宝买一个音乐健身架，不仅可以练习宝宝手脚协调能力，也能发出悦耳的音乐。妈妈可以将其放置到宝宝可以接触到的不同位置，让宝宝练习蹬腿、弯腿动作，

锻炼宝宝手、脚的协调性。

❸ 学习撕纸：妈妈可以给宝宝一些纸张，这个月龄的宝宝喜欢撕纸，若训练得比较早，宝宝撕纸的动作就会提前，不仅可以练习手的协调能力，也可以促进宝宝的生长发育。

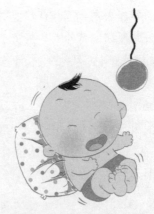

❹ 学习拍水：6个月的宝宝在洗澡时，平躺在洗澡托网里，可以练习用手摸水和拍水动作，但一定要注意安全。

月龄	玩具名称	训练技能
5~8个月	拨浪鼓、摇铃、软球	抓握能力
	吊球	手眼协调性，腿部肌肉锻炼
	不倒翁	动作准确性
	纸张、书	精细动作
	健身架	听觉、视觉、四肢的协调性

❤ 妈妈美容

　　蛋清面膜，妈妈可以将一个鸡蛋的蛋清用筷子沿着一个方向搅拌，全部起沫后加一小勺蜂蜜再搅拌均匀即可。妈妈可以涂在脸上，使其自然干燥，再用清水洗干净即可。这个面膜可以收缩毛孔，润肤去皱，每周做一次即可。

❋ 教宝宝坐起来

　　6个月大的宝宝在清醒时呈仰卧姿势，很喜欢拉着妈妈的手慢慢地坐起来，此时的宝宝坐得很不稳当，摇摇晃晃的，宝宝却玩得很开心，妈妈应该如何训练宝宝坐起来呢？

　　妈妈可以让宝宝仰卧在床上，并用双手轻轻地拉住宝宝的上臂或腋下，拉到坐姿后，在宝宝身后放一些靠垫，先让宝宝靠着坐1分钟，然后妈妈再帮助宝宝仰卧在床上，每天重复练习2次，待宝宝适应后再慢慢延长坐的时间。

　　妈妈可以用双手托住宝宝的腋下，将其两腿劈开呈45°，再把宝宝扶成坐位，妈妈扶着宝宝腋下时身体要略微向前倾斜。

　　宝宝学坐时妈妈不要太着急，不要让宝宝坐得太久，宝宝的脊椎发育不完善，若坐得久了宝宝的脊柱会出现侧弯。

　　6个月的宝宝学习坐着时，妈妈不要让宝宝练习跪坐，这样容易压迫下肢，影响腿部发育。

　　6个月的宝宝学习坐着时，妈妈可以在宝宝面前放一个玩具让宝宝抓握，这样可以锻炼宝宝的前倾力量，也有利于宝宝坐得更稳。

　　宝宝7个月时，妈妈看宝宝靠着坐稳5分钟后，再逐渐减少靠垫，练习让宝宝自己独立坐。

　　妈妈双手拉着宝宝的手坐起来时可以唱儿歌："拉大锯，扯大锯，姥家门口唱大戏。接闺女，看女婿，宝宝哭着也要去。"

儿歌

　　小花猫，喵喵叫；小花狗，汪汪叫。

❋ 教宝宝与人打招呼

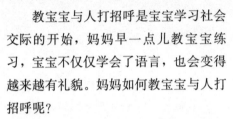

　　教宝宝与人打招呼是宝宝学习社会交际的开始，妈妈早一点儿教宝宝练习，宝宝不仅仅学会了语言，也会变得越来越有礼貌。妈妈如何教宝宝与人打招呼呢？

❶ 妈妈要抓住宝宝喜欢与别人打招呼的时期，也就是宝宝开始认人期间，妈妈稍微加以训练，宝宝就很容易学会打招呼。

❷ 妈妈最初可以教宝宝与人相遇时说"你好"，并将宝宝的右手举起来，教宝宝用手势打招呼，同时妈妈再教宝宝说"你好"，并不断地重复说"你——好"，让宝宝看妈妈说话的嘴型，宝宝的嘴就会模仿妈妈的嘴型，手就慢慢学会了打招呼。

❸ 妈妈可以在每天爸爸上班时，抱着宝宝对宝宝说，爸爸要上班了，和爸爸说"再见或拜拜"，同时帮宝宝举起小手挥动几下。

❹ 宝宝从小就养成与人打招呼的习惯，将来长大后会很容易适应社会，建立良好的人际关系。

❺ 妈妈经常带宝宝出去玩，遇到小区内熟悉的人时，妈妈首先打招呼，同时教宝宝与爷爷奶奶打招呼，说"你好"，伸出宝宝的小手挥一挥。妈妈与他们聊上几句，然后说再见，也要教宝宝与爷爷奶奶说"再见"，这时也要伸出宝宝的小手挥动几下。

❻ 妈妈看到宝宝现在不喜欢与别人打招呼时不要太着急，宝宝躲避陌生人是很正常的现象，过一个月左右的时间宝宝就会好了。

"打电话"儿歌

　　两个小娃娃呀，正在打电话呀，"喂，喂，喂，你在哪里呀？""哎，哎，哎，我在幼儿园。"两个小娃娃呀，正在打电话呀，"喂，喂，喂，你在做什么？""哎，哎，哎，我在学唱歌。"

宝宝喜欢将玩具扔到地上

宝宝会找东西的时候，很喜欢将玩具扔到地上，然后大声叫喊让妈妈给宝宝捡起来，妈妈刚将玩具捡起来递到宝宝手里，宝宝又扔到了地上，反反复复，宝宝看起来很高兴，妈妈却很生气。宝宝乱扔东西是怎么回事？

宝宝扔东西，并不是故意惹妈妈生气，而是宝宝身体发育的需要，宝宝手的发育还不成熟，还不会将手中拿的东西放下，宝宝最初是无意中将玩具扔掉的，这是正常现象。

宝宝扔过几次后，会对扔玩具到地上很感兴趣，若宝宝的手部肌肉发育成熟能随时松手，就会出现妈妈刚把玩具递给宝宝，宝宝就松开手将其掉到地上的现象。

随着宝宝身心不断地发展，宝宝开始有意识地扔玩具，并注意玩具落地的瞬间以及妈妈的反应，这就是宝宝和妈妈玩扔玩具的游戏。

有的妈妈看到宝宝不停地扔东西很生气，就对宝宝发脾气，宝宝很紧张，想扔又不敢扔，呆呆地坐在那儿。宝宝和妈妈玩的游戏就会停止，不利于亲子关系的建立。

宝宝通过扔东西可以锻炼眼、手的协调能力，对宝宝听觉、触觉、身上的肌肉都有促进作用，同时也开发了宝宝的智力。

妈妈对宝宝玩这个游戏要耐心地配合，可以给宝宝一些耐摔、不碎的玩具，如皮球、积木、塑料玩具，让宝宝通过自我意识来区分这些东西。

宝宝喜欢扔东西时，妈妈为了避免弯腰捡，可以在玩具上系一根线绳，另一端系在妈妈的手指头上，宝宝每次扔掉之后，妈妈将玩具提起就可以了。

游戏开始了

妈妈先将宝宝的脚洗干净，让宝宝仰卧到床上，妈妈抓住宝宝的小脚丫，将宝宝的脚趾抬到宝宝的鼻子处，让宝宝闻一闻自己的小脚丫，有的宝宝干脆就把小脚丫放到嘴里，这样可以锻炼宝宝腿部肌肉。

育儿经验交流

当宝宝在夜里哭闹时，妈妈要先想一想宝宝上次喂奶的时间，判断宝宝是不是饿了或是尿布湿了等原因，再来观察宝宝的哭闹是否由其他原因引起。

❋ 妈妈要多花些时间陪陪宝宝

6个月左右的宝宝开始认生了，会躲避生人了，宝宝的情绪有了很大的变化，妈妈要多花一些时间陪陪宝宝，亲近宝宝，不要冷落宝宝，也不要无意中伤害了宝宝脆弱的心灵。

妈妈千万不要认为宝宝太小什么都不懂，就一直在单位忙自己的工作，或者在家忙自己的事，其实这么小的宝宝很希望妈妈亲近自己，妈妈不要只忙自己的事而冷落了宝宝。

妈妈若在家里比较忙的话，可以把宝宝放到婴儿床里，让宝宝仰卧时能看到妈妈，妈妈在一旁用眼睛不停地看看宝宝，过一会儿抱抱宝宝、逗逗宝宝，做家务事和亲近宝宝交替进行，宝宝会感觉妈妈一直在自己身边而没有被冷落的感觉。

很多宝宝在高兴时会发出咯咯的笑声，有的还会伸出两只小手做出和妈妈拥抱的姿势。有的宝宝通过发脾气或大哭的方式吸引妈妈的注意，妈妈看到宝宝这样做时，一定要关心宝宝。

宝宝在140～190天之间会出现害怕陌生人或躲避陌生人的现象，一旦妈妈离开宝宝，宝宝就会产生恐惧害怕的心理状态，有的会大哭，若妈妈此时批评宝宝，会强化宝宝的恐惧心理，宝宝的胆子会越来越小。所以妈妈要多陪陪宝宝，多亲近宝宝，不要批评宝宝，随着月龄的增长，宝宝见人就不会哭了。

妈妈和爸爸平时要多说说话，虽然宝宝还不会说，但有时能听懂爸爸妈妈的话了。妈妈多亲近宝宝，宝宝就不会感到寂寞并且还会储存大量的语言信息，为将来说话做准备。

在周末妈妈可以用手轻轻地按摩宝宝的头部、腹部、背部以及四肢，同时和宝宝聊天，每次按摩10～20分钟，宝宝会感觉很舒服，会增加安全感。

☕ 育儿小贴士

宝宝会表达自己的意思了，不顺自己的心思时宝宝会打挺、大声哭闹发脾气。

☕ 育儿经验交流

宝宝白天睡的时间越来越少，越来越缠着妈妈，妈妈可以试着将宝宝放在婴儿车内，带宝宝多出去走走。

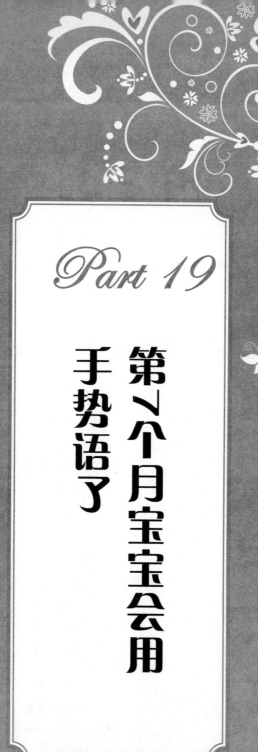

Part 19

第7个月宝宝会用手势语了

宝宝护理

❋ 保护宝宝的牙齿

宝宝在6～7个月出第一颗牙齿时，专家就建议宝宝保护牙齿"从第一颗乳齿开始"，这样不仅可以预防龋齿，还可以从小帮宝宝养成刷牙的好习惯。

宝宝乳牙长出来后，妈妈如果不注意保护，宝宝很容易在2岁时就长龋齿了，这会影响宝宝未来的生长发育。

保护乳牙注意事项

❶ 宝宝每次吃完奶后，妈妈可以喂几口温开水冲洗口腔，冲掉残留在牙床上的食物残渣。

❷ 宝宝在不会刷牙之前，妈妈可以每天早、晚用棉签蘸淡盐水帮宝宝清洗牙床和牙齿，也可用干净的纱布包上自己的手蘸水清洗宝宝的牙齿和牙床以及牙上的残留物。

❸ 妈妈在宝宝入睡前不要喂配方奶或母乳，因为这些奶液中含有大量的糖类，这些残渣给附着在牙床上的细菌提供了营养，同时这些残渣也能分解成酸性物质腐蚀牙釉质而形成龋齿。

❹ 母乳喂养的宝宝，妈妈不要用乳头在夜里哄宝宝，让宝宝含着乳头睡觉，这样很容易使宝宝长龋齿或窒息。

❺ 在宝宝出牙期，妈妈可以给其买磨牙棒或其他磨牙食品，每次吃完后妈妈要给宝宝喂点儿水。磨牙食品有利于宝宝长出乳牙和咀嚼肌的发育。

游戏开始了

妈妈可以给宝宝起个小名，在不同的环境叫宝宝的名字，看宝宝有什么反应，是否回头，若没有，妈妈可以经常训练宝宝。

育儿经验交流

1 岁以后的宝宝会使用杯子喝水时，妈妈可以教宝宝吃完饭之后喝口水漱口，还可以给宝宝使用儿童专用牙刷帮宝宝刷牙，刷完牙后再喝几口水漱口，冲走牙床上刷下来的食物残渣。

❀ 宝宝总踢开被子

宝宝睡觉时有一个坏习惯，特别喜欢踢被子。夏天天气热踢被子还无所谓，天气变凉了，宝宝经常踢被子很容易着凉感冒。妈妈该怎么办呢？

宝宝经常踢被子，妈妈首先应检查是否给宝宝穿得过多或盖得太厚，宝宝睡着后额部、颈部出汗，很想蹬开被子透透气，妈妈只要将宝宝的被子盖得薄一些、衣服穿得少一些，宝宝感觉不热了就很少蹬被子了。

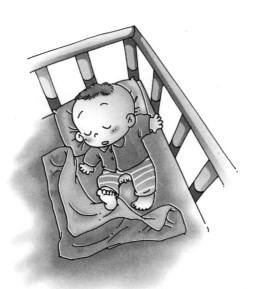

宝宝入睡前吃得过饱或玩得太兴奋，这样会很难入睡或入睡后睡得不安稳，妈妈只要将室内的光线调暗，每天晚上不要让宝宝吃得太饱或入睡前 30 分钟保持安静就可以了。

宝宝习惯性踢被子，妈妈可以在宝宝的小床边放上 2 个枕头，1 个枕头用来压被尾，1 个枕头压在被子一侧，无论宝宝在被子里面怎么踢，被子都不容易从宝宝身上踢下来。

妈妈可以给宝宝买袖子可以拆下来的睡袋，这样不仅便于宝宝穿脱，而且可以随时改变睡袋的款式，变成背心式睡袋，这样宝宝即使踢被子也踢不开。

妈妈如果担心宝宝着凉，在夜间睡觉时，可以给宝宝穿长袖上衣睡，避免宝宝踢被子后着凉。

育儿小贴士

妈妈可以根据不同的季节给宝宝选择不同厚度的睡袋，选择面料柔软、棉质的睡袋，大小宽松舒适，便于穿脱。

妈妈可以给宝宝买尺寸大小合适的睡袋，也可以自制睡袋。自制睡袋时，妈妈可以给睡袋两边都装上拉链，制作简单方便，也便于穿脱。

❀ 宝宝旅行时注意事项

很多妈妈都很想带宝宝出门旅行，这样宝宝不仅可以呼吸新鲜空气，而且还可以看到许多新鲜的东西。为了让妈妈和宝宝玩得更开心或旅行更加愉快，妈妈带宝宝出去旅行时应注意以下事项。

衣服：最好给宝宝多带几套衣服，避免宝宝弄湿了没有换洗的衣服，同时也要给宝宝带些外套或袜子，以便天气变化时备用。若拍照，可以给宝宝换不同的衣服拍一些好看的照片。

纸尿裤、湿巾：多带一些尿不湿，湿巾和纸巾需要各准备1包，宝宝的小手弄脏后可以及时擦干净。

被子：宝宝在旅途的过程中可能要睡觉，妈妈可以给宝宝带一条薄被子。

配方奶：母乳喂养的就不用准备了，配方奶喂养的需要带足够的配方奶、2个奶瓶以及奶刷。

辅食：妈妈可以给宝宝准备一些米粉以及鱼肉米粉，可以带几个苹果、香蕉和磨牙棒。

水：给宝宝带一个装水的水瓶和一个便携式大保温杯。

洗澡用品：洗发水和几块小毛巾。

婴儿车：便携式婴儿车，坐飞机可以托运。

玩具：可以给宝宝带2件喜欢的玩具。

药：妈妈要带美林退热药、妈咪爱、体温计。

作息时间要规律：妈妈带宝宝出去玩时，要尽量配合宝宝平时的作息时间。

生病了：如果宝宝出发时刚好生病，那最好不要带宝宝出去，若带宝宝出去玩时宝宝生病了，则应终止这次旅行。

注意安全：妈妈带宝宝出去旅行时要注意安全，不要让宝宝偏离妈妈的安全视线之外。

妈妈若带宝宝去海边，婴儿车不适合在海边行走。在阴雨天气或南方梅雨季节，妈妈要随身带一把雨伞，避免宝宝着凉。

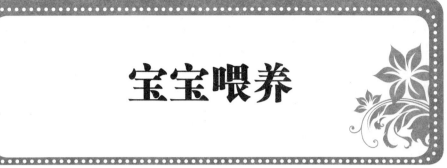

宝宝喂养

给宝宝制作饮食要注意什么

这个月龄的宝宝已经长出乳牙，以后还会长出一些乳牙，但宝宝的牙齿咀嚼功能和胃肠的消化功能远不及成人，很多食物宝宝还是不能像大人那样吃。妈妈在给宝宝制作饮食时需要注意什么呢？

❶ 妈妈给宝宝制作饮食时，无论是粥、面条、菜、肉等都要精工细作，宝宝适应吃这种辅食后，再逐渐增加其他新辅食。

❷ 注意制作时要以软、烂的流质食物为主，妈妈可以给宝宝做一些大米粥、面条、小米粥。若宝宝胃肠已经适应这些粥，妈妈可以在大米粥里添加小红薯块，煮烂喂宝宝吃。

❸ 制作蔬菜时，妈妈可以将蔬菜切碎单炒或炒熟后放在菜板上切碎，给宝宝做的菜不要放味精和太多的盐。把做熟的菜切碎时，菜板和刀要清洗干净，使用切熟食的菜板。

❹ 喂些鱼肉，无论清蒸鲈鱼还是红烧草鱼，妈妈喂宝宝时一定要将鱼刺挑干净，弄成鱼肉泥喂宝宝。

❺ 喂肉时，妈妈一定要将粗纤维切碎，避免宝宝咀嚼不烂、难以吞咽。建议妈妈将猪肉做成肉丸子，味道鲜美，宝宝很喜欢吃。

❻ 制作鸡蛋羹：将一个鸡蛋的蛋白和蛋黄倒入小碗中，加入适量的盐和一点儿花椒面、葱，加入温开水到距离碗口1厘米处即可，用筷子沿顺时针搅拌均匀，放入蒸锅中蒸8分钟左右即可。

育儿小贴士

妈妈给宝宝喂辅食时，粥要从稀到稠，菜要从粉末状到小块，这样便于宝宝咀嚼、吞咽、消化吸收。

❋ 宝宝不爱吃辅食，爱吃奶怎么办

　　4～12个月是宝宝换乳期的喂养阶段，单纯的母乳或配方奶不能满足宝宝生长发育所需要的营养。妈妈应该及时给宝宝添加辅食，这有利于宝宝的身体健康和智力发育。妈妈在给宝宝添加辅食的过程中，有的宝宝会出现不爱吃辅食、爱吃奶的现象。怎么办？

　　妈妈看到宝宝不爱吃辅食时一定要查明原因，对症下药。

❶ 若宝宝不爱吃辅食是因为宝宝还没有接受勺子喂食这种方式，妈妈要有耐心，慢慢来，宝宝很快就会张口舔食接受勺子了。

❷ 若宝宝不会张口舔勺子，就是不喜欢吃辅食，爱喝奶，妈妈要将宝宝的这一习惯改过来。随着宝宝月龄的增加，奶中的营养不能满足宝宝的营养需要，不吃辅食会缺乏营养。

❸ 妈妈在给宝宝添加辅食的前一顿可以少喂宝宝30毫升奶，在给宝宝喂辅食时，宝宝有一点儿饥饿感，妈妈再喂辅食，宝宝就会有食欲。

❹ 妈妈在给宝宝添加辅食的过程中一定要每天都坚持喂，宝宝一顿不爱吃，不等于明天或后天都不爱吃，妈妈一定要坚持到让宝宝吃辅食。

❺ 妈妈在给宝宝添加辅食的过程中，不要因为宝宝的多次拒绝吃或哭闹就中止喂辅食，坚持喂10～20次之后，宝宝或许就会吃辅食了。

✿ 错误喂养辅食会引起宝宝厌食

经常听到一些妈妈抱怨说宝宝只爱喝奶，饭菜若是颗粒状的食物就难以下咽，宝宝不爱吃饭，难道是早期辅食喂养不当引起的厌食吗？

早期妈妈给宝宝添加辅食时，若喂养不顺利，很有可能造成宝宝长大后不爱咀嚼，对吃饭没有兴趣，也就是人们常说的厌食。宝宝长大后有厌食症是由很多原因引起的，具体如下：

❶ 过早添加辅食：在休产假期间，很多妈妈在一起聊天，听到别的宝宝到 3 个月就开始吃蛋黄和米粉了，很是羡慕，现在自己的宝宝都 3 个多月了，还没吃过呢。于是妈妈回家就给宝宝过早地添加辅食，殊不知宝宝的胃肠发育很不完善，过早添加辅食会导致宝宝长大后厌食。

❷ 不遵循辅食喂养原则：4～12 个月期间，妈妈给宝宝添加辅食时就一直给宝宝喂流质食物或泥状食物，认为宝宝太小而一直没有及时喂固体食物。殊不知 4～8 个月是宝宝咀嚼吞咽发育敏感期，错过这个训练敏感期，宝宝的咀嚼吞咽功能没有及时得到发育，咀嚼肌得不到锻炼，长大后宝宝吃颗粒状的固体食物时就会出现难以下咽的感觉。

❸ 宝宝不吃辅食，妈妈就放弃：妈妈最初给宝宝添加辅食，妈妈喂一口，宝宝就会用舌头推出来，有的还有作"呕"现象，妈妈很心疼，感觉配方奶或母乳很有营养，就一直喂宝宝到 1 岁，基本上没有喂过辅食。殊不知这是由于宝宝还不接受勺子，不会张口舔食造成的，妈妈可以多喂几次，坚持几天宝宝就会了，就可以正常添加辅食了。

☕ 育儿小贴士

建议宝宝 1 岁以后再喝酸奶，对于早产儿或患有胃炎的宝宝应该更晚些再吃。

☕ 育儿经验交流

宝宝在添加辅食阶段，妈妈一定要掌握正确的喂养方法和最佳的喂养时机。在添加辅食的过程中，很容易因为食物的不耐受或食物过敏等多种原因引起宝宝胃肠的不适应，出现腹泻，此时可以停喂这种辅食，待胃肠功能恢复到正常时再添加，同时给宝宝多喂些温开水，腹泻严重时可以补充一些淡盐水。

❀ 宝宝吃鱼好处多

6个月的宝宝，无论是吃母乳还是配方奶都不能满足宝宝身体发育的需要，所以妈妈需要给宝宝添加鱼肉或鸡肉类辅食，这样能满足宝宝需要的营养物质和微量元素。

❶ 宝宝从母体中获得的免疫球蛋白基本上用光了，所以妈妈应该注意宝宝辅食的添加，注意给宝宝添加鱼肉或鸡肉，这样可以加强宝宝的抵抗力，但暂时不要给宝宝添加牛肉或羊肉。

❷ 鱼肉的营养十分丰富，有丰富的蛋白质、锌、硒以及维生素 B_2，还含有不饱和脂肪酸，再加上鱼肉细嫩很适合 6 个月以上的宝宝食用。妈妈给宝宝做鱼时要注意去掉鱼皮和刺。

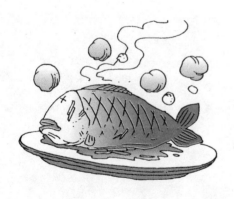

❸ 若宝宝吃鱼肉出现皮肤过敏，妈妈可以用鸡肉代替。

❹ 鱼泥制作：妈妈可以给宝宝买鳕鱼、新鲜的鲈鱼，取 50 克，去刺去鱼皮，切成条，少放点儿盐，加点儿料酒，滴 2 滴油蒸 12 分钟左右。妈妈可以将其捣成泥，待放凉时喂宝宝。宝宝每顿吃的鱼应该现做现吃，不要吃不完放冰箱内保存后再给宝宝吃。

❺ 鸡肉泥的制作：首先取鸡胸肉 20 克左右，洗净，在锅中加少量的水、盐和调料，煮 20 分钟，煮熟后再切成小肉丁，放入搅拌机打碎成泥状，放至 40℃ 左右即可给宝宝食用。若家里没有搅拌机，可以用其他工具将小肉丁捣成泥，用小勺喂宝宝即可。

游戏开始了

妈妈可以将一个小球穿上一根绒线绳，将线绳放在宝宝的手心中，让宝宝握住，妈妈可以教宝宝拽线绳玩拉小球游戏，一会儿离宝宝近些，一会儿远些，一会儿反复拉动。

> **育儿经验交流**
>
> 妈妈每次给宝宝添加肉类辅食时，需要等宝宝完全适应一周左右后再添加另一种辅食。

❋ 宝宝补钙不要过量

现如今很多妈妈担心宝宝缺钙，就反复强调宝宝缺钙，过量补钙，长期服用维生素D，这些做法很不可取。很多育儿专家说过，宝宝补钙要适量，妈妈最好不要随便给宝宝补钙，应该有儿科医生的科学指导。

妈妈给宝宝过量地补钙，不仅增加了对肾的负担，宝宝也会患上厌食和便秘。因为维生素D不是营养品，但它可以促进钙的吸收，妈妈经常给宝宝补充维生素D，维生素D就会在宝宝体内堆积，引起宝宝食欲下降、恶心等症状。

宝宝是否补钙过量，妈妈可以根据喂养宝宝过程中是否有盲目补钙、重复补钙和过量使用维生素D制剂的情况判断，这是诊断钙过量的前提条件，同时也要结合宝宝前囟是否过早闭合，组织异常钙化及尿钙量检测等是否正常。发现补钙过量，宝宝就要停止补钙。

一般来说，食物补钙比药物补钙更安全，宝宝只要正常饮食，不会引起补钙过量。如喝配方奶的宝宝不需要单独补钙。补钙最重要的是补维生素D，促进钙的吸收和沉积，最安全的方式就是让婴幼儿多晒太阳。

每天妈妈带宝宝晒1小时左右太阳，宝宝就不用补维生素D了，但不要让阳光直射宝宝的眼睛。

母乳喂养时，妈妈也应该多晒太阳，以增加母乳中维生素D的含量。

游戏开始了

妈妈可以找一个铁罐子、一把小勺、一根筷子，妈妈先敲几下，宝宝看着很快就学会了，就会慢慢地敲几下。

> **育儿经验交流**
>
> 宝宝晒太阳时不要隔着玻璃，隔着玻璃紫外线不能照进来，妈妈在屋里给宝宝晒太阳时应打开玻璃窗。

宝宝早教

❀ 宝宝喜欢撕纸

宝宝撕纸是其探究外面世界的一种方式，宝宝想通过自己的小手撕纸改变纸张的形态。撕纸初期，由于宝宝五指不够灵活，每次撕纸用力不同，撕得纸张有大有小、有长有短。

宝宝每次将纸撕碎，心里感觉会很有趣，纸张能变"小"，还可以变得更"小"，撕呀撕，宝宝撕纸的手法越来越熟练，纸张撕得就会越来越小。

宝宝也可以把纸揉成团，再打开，撕两下，再揉成团，不知什么时候扔了出去，纸团有轻有重，宝宝费了很大的力气还是扔得很近，宝宝爬了过来使劲儿地扔，玩得很开心。

妈妈给宝宝撕的纸张可以是印刷品，但要注意一定要选择正规的出版物，避免出版物纸张铅超标，在宝宝撕纸的过程中吸附在宝宝的手上，影响宝宝的身体健康。

妈妈可以给宝宝不同硬度的纸，可以是手纸、彩纸、书等各种硬度、大小的纸张，宝宝在撕不同类纸张时会刺激大脑的发育和手指的灵活性。

有的时候妈妈在看书，宝宝会一把抓住，然后就将书撕去几页，妈妈会很生气。其实妈妈没有必要生气，撕纸是宝宝目前喜欢做的活动，若妈妈发脾气，会影响宝宝的好心情，下次宝宝撕纸时就会犹豫，或者宝宝长大后还会撕纸，目的是吸引妈妈的注意力。妈妈的解决办法是可以将书拿走，不让宝宝接触到就可以了。

♥ 育儿经验交流

撕纸时有的纸张宝宝撕不动，会拿过来用嘴吃，妈妈要注意宝宝的安全。

训练宝宝爬行

7个月的宝宝已经知道了爬行的各种技巧，但爬的动作还不连贯，妈妈可以根据自家宝宝的发育特点训练宝宝爬行，锻炼宝宝的平衡能力。

宝宝最初的爬行姿势很不协调，有的会出现倒爬现象，妈妈可以用手轻轻推宝宝脚掌一把，告诉宝宝爬行是向前运动，妈妈也可以做一个示范动作，表达"爬"的含义。

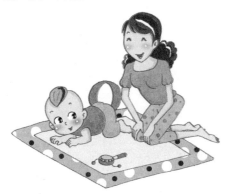

妈妈先帮助宝宝趴下，做成俯卧位，头仰起，用小手把身体撑起来，腿变弯放在宝宝的肚子下面。

妈妈在宝宝面前放一些宝宝喜欢的玩具，逗引宝宝向前爬行。

宝宝爬行时腹部不离地，妈妈不要着急，可以先让宝宝练习爬行一段时间，妈妈再用浴巾提起宝宝的腹部，教宝宝学习用手和膝盖来练习爬行，随着宝宝的生长发育，宝宝就会腹部离地爬行了。

宝宝的爬行姿势很不协调，有的是踮着脚爬，有的是拖着一条腿爬，有的横着爬，有的匍匐爬等，妈妈看到这些姿势不要惊讶，这些都是很正常的。宝宝经过一段时间的爬行训练，身体的协调性越来越好，就会爬得越来越好。

宝宝的爬行越来越熟练后，妈妈可以给宝宝在爬行过程中设置障碍，宝宝在地板上爬时，妈妈可以用一个坐垫、枕头或双腿挡住宝宝爬行的路，有的宝宝会停下来，有的宝宝会绕过去爬，妈妈可以教宝宝如何从这些障碍物上面爬过去。

育儿经验交流

爬行训练可以促进大脑前庭与感觉系统的配合，使宝宝身体更灵活，有利于宝宝大脑的发育，锻炼小脑的平衡能力，增强了胸腹、腰背、四肢的发育。

如何训练宝宝的触觉

训练宝宝的触觉对宝宝心理、性格、情绪的发展十分重要。妈妈不应该只关注宝宝的视觉、听觉的训练，而忽视了宝宝的触觉训练。

❶ 产道对自然分娩宝宝的挤压是一种特殊的触觉刺激。剖宫产的宝宝就没有这种刺激，妈妈更需要锻炼剖宫产宝宝的触觉刺激。

❷ 通过对宝宝皮肤的抚触按摩，可以刺激宝宝全身的触觉神经，进而通过大脑神经系统整合使触觉发育更灵敏。若妈妈经常给宝宝按摩以及拥抱，宝宝会更有安全感，情绪会更稳定，晚上会睡得更安稳。

❸ 每次给宝宝洗澡时，妈妈可以用粗毛巾给宝宝擦澡，这样可以刺激宝宝的触觉。

❹ 给宝宝一小盆水，开始给宝宝温一些的水、凉水、略微热一些的水，让宝宝的小手去玩水，同时也刺激了手部的触觉神经。

❺ 给宝宝能用手抓握的东西，如勺子、筷子或能敲打的玩具，妈妈可以让宝宝尽情地敲打，这样可以刺激手部的皮肤和肌肉，对宝宝身体双侧协调性十分有利。

❻ 给宝宝柔软的玩具，如布娃娃、小熊等布艺玩具，宝宝可以拥抱布娃娃，使宝宝有亲近的感觉。

❼ 妈妈可以用大毯子或被子包紧宝宝，然后爸爸妈妈再用毯子悠悠宝宝玩，让宝宝跟随毯子悠来悠去。

❽ 宝宝会爬时，妈妈可以让宝宝在地板上、垫子上多练习爬行、连续翻滚、跳一跳以及其他各种游戏。

育儿经验交流

剖宫产的宝宝若触觉训练少，会出现情绪不稳定、爱哭，害怕人多的地方、黏人、固执。若宝宝嘴巴部位触觉过度敏感就会有爱吃手、咬人、厌食等问题。

宝宝也会"骗人"

很多育儿专家说，宝宝在 6 个月以后就会通过假哭的方式吸引妈妈的注意，看似天真无邪的宝宝，其实也会耍手腕，"骗"妈妈了。

宝宝用假哭的方式吸引妈妈的注意，这是宝宝智力发展的一种表现。

假哭，是宝宝最初骗人的一种方法，即使宝宝没有什么事，也希望通过这种方式吸引妈妈的注意。

宝宝第一次假哭时，哭声会出现暂停，宝宝会用眼睛看妈妈，看妈妈有什么反应，若妈妈没有什么反应，宝宝再决定是否继续大哭或不哭了。宝宝的这种行为说明他能分辨出一些简单的行为。

6 个月的宝宝很快就学会了用假哭的手段引起妈妈的注意，8 个月时会使用更高明一点儿的欺骗方法，宝宝知道怎么隐瞒不该做的事，试着分散妈妈的注意力。

英国朴次茅斯大学心理学教授雷迪

研究了50多名儿童后指出，6个月大至3岁间的婴幼儿采用的欺骗方法可分7种。宝宝很快就会发现，假哭与装笑能够引起注意。

宝宝这种"欺骗"是心智发展的一种表现，说明宝宝有了想法和目的，才会出现欺骗的行为，宝宝采用简单的假哭骗术成功后，会不断地强化学习如何编造更复杂的谎言，所以妈妈要正确地处理宝宝早期的欺骗行为才能更有利于宝宝的健康成长。

妈妈应该看具体的情况，让宝宝认识到，宝宝通过假哭这种骗术不能达到目的。这种做法妈妈是不支持的，也是没有用的，宝宝试过几次后，感觉没有效果，就会很自然地知道这没有什么意义了。

育儿经验交流

宝宝在成长的过程中，会有很多要求，有的时候宝宝也会由假哭变为真哭的方式要妈妈满足自己的要求，妈妈可以看情况，符合正常要求的，妈妈可以满足宝宝的要求，不符合要求的，妈妈可以拒绝。

❀ 不同的环境造就不同的宝宝

宝宝的智力除了受遗传因素的影响外，还受外界环境的影响，良好的生活环境可以促进宝宝的智力发育，糟糕的环境会影响宝宝的身心健康。

宝宝每天呼吸新鲜的空气，晒足够的阳光，可以减少因缺氧而带来的脑部损伤，多晒太阳则可以促进钙的吸收。

宝宝的房间要整齐，室内挂多种多样的玩具，墙壁上贴10种颜色的彩色卡片，妈妈经常告诉宝宝这是什么颜色或什么形状的卡片，可以刺激宝宝的视觉和听觉。

妈妈每天给宝宝听不同的声音，可以训练宝宝听觉的敏感性。若妈妈每天让宝宝生活在有嘈杂声的环境中，不仅影响了宝宝的听力，也影响了宝宝的神经系统。

宝宝睡觉时，房间光线要黑暗，有利于宝宝睡眠，若光线较强或有人工灯光，会影响宝宝的生长发育。

白天宝宝清醒时，妈妈要带宝宝去大自然，让宝宝感受自然界丰富多彩的景色，这样可以刺激宝宝的视觉发育。

在宝宝学说话阶段，妈妈经常跟宝宝聊天，逗宝宝玩，鼓励宝宝不断地模仿和练习发音，宝宝的语言信息储备就会多，语言能力就会较强，宝宝学说话就会较早。

妈妈要给宝宝养成良好的作息习惯，不仅使宝宝爱吃饭，而且也有利宝宝的睡眠，保证了宝宝的大脑正常发育。

妈妈每天给宝宝按摩、亲吻和拥

抱，宝宝会更有安全感，更有良好的情绪，有利于亲子关系的建立。

育儿经验交流

一直生活在良好的环境中，有利于培养宝宝的社交能力，有利于宝宝长大后建立良好的人际关系。

育儿小贴士

4～8个月的宝宝发出"ma"、"ba"、"pa"音时并不是叫爸爸妈妈，而是宝宝学说话前期练习连续发音，储存语言发音信息的重要学习阶段。

❀ 宝宝可以看电视吗

宝宝对电视上的广告图片非常感兴趣，有时看到一些自己喜欢的图片还会伸出小手去抓，看着宝宝开心的样子，很想将电视当做宝宝的"高级保姆"，但又担心这样会给宝宝的眼睛带来影响，宝宝可以看电视吗？

不会说话的宝宝要通过自己的感觉器官来接受外面的各种刺激进行学习，同时认知外面的世界。看电视也是宝宝认知世界的一种方法，看电视能刺激宝宝的视觉、听觉，并将信息储存在大脑中。但是宝宝看电视一定要养成好习惯，否则会给身体带来伤害。

宝宝看电视时，时间不要过长，最好在不超过5分钟，宝宝年龄太小，视觉发育很不完善，时间过长会使宝宝的眼睛疲劳。

选择合适的距离，最好在2～3米之间，宝宝眼睛的调节能力太弱，近距离的电视强光会引起宝宝视觉的敏感性降低，容易引起宝宝近视。

宝宝看电视，最好白天看，若晚上看，一定要开室内灯，使房间足够亮，这样可以缓解眼肌的疲劳，保护宝宝的眼睛。

宝宝看电视的声音不要过大，不要有杂音，避免影响宝宝的听力。

看电视时，不要让宝宝看恐怖、兴奋、画面变换过快的节目，要选择适合宝宝的少儿节目。

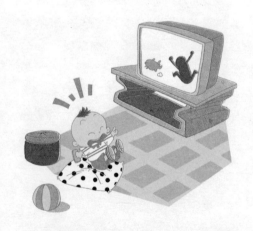

看电视时，妈妈要注意宝宝的眼睛最好直视电视画面，不应该让宝宝不在

同一条水平线上看电视画面，避免宝宝出现斜眼。

妈妈不要让宝宝边看电视边吃饭，或者是宝宝吃完饭就看电视，时间长了会影响宝宝的消化功能。

 育儿经验交流

> 6个月的宝宝刚学会坐着，但坐的时间不长。在看电视时，不要让宝宝躺着看，这样不利于宝宝的生长发育。

宝宝三不翻六不坐有问题吗

俗话说"三翻六坐"，这是对宝宝正常的生长发育状况的描述，但是生活中有一些宝宝偏偏三不翻六不坐，弄得妈妈们很着急，心想宝宝现在"三不翻六不坐"是不是有问题？

❶ "三翻六坐"的说法是有一定的科学依据的，但也只不过是一个统计数字。三四个月的宝宝在神经系统发育正常情况下，应该会自己翻身，6个月的宝宝脊柱可以将头撑得很直，所以宝宝可以自己坐着。

❷ 但是有的宝宝的发育没有在这个时间内达标，有的因为一些条件限制，有的可能是一些疾病所致。

❸ 冬天室内温度低，宝宝穿得比较多导致身体活动受限，5个月时才会翻身，8个月才会坐，这种情况也是正常的，妈妈不要太着急。

❹ 若宝宝4个月后俯卧时头还不能抬起，6个月时还不会侧翻身，这说明宝宝的神经系统发育有问题，有可能是脑瘫，要早发现早治疗。

❺ 若宝宝发育迟缓，其运动能力会低于同龄的宝宝，例如宝宝5个月不会翻身，8个月不会坐，10个月不会爬，1岁多不会独立站等现象。妈妈应该带宝宝去医院检查，看宝宝是否发育迟缓。若是早发现，早治疗效果会更好。因为对大脑的反复刺激会激活休眠的部分神经元，来替代受损的神经元，年龄越小受损的脑细胞可修复性越大。

 育儿小贴士

> 宝宝在嗅觉敏感期时，妈妈适当地训练，不仅可以刺激宝宝味觉神经和视觉的发育，同时训练了宝宝的味觉、视觉、听觉、语言能力的储备，有利于宝宝智力方面的开发。

育儿经验交流

> 宝宝乖未必是件好事，有可能是智力发育迟缓。

❋ 宝宝总依恋妈妈怎么办

依恋是宝宝和妈妈之间的一种情感交流的联结，宝宝与妈妈之间逐渐形成一种强烈、持久而密切的感情联系，具体表现就是宝宝特别黏着妈妈，妈妈不在身边时宝宝会出现焦虑不安的现象，育儿专家称为依恋。

在宝宝7个月左右时，陌生人摸宝宝，宝宝就会大哭，妈妈抱宝宝，宝宝就会立刻停止哭声。宝宝听到妈妈的声音就会笑，妈妈离开宝宝就会哭。宝宝的这种行为就是对妈妈的依恋行为。

宝宝对妈妈的依恋，是宝宝本能的一种需要，宝宝有了依恋，才能有安全感，才能得到满足。

依恋在人际关系中是一种积极的、充满情绪的状态，不同的年龄阶段，其依恋对象和方式不同，1岁以内的宝宝通过吮吸、依附、哭、微笑、咿呀咿呀等反应来建立对母亲的依恋。

宝宝对妈妈产生依恋之后，妈妈应该重视，因为良好的依恋关系直接影响宝宝未来的性格。心理学家认为，若妈妈对宝宝十分冷淡，缺少交往，使宝宝不能对妈妈产生依恋，那么宝宝就会呆板、不信任妈妈，也不会信任他人。

宝宝对妈妈产生强烈的依恋之后，妈妈可以带宝宝慢慢地扩大宝宝依恋的圈子，这有利于宝宝将来学习和处理好人际关系。

宝宝在1岁左右仍处于认生的阶段，即使宝宝离开妈妈，进行一些探索性的活动，妈妈也需要一直陪在身边，必要时妈妈可以将宝宝搂在怀里。

依恋期的宝宝，妈妈需要正确地引导和鼓励，宝宝的依恋会健康发展，避免产生焦虑症。

♥ 育儿经验交流

宝宝若胆子比较小，妈妈可以在家里先鼓励宝宝向客人问好，但不要逼迫宝宝。妈妈也不要着急，宝宝的依恋性会随年龄的增加而慢慢好转。

Part 20

第8个月宝宝认生了

宝宝护理

❀ 宝宝睡觉开灯好吗

很多年轻妈妈很喜欢整夜开着房间的灯睡觉，认为这样自己半夜起床给宝宝换尿布会很方便，而且宝宝晚上睡觉也不会害怕。其实，妈妈这样做对宝宝未来的健康成长十分有害，对于婴儿来说晚上最好不要开灯睡觉。

开灯睡觉不利于婴儿的原因

❶ 任何人工光源，哪怕光线十分微弱，都会对宝宝的视力产生一些光压力，若光压力长期存在，会使宝宝晚上睡不安稳，哭闹次数增多，导致睡眠质量下降，不利于宝宝的生长发育。

❷ 宝宝晚上在灯光下睡觉，会影响眼部系统的一些功能，缩短宝宝每次睡眠的时间，深度睡眠会向浅度睡眠转变。

❸ 宝宝长时间在灯光下夜睡会破坏自身的免疫功能。在宝宝大脑中有一个内分泌器官，只有夜间入睡时它才能分泌褪黑激素，这种激素可以使机体的免疫功能加强，然而宝宝的眼球一见到光源，这种激素就会停止分泌。

❹ 关灯睡觉，能使宝宝的眼球和眼部肌肉得到充分的休息，如果长时间开灯睡觉，宝宝的眼球和眼部肌肉就得不到充分休息，会影响宝宝的视力发育。

❺ 开灯睡觉对宝宝的性格会造成一定的影响，如宝宝胆子小、怕黑、没有安全感等。

育儿小贴士

天黑了，宝宝想出去玩，妈妈不要说"天黑了，外面有鬼"之类的话吓唬宝宝，这样宝宝长大了会怕黑。妈妈可以带宝宝在月光下玩，告诉宝宝夜色也很美丽。

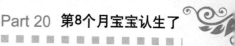

 育儿经验交流

宝宝怕黑时，妈妈可以开一盏小灯，光源不要对着宝宝，等哄宝宝入睡后，再将其关掉即可。

❋ 宝宝指甲上有白斑怎么办

健康宝宝的指甲呈淡红色，有弹性、有光泽，不容易被折断，有一定的硬度，没有白色的斑点。但是也有的宝宝的指甲上会出现白点或絮状白斑，这是怎么回事呢？

宝宝的指甲上出现白点或絮状白斑就是医学上所谓的"点状白斑"。点状白斑有的是由疾病引起的，比如胃肠疾病、贫血或寄生虫疾病，但对于婴儿期的宝宝来说这种情况十分罕见。有的是由外力或其他原因引起的，比如缺钙、缺锌等，妈妈可以带宝宝去医院做微量元素检查。若宝宝缺钙或是缺锌，妈妈可以按医嘱对症治疗。

人的指甲是由扁平的上皮角质细胞排列而成的。当指甲受到外力刺激或抓握不当时，少量的甲母细胞在生长的过程中受到损伤，在这种情况下宝宝的指甲会出现白点和细纹。宝宝的指甲大约3个月会增长成一个指甲那么大，这段

期间里随着指甲的向外生长，有白斑的指甲会被剪掉的。

宝宝的指甲有点儿白斑，但没有任何松动迹象，宝宝也没有其他不正常的现象，包括微量元素检查正常，妈妈就不要太着急。母乳喂养的妈妈可以在饮食上多调理，多吃一些含钙和含锌的食物，如牛奶、豆腐、虾皮、南瓜子等。配方奶喂养宝宝的妈妈可以添加豆腐、鸡肉、鱼、核桃仁、南瓜子等作为辅食，但在添加南瓜子和核桃仁时要将其弄碎，避免卡着宝宝。

 育儿经验交流

宝宝的指甲上有浅白色半月形状的弧圈，这是健康圈。正常的健康圈大小约占指甲的1/5。拇指、食指、中指、无名指的半月弧依次减小，小手指一般没有。健康圈是宝宝营养健康的晴雨表。

❋ 脚趾甲异常会影响宝宝走路吗

宝宝脚趾的大拇指趾甲的两侧往肉　里长，两侧的皮肤变红，宝宝经常用脚

蹬床、哭闹，这可能是得了"嵌甲"，若处理不当会影响宝宝学走路。

宝宝趾甲往皮肤里长的原因

❶ 妈妈嫌宝宝的趾甲长得快，就给宝宝的趾甲剪得很短，并将两侧边缘剪成圆形来符合脚趾的形状。

❷ 妈妈给宝宝剪趾甲边缘时，把边缘修剪得太深，趾甲边缘长出来时就会压到趾甲沟的软组织里，同时每天反复的刺激也使趾甲向两侧肉里生长，最终趾甲的边缘完全嵌入皮肤里。

❸ 宝宝开始穿鞋子后，鞋子过小或过大都会使宝宝脚趾的软组织向肉里长，形成嵌甲。

❹ 宝宝趾甲在穿袜子过程中也会有摩擦，导致趾甲向皮肤里长。

解决办法

❶ 妈妈可以将宝宝的嵌甲从皮肤内抬起一点儿，往里面塞一点儿棉花，每天更换一次。

❷ 妈妈每天给宝宝用温水把脚清洗干净，避免脚趾甲缝藏污纳垢，不要用硬东西挑出污垢，以免造成其他感染。

❸ 妈妈给宝宝剪趾甲时，不要剪太短，也就是不要低于脚趾头的皮肤。

❹ 妈妈将宝宝的脚趾甲修剪成略微平直的样子而不是将两边磨得很光。

❺ 妈妈平时给宝宝买鞋和袜子时，应该选择略大一点儿的，不要太小或过大。

❻ 妈妈要看住宝宝，不要让宝宝自己用手去抠趾甲或撕趾甲上的肉刺，避免过多地拉伤皮肤。有肉刺时，妈妈可以用剪刀将其齐根剪断。

育儿小贴士

宝宝学走路时，嵌甲若还没有好，宝宝就不愿意走路或走路变形。

育儿经验交流

宝宝形成嵌甲后，若处理不当，很容易加重其肿胀疼痛感，宝宝正处在爬行阶段，因为疼痛就不愿意爬行，爬不好的宝宝，走路就不会很平稳。

❁ 宝宝头发少也要勤梳洗

宝宝现在坐得很稳了，妈妈看到宝宝的头发黄且稀少，这么少的头发一梳还掉几根，于是就不给宝宝梳头或洗头发。其实出现这种现象是暂时的，妈妈只要给宝宝经常梳洗，宝宝的头发就会长得更好。

❶ 勤梳发：妈妈经常给宝宝梳发，不仅使宝宝的头发看起来美观整齐，

还可以刺激宝宝的头皮的血液循环，有利于宝宝头发的生长。

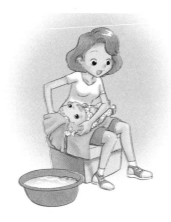

❷ 勤洗头：宝宝的新陈代谢比较旺盛，头皮分泌物比较多，若不经常给宝宝洗头发，容易引起其头皮发痒、皮脂堆积于头皮形成垢痂，这样更容易使头发脱落。而使宝宝的头发保持干净，更有利于头发的生长。

给宝宝洗头发的注意事项

❶ 洗头发的水温最好在37～40℃之间。

❷ 选择婴儿洗发水或无泪洗发水，不要使用成人洗发水，成人洗发水碱性过强会使头发更黄，不利于宝宝头发的生长。

❸ 妈妈不要用手指甲抠宝宝的头痂，

可以用植物油将宝宝的头部浸湿5～6小时后，用温开水洗掉即可。

❹ 夏天1～2天洗一次，冬天3天洗一次。

❺ 妈妈给宝宝梳头发要使用软塑料梳子，梳齿要圆润，齿距要宽，避免梳伤宝宝的头部。

❻ 给宝宝梳发时，要顺着头发增长的方向，不要强梳或逆着头发梳。

❼ 妈妈平时应带宝宝多晒太阳，紫外线有利于头发生长。

♥ 育儿经验交流

若想让宝宝的头发长得好，妈妈应该按时给宝宝添加各种蛋白质、维生素、矿物质食物，这样宝宝的头发才能获得充分的营养，使头发生长得更好。

宝宝自己说

妈妈，我会用手势表达"谢谢"，双手抱拳上下晃动；冷了，我会夹紧双臂并配上脸部颤抖的样子。妈妈平时多陪我说说话，鼓励我开口说话，再过一段时间我就学会开口说话啦。

❀ 关注幼儿急疹

幼儿急疹是婴幼儿的一种常见病，大多数宝宝在2岁以内得过这种病，发病的特点是宝宝突然高热，体温可在

39～40℃之间，退热后全身会出现粉红色斑点样皮疹。

主要症状

发病初期体温达到38～39℃，宝宝的精神状态良好，食欲正常，没有咳嗽、流鼻涕，大便不稀。

第2天宝宝的体温仍在39℃左右，吃过退热药之后，30分钟左右就退热了，5小时左右后宝宝又发热了，持续高热。发热时能摸到颈部淋巴结如黄豆粒大小。

第3天宝宝的体温持续达39～40℃，3～4天后宝宝的体温下降，宝宝的胸部、背部就会出现红色的斑疹，到了晚上就会波及脖子、脸部和手脚。

宝宝退热后，疹子会在24小时内出完，2～3天后疹子退去，没有色素沉着，没有皮屑。

有的宝宝还伴有腹泻。宝宝血象检查结果为白细胞总数偏低，分类淋巴细胞增高。

护理注意事项

让宝宝多休息，室内空气要新鲜，妈妈不要给宝宝穿得太多，裹得太厚，不利于宝宝散热。

妈妈多喂宝宝一些温开水、蔬菜汁或果汁，有利于宝宝排汗或排尿。

宝宝体温在38.5℃左右时妈妈要给宝宝进行物理降温，用温毛巾擦宝宝的颈部、腋下、手心或脚心，避免宝宝高热惊厥，同时也可以给宝宝的头部使用退热贴或冰袋，但注意不要让宝宝着凉。宝宝体温在38.5℃以上时妈妈要给宝宝吃美林退热药。

让宝宝多吃些流质或半流质食物。

 育儿经验交流

幼儿急疹一年四季均可发生，它的特点是烧退疹出或疹出热退，皮疹多不规则，为红色小斑点，有的融合一片，压之消退。

宝宝喂养

教宝宝自己拿勺子吃饭

宝宝现在模仿能力特别强，若宝宝坐在餐桌旁看到爸爸妈妈吃饭时，就会伸手抓爸爸或妈妈的筷子或勺子想要自己吃饭。

① 妈妈可以给宝宝准备2把适合他的小勺，宝宝1把，妈妈1把，教宝宝自己学着拿勺子。

② 妈妈每次喂宝宝吃饭时，妈妈拿1把勺子喂宝宝吃饭，宝宝自己拿1把勺子练习盛东西。初期宝宝不知道勺子的反、正面，有的宝宝会用勺子背面盛东西，妈妈可以告诉宝宝应该用勺子凹面盛东西。

③ 妈妈给宝宝买勺子时，要选择相对软一些并且无毒的塑料勺子，先不要给宝宝使用不锈钢的勺子，避免宝宝突然咬勺子而伤及牙床或牙齿。

④ 每次妈妈给宝宝使用勺子或吃饭前，要将宝宝的手洗干净，避免宝宝抓食物吃时因手不干净而引起腹泻。

⑤ 妈妈可以先喂饱宝宝，再由宝宝自己拿着勺子盛一点儿米饭到小塑料碗里，让宝宝练习一会儿。

⑥ 妈妈看宝宝用手抓饭吃时，应该告诉宝宝，我们是用勺子吃饭的，不是用手吃饭的。

⑦ 宝宝使用勺子吃饭时，会把桌子弄得乱七八糟，妈妈不要指责宝宝，但可以告诉宝宝这样做不好。宝宝玩一会儿或吃完饭后，妈妈可以将勺子收走。若宝宝不给勺子，妈妈可以用别的玩具吸引宝宝，转移宝宝的注意力。

育儿小贴士

宝宝在4～12月添加辅食阶段，辅食的添加量要由少到多，由一种到多种。1岁以内的宝宝还是以吃奶为主，辅食为辅。1岁之后就要以饭菜为主，奶为辅。

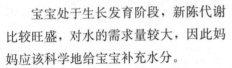

> 宝宝将来长牙时，唾液分泌还会增多，口水会流得更多些，这些口水不仅可以清洗口腔，还可以防止蛀牙。宝宝若到了2岁还流口水，可能有神经方面的疾病，妈妈可以带宝宝去医院确诊。

❉ 宝宝喝水要科学

宝宝处于生长发育阶段，新陈代谢比较旺盛，对水的需求量较大，因此妈妈应该科学地给宝宝补充水分。

❶ 糖水：妈妈不要给宝宝喂糖水。婴儿喝糖水起初可以加快胃肠的蠕动速度，但后期会抑制胃肠的蠕动速度。

❷ 冰水：宝宝爬行后浑身是汗，口渴了，妈妈不要给宝宝喝冰水，因为冰水会引起胃黏膜血管收缩，影响消化，刺激胃肠蠕动加快，出现胃痉挛，引起腹痛。

❸ 不要给宝宝喝生水，因为没有烧开的水很容易引起胃肠道疾病。

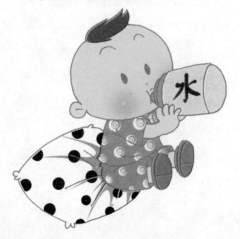

❹ 不要给宝宝喝浓茶水，妈妈也不要为了省事用矿泉水、纯净水代替白开水让宝宝经常饮用。

❺ 不要给宝宝喝罐装果汁、乳酸饮料。

❻ 温开水：宝宝最好喝温开水，有的妈妈认为罐装饮料既方便又有营养，就用其代替白开水，这样很不好。

❼ 妈妈可以给宝宝买新鲜水果榨果汁，配温开水。比例为1倍的果汁配2～3倍的温开水。

注意事项

❶ 睡前不要喝水：宝宝现在还不会自己控制排尿，若在睡前1小时内喝水比较多，夜间宝宝尿床的次数就会增加。

❷ 饭前不要给宝宝喂水：饭前给宝宝喂水会稀释胃液，不利于宝宝消化。妈妈可以在宝宝吃饭前半小时给他喝少量的水，促进其唾液的分泌。

❸ 宝宝喝水不要太快：宝宝喝水不要连续大口地喝，这样会引起胃的扩张，宝宝可以一口接一口慢慢地喝。

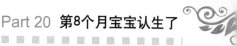

　　妈妈不要在宝宝吃奶（饭）前半小时或吃奶（饭）后半小时给他喝大量的水，但可以让宝宝喝点儿水漱漱口。夏天宝宝易出汗，尿黄，妈妈要给宝宝多喝水。

❀ 腹泻宝宝喂养时要注意什么

　　腹泻是婴幼儿常见病，腹泻时宝宝每天大便次数超过 6 次以上，并伴有恶心、呕吐的症状。并出现拒食或没有食欲，但妈妈需要坚持给宝宝喂食。

❶ 宝宝出现腹泻后，先不要给宝宝禁食。因为宝宝胃肠的消化功能虽然降低，但仍可以吸收部分的营养。

❷ 为了维护胃肠道的功能以及宝宝每天摄入的营养，宝宝每天的配方奶摄入量应该在 70％左右。若宝宝吃不饱，妈妈可以再喂一些果汁或米汤。

❸ 在宝宝腹泻期间，辅食的添加可以暂停，待宝宝腹泻痊愈后，辅食再由少量到多量地添加。

❹ 妈妈要给腹泻的宝宝每天多补充一些水分，若宝宝腹泻比较严重，妈妈可以遵医嘱给宝宝补充一些淡盐水。淡盐水的调配比例需按照医嘱。

❺ 妈妈在宝宝腹泻期间可以多喂些胡萝卜汁或苹果汁，有利于宝宝身体

健康的恢复。

❻ 若宝宝在腹泻期间出现频繁呕吐，妈妈可以给宝宝禁食一顿，然后再给宝宝喂食，喂食量由少到多，慢慢恢复到正常。

引起宝宝腹泻的原因

❶ 如果辅食添加不对，宝宝就会出现消化不良的现象，引起腹泻。

❷ 宝宝吃得过快导致营养过剩所致。

❸ 宝宝吃得过凉也会引起消化不良导致腹泻。

　　宝宝消化能力较弱，新陈代谢旺盛，消化器官经常处于工作状态，任何一种诱因都会引起宝宝胃肠道功能的紊乱，引起宝宝消化不良。夏天天气热，妈妈不要给1岁以内的宝宝吃冰淇淋或冰棒。

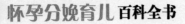

❋ 长牙期吃哪些食物补钙效果好

宝宝的生长发育特别快，再加上长牙这段时间宝宝需要大量的钙，所以妈妈要给宝宝补充一些含钙高的食物，同时也要给宝宝多晒晒太阳，这样对预防佝偻病十分有效。

妈妈在选择含钙高的食物时要注意，一定要选择易溶于水的高钙食物，这样便于宝宝胃肠道的吸收。下面列出的是易溶于水、易吸收、含钙高的食物。

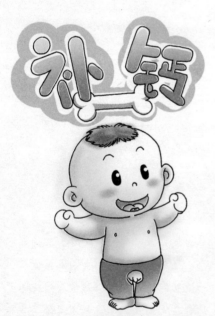

① 乳制品：牛奶、配方奶、酸奶等。每 100 毫升牛奶中含 120 毫克钙。

② 豆类及其制品：黄豆、毛豆、扁豆、蚕豆、豆腐等含钙比较高。

③ 海产品：虾皮、海带、紫菜、小银鱼干、鱼松等。每 10 克虾皮或海带中就含 120 毫克钙。妈妈可要注意了，有的小宝宝会对海产品过敏。

④ 蔬菜类：小白菜、油菜、芹菜、胡萝卜、香菜等含钙比较多。

⑤ 动物的骨头汤：骨头中的钙不易于宝宝吸收，妈妈应该将骨头敲碎，加上适量的醋，让骨头中的钙溶于水，宝宝吃后才能吸收。

⑥ 菌菇类：黑木耳、香菇等。

⑦ 水果类：柠檬、苹果、黑枣（去子）、山楂（去子煮熟）等。

⑧ 干果类：花生、芝麻、南瓜子、西瓜子等剥壳后，用搅拌机打成粉给宝宝吃一点儿。

妈妈给宝宝做含钙高的食物时，不要和含有草酸多的食物一起烹饪，这样钙会和草酸结合成草酸钙，不利于钙的吸收。例如，菠菜含有大量的草酸，不易和含钙高的食物一起烹饪。

巧手厨房

做肉松：妈妈可以取 250 克瘦猪肉，洗净放入锅中，加少量的盐、料酒、花椒、大料、葱、姜煮熟，晾干水分，用菜刀切碎成末，用微波炉加热 1 分钟或在空气中摊开自然晾干即可食用。

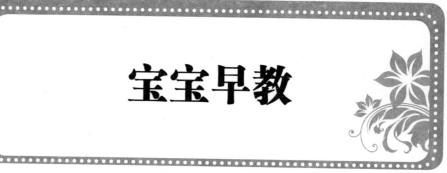

宝宝早教

❋ 宝宝的"语言"理解阶段很重要

7个月的宝宝正处在语言理解阶段，妈妈说出物品名，宝宝会用手指指了，妈妈要给宝宝创造适合宝宝学说话的语言环境，这样有利于宝宝开口说话。

妈妈只要有空闲时间，就应该陪宝宝多说话，不断地与宝宝交流，宝宝的大脑中会储存大量的语言信息，这样宝宝会说话早一些。

妈妈和宝宝聊天时，不要说错误的语句或"儿化"语言，应该使用标准语言和宝宝说话。如不说"宝宝饭饭了"，应该说"宝宝，吃饭了"。

妈妈要鼓励宝宝用语言说出自己的需要，不断地强化和反复地训练，宝宝就学会用语言表达意思了。

在宝宝学说话的过程中，妈妈要多鼓励宝宝把话说出来。

宝宝学说话的4个阶段

语言的感知阶段（0～6个月）：也就是宝宝听大人说话时，自发地发出声音，如咿呀咿呀声。

语言理解阶段（7～11个月）：宝宝在正常的语言环境中开始学习理解妈妈的生活用语，在妈妈叫宝宝的乳名时会有反应，宝宝能理解"不"的意思，会无意识地发出"不"的声音。

口语的表达阶段（12～24个月）：宝宝会主动发音表达，模仿妈妈的语调，主动用语言表达自己的需求。

学习口语最佳时间（2～4岁）：无论宝宝的语言理解能力还是语言表达能力都有一个质的飞跃，宝宝能较好地表达自己的意思。

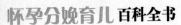

❋ 不要阻止宝宝的"重复动作"

宝宝在生长发育的过程中会不断地重复动作，而且会不断地重复一个动作，有的妈妈看了觉得很着急，宝宝这是怎么了？

7个月的宝宝喜欢用手重复一个动作，这是宝宝有了思考行为的表现，也就是说宝宝的大脑开始有意识了，妈妈不用担心。

宝宝喜欢用手与周围的物体反复接触，做同一个动作，一方面可以锻炼宝宝手指的灵活性，另一方面，宝宝的兴趣逐渐从自身的动作上转移到动作对象上。

宝宝喜欢做一个动作，例如，宝宝用手将一块积木摆到另一块积木上，会不断地将积木拿起来，再摆上，如此反复不下10多次，玩得十分高兴，其实这很正常，说明宝宝开始注意到两块积木之间的联系，并对此有很大的兴趣。

3～5个月的宝宝特别喜欢吃手，想通过嘴来探索外面的世界。而宝宝现在喜欢用手来探索外面的世界，喜欢用手摸摸，拿起来，放下，摆弄摆弄，用手撕纸。

看到宝宝经常重复一个动作，妈妈不要阻止，可以给宝宝一些安全、适合宝宝手部发育的玩具，这样可以更好地刺激宝宝手部的发育。

妈妈可以给宝宝不同种类有瓶盖能拧的塑料瓶，让宝宝练习拧瓶盖；给宝宝一些书、纸让宝宝练习撕纸；给宝宝不同种类的球，让宝宝练习摸。这些都有利于宝宝手指的分化，满足宝宝用手来探索世界的欲望。

随着宝宝的月龄逐渐增加，还会有一些重复、浪费时间的动作。妈妈看后不要让宝宝按照自己的方法做，应该鼓励宝宝不断地尝试、不断地思考，发现动作对象的因果关系。

巧手厨房

南瓜泥的制作：取50克南瓜洗净，淋点儿油，在锅上蒸10分钟左右，蒸熟蒸透，用勺将其捣碎成泥，加少量的水，待温度适合时再喂宝宝。

如何增强宝宝的听觉刺激

在宝宝的日常生活中，对宝宝的听觉刺激无处不在，只要宝宝清醒后，就可以训练宝宝的听觉能力。

妈妈可以放不同的音乐，告诉宝宝这是什么名字的儿歌或是什么曲子，一方面可以培养宝宝对音乐的欣赏能力，另一方面可以锻炼宝宝的听力。

妈妈可以带宝宝出去听听各种鸟叫声，告诉宝宝这是麻雀的声音、喜鹊的声音、鹦鹉的声音。

妈妈可以向宝宝示范拍手，拍几下停下来或者一直连续拍手后忽然停止，看宝宝的反应，并告诉宝宝这是拍手。

妈妈可以给宝宝买一个音乐架，让宝宝拽上面的玩具，妈妈抱着宝宝把每个都拉一拉，发出不同的声音，妈妈可以问宝宝是哪个发出的声音，让宝宝找一找。

妈妈也可以自制一个简单的乐器。用一个不锈钢盆和一把钢勺、一把塑料勺，分别用不同的勺子敲不锈钢盆，让宝宝听声音，告诉宝宝什么声音大什么声音小。

妈妈也可以将家里的自来水龙头打开，放一会儿自来水，告诉宝宝这是流水的声音，每周让其听几次即可。

妈妈可以打开电视机，告诉宝宝这是电视发出的声音。

妈妈也可以带宝宝看看洗衣机，告诉宝宝这是洗衣机，再让洗衣机工作，让宝宝听洗涤或甩干的声音。

摸一摸游戏

妈妈可以准备一块积木和一个线团，让宝宝抓，告诉宝宝，积木很硬，线团很软。

育儿经验交流

妈妈在锻炼宝宝的听力时，也要关注宝宝的视觉、听觉等各感官系统的协调性，可以通过与宝宝玩藏猫猫游戏来进行加强。

宝宝怕生怎么办

以前见到陌生人时，宝宝还会微笑，现在宝宝见到陌生人时，反而到处躲，宝宝这是退步了吗？其实不是，宝宝这是怕生，是其心理发育的一种正常表现。

宝宝怕生是指见到不熟悉的人会恐惧不安，害怕陌生人靠近或搂抱，这时宝宝会抱紧妈妈。

妈妈看到宝宝怕生，应该多鼓励、多关心宝宝，让宝宝从怕生的心理走出来。

依恋妈妈的宝宝：宝宝认生阶段，也是宝宝依恋期最明显的阶段。妈妈可以多陪陪宝宝，让宝宝有更多的安全感，慢慢对环境产生信任感，见到小区里的陌生人偶尔会微笑，而不是躲起来或哭闹。

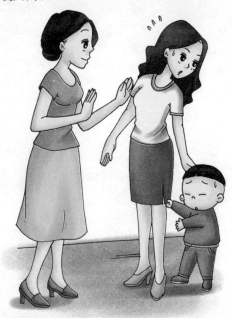

宝宝对家里来的客人怕生：家里来了客人妈妈先不要让宝宝打招呼，可以将宝宝抱在怀里，先让宝宝观察和熟悉家里来的客人，待宝宝的恐惧心理消退了，宝宝就会高兴地与客人交往。若宝宝又出现了哭闹情景，妈妈应该让宝宝远离客人，等宝宝不哭闹了再让其慢慢地接近客人。

宝宝对环境怕生：尽管妈妈在宝宝周围，可是如果宝宝到了一个新环境，也会怕生。妈妈不要让宝宝一个人待在一个新环境里，而是应该一直陪在宝宝周围，待宝宝熟悉环境之后，妈妈再远离宝宝，最后妈妈完全离开。

育儿小贴士

4～7个月的宝宝若视力有问题，会在爬行时或玩玩具时动作缓慢，抓握准确率低，妈妈应该带宝宝去医院检查一下其发育是否正常。

育儿经验交流

宝宝怕生的程度以及持续的时间与妈妈平时的教养有关。若妈妈经常带宝宝出去玩，多见些生人，多到别人家做客，给宝宝一些新玩具，宝宝怕生的行为就会少些，持续的时间就会短些。

❋ 宝宝多见陌生人好处多

经常听到一些妈妈说自家的宝宝胆子小，见到陌生人就哭闹，这可急坏了妈妈，这是怎么了，宝宝这么认生，见人就往妈妈怀里躲，若有人和宝宝打招呼，宝宝会毫不领情地大哭，整得人家不好意思。殊不知，虽然宝宝哭了，但

"怕生"对宝宝来说是有好处的。

宝宝"怕生"是其社会化发展到一定程度的表现，怕生对宝宝来说是一种正常的现象，但是如果妈妈不正确进行引导而随宝宝自然发展的话，就会影响宝宝的社会化进程。

宝宝现在喜欢接近熟悉人，可以分清熟悉人或陌生人，妈妈若此时加以强化和训练，让宝宝多接触一些熟人然后再过渡到接触陌生人，让陌生人和宝宝玩，时间久了，宝宝就会流露出微笑，宝宝以后再和陌生人接触，就会很快适应。

宝宝不断地和陌生人接触，可以扩大宝宝的社交范围，而且还可以让宝宝适应与陌生人交往或适应陌生的环境。

宝宝开始与邻居接触时，妈妈不要离开宝宝，因为这时宝宝很恐惧，希望妈妈留下来多陪陪自己。妈妈可以先和邻居打招呼，然后将邻居介绍给宝宝，不管宝宝多么认生，妈妈都要轻松地面对，这样会很快帮宝宝消除顾虑。宝宝与陌生人接触多了，心里的恐惧感自然就得到了缓解，同时也增加了宝宝的安全感。

妈妈也可以投其所好，先让宝宝选择自己喜欢的阿姨或叔叔然后一起打招呼，让宝宝感觉陌生人很友善。

宝宝有时也会出现不喜欢与陌生人接触的情况，这时妈妈不要强迫宝宝，每个宝宝的适应能力不一样，妈妈不要太着急，慢慢地让宝宝接近生人，这样可以提高宝宝的适应能力。

游戏开始了

妈妈托着宝宝的腋下，让宝宝轻轻站立在自己的两条腿上，然后妈妈可以训练宝宝坐在自己腿上，每天反复做几次即可。

育儿经验交流

宝宝与陌生人保持一定的距离，不喜欢陌生人摸自己。待到宝宝与陌生人熟悉之后，妈妈才能让他们摸摸宝宝或是抱抱宝宝，千万不能很突然地将宝宝交给"陌生人"抱，避免宝宝更害怕。

❈ 告诉宝宝，你真棒

在人生的道路中，每个人都有很多事不能如愿以偿，心理素质好，就会豁达开朗，沉着应对，于是成功了；心理素质差，烦恼缠绕，难以自拔，于是倒下了。这是为什么呢？

心理素质的好与坏，取决于妈妈在宝宝成长的过程中如何引导，如何培养一个心态健康又能判断是非的宝宝。

妈妈每天要观察宝宝，宝宝做对了，妈妈就要表扬宝宝并不断地强化让宝宝坚持这样做下去的信念，并告诉宝宝，你真棒。宝宝做错了，妈妈要告诉宝宝这样做是错误的，妈妈不喜欢或宝宝不能这样做，并且做出相应的表情。

妈妈在宝宝每完成一次 180°翻身时，要鼓励宝宝，面带微笑地告诉宝宝"你真棒"，然后让宝宝每天做 5 个，每次做完后妈妈都要亲宝宝一下。

妈妈可以在训练宝宝俯卧抬头时，在宝宝前面不远处放一个他感兴趣的玩具吸引其伸手去抓，宝宝每用手抓到一次，妈妈就亲宝宝一下，然后妈妈再将玩具和宝宝之间的距离拉远一些，锻炼宝宝向前伸手抓的本领，为宝宝后期爬行做准备。

妈妈在教宝宝认识灯时，宝宝会主动去抓台灯，这样很危险，妈妈应该告诉宝宝不能抓。妈妈不要因为觉得宝宝太小就不管宝宝，但也不要生气，这样会使宝宝不分是非，时间久了，宝宝就会变得任性、不听话了。

妈妈看到宝宝无意识做了一些错事或一些危险的事情，就要及时制止宝宝，用严厉的表情和"不可以"或"不能"之类的语言加以制止。

育儿经验交流

妈妈在给宝宝添加辅食时，不要只喂水果不喂蔬菜，因为水果不能替代蔬菜，蔬菜也不能替代水果，它们是互相补充的。

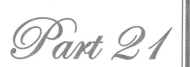

Part 21

第4个月宝宝连滚带爬了

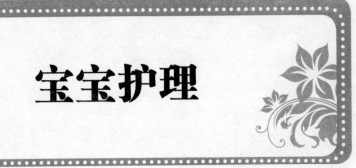

宝宝护理

❋ 训练宝宝大小便

宝宝比较小时，妈妈可以通过定位、反复练习的方法，让宝宝形成排便反射，养成自己大小便的好习惯。

妈妈在训练宝宝排便时，应该让宝宝在固定的地方坐便盆排便，使宝宝排便养成坐盆意识，而不是随便就拉了。

妈妈若看到宝宝出现使劲儿、面红、满头出汗、发呆的表情时，说明宝宝想大便，妈妈可以让宝宝坐在便盆上待 10 分钟，宝宝便完后，妈妈可以给宝宝洗洗手。

宝宝每天若要排便一次，需要每天摄入适量的食物，这样宝宝才能养成每天排便一次的好习惯。

妈妈让宝宝坐便盆时，有的宝宝不愿意坐，妈妈可以在便盆的周围挂些好玩的玩具，吸引宝宝坐便盆，宝宝大便完就让其离开，下次再大便时才可以坐。

宝宝通过反复的学习和训练，很快就能养成排便的好习惯。妈妈可以在宝宝每次排便时告诉他，宝宝自己会坐马桶大便了，真棒！

宝宝在学习坐便盆排便时，很容易出现还没有坐好便盆就拉到裤子里了，这时妈妈不要对宝宝发脾气，要有耐心地教宝宝坐便盆，因为宝宝有坐便盆排便的意识就已经很棒了。

妈妈在训练宝宝排便时，宝宝会出现反复的现象，若宝宝玩得正高兴时，就会忘记了排便，这是正常现象，妈妈不要训斥宝宝，而可以到时间提醒宝宝，这样更有利于宝宝养成排便的好习惯。

♥ 育儿经验交流

宝宝连续翻滚，不但可以锻炼宝宝大翻身的运动能力，而且还会刺激宝宝前庭的感觉发育。前庭是人体主要的末梢感受器官，能控制身体的平衡，避免宝宝注意力不集中、爱摔倒的现象。

❋ 洗洗小脚更健康

宝宝现在的活动量越来越大，爱出汗的脚上也会潮乎乎的，若妈妈不及时给宝宝洗脚、泡脚，宝宝的脚趾缝里很容易滋生细菌，引起疾病，不利于宝宝脚部的血液循环。

洗脚看似是生活中的一件小事，但却蕴涵着不容忽视的养生之道。妈妈怎样给宝宝洗脚才更有利于健康呢？

洗脚水

洗脚水是热水好还是温水好呢？单纯是为了保健，妈妈应给宝宝选择温水，温度为 38～40℃。如果是为了治病，则应根据病情选择温度高一些的水。

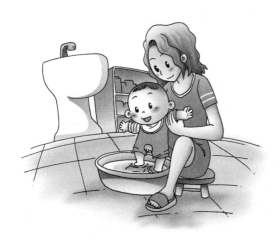

洗脚时间

每次 5～8 分钟即可。

洗脚方法

泡：妈妈先让宝宝的双脚完全泡在温水中，也就是水漫过脚面。宝宝的小脚丫在水里不动，温水会刺激宝宝脚部的血管和触觉神经，使脚部皮肤因血流较快而变红，宝宝会感觉更舒服。

搓：会爬行的宝宝每天新陈代谢较快，脱落的表皮细胞和灰尘使宝宝脚趾缝和脚后跟很脏，妈妈可以用手轻轻地将宝宝脚上的脏东西搓掉，先是脚趾缝由上至下，再到脚掌以及脚后跟。

妈妈若感觉宝宝的脚很脏，可以用温水再冲一遍小脚丫。

按摩：宝宝的小脚洗干净后，妈妈可以用擦脚布将其擦干，把宝宝放在床上，妈妈用双手在宝宝的脚心、脚背处轻轻地按摩，然后再用手轻轻向外拉每一个小脚趾头，重复 3 遍即可。

游戏开始了

妈妈可以准备一些小玩具和一个玩具箱子，教宝宝将玩具收拾到玩具箱子中，锻炼宝宝精细动作的准确率。

❤ 育儿经验交流

宝宝铅中毒时也会引起贫血，还有一些慢性中毒的症状，如疲惫、食欲减退、便秘、头痛等。

❀ 宝宝不喜欢剪头发怎么办

很多宝宝都不喜欢剪头发，无论是在家里还是在外面，总是哭闹不停，急坏了妈妈，怎么办？

其实，宝宝不喜欢剪头发是很正常的事，妈妈应该站在宝宝的角度上去理解，因为宝宝对婴儿理发器发出的声音会害怕，看到理发器接触自己的头发时会很紧张、很害怕，不敢剃头发。

妈妈在给宝宝剪头发的过程中，头发楂儿掉到宝宝的脖子或身上，扎得宝宝又痛又痒，弄得宝宝剪到一半时就不想剪了，所以宝宝一看到理发器就害怕。

妈妈在给宝宝洗头发时，洗发水溅到了宝宝的眼睛，他会感觉很不舒服而揉眼睛，妈妈仔细观察就能注意到。

9个月大的宝宝自己坐在椅子上10多分钟或妈妈用一个姿势抱他，宝宝会很不舒服，因为这个月龄的宝宝活泼好动，很难接受一个固定的姿势，这也会导致他不喜欢理发。

宝宝不喜欢在理发店理发可能是因为对这个环境很陌生，这里人多又嘈杂，宝宝会有不安全感，表现得十分紧张，也会哭闹不停。

妈妈可以带宝宝去理发店门口多转转，让他熟悉理发店的环境，消除陌生感。

若有别的小朋友正好在那儿剪头发，妈妈可以对宝宝说："那个小哥哥很勇敢，宝宝应该向哥哥学习，哥哥理发就不哭，宝宝也不哭。"

选择经常给宝宝剪发、有耐心的理发师，让其动作轻柔并缩短理发时间，妈妈也可以在宝宝手里放一个玩具让他玩，分散宝宝的注意力。

☕ 育儿经验交流

建议1岁内的小宝宝最好不要到理发店去理发，妈妈可以给宝宝买一个电动理发器，在家给宝宝剪头发很方便。爸爸哄宝宝玩以便分散宝宝的注意力，妈妈用理发器给宝宝剪头发。

❀ 家里可以养小宠物吗

妈妈经常教宝宝看动物的图片，带宝宝去花鸟虫鱼市场，宝宝对小动物感到特别亲切。妈妈看宝宝这么喜欢鱼以及其他小动物，很想给宝宝买几条鱼和小鸡带回家，但又十分犹豫，家里有小宝宝，能养小动物吗？

9个月的宝宝太小，没有自我意识，对自然界的花花草草、小动物们充满了好奇，妈妈不要看宝宝喜欢就买回家，而要看宝宝自身的生长环境。

小鸡、小鸭

若家里照顾宝宝的人比较多，房子有露天的阳光室或有自家的小院子，在不污染宝宝居住环境的情况下，妈妈可以考虑给宝宝买一只，平时让宝宝看看小鸡、小鸭。若家里只有妈妈照顾宝宝，本身就够忙了，又会污染宝宝的居住环境，这样就不要买了。

小猫、小狗

宝宝太小，妈妈最好不要养这类小动物，因为这类小动物如果训练不好会有很强的攻击性，容易伤到宝宝。

鹦鹉

家里最好不要养鹦鹉，鹦鹉叫时的声音很不好听，很容易吓哭宝宝。

金鱼

妈妈可以给宝宝买几条金鱼，干净又好打理，宝宝平时可以看鱼游来游去。

若宝宝很喜欢用手抓金鱼，妈妈要注意了，宝宝抓鱼时妈妈一定要给宝宝洗手，或给宝宝买一个小网筛，教宝宝学习用网筛捞鱼。妈妈也要注意了，可以用一个塑料盆盛鱼，不要使用鱼缸，因为宝宝很可能将鱼缸摔碎。

育儿经验交流

天气凉了，宝宝很容易腹部着凉，引起肚子不舒服而哭闹，所以妈妈要注意给宝宝腹部保暖。同时也不要给宝宝喝凉奶或吃其他凉的食物，避免肚子疼。

❋ 宝宝打鼾并非睡得香

宝宝在正常的情况下，呼吸均匀，睡觉是安静的。宝宝睡觉打鼾并不是因为他睡得香，而是通过打呼噜发出自己睡得不舒服或是某种疾病的信号。

宝宝若出现轻微的打鼾声，妈妈首先要看看宝宝的睡眠姿势是否合适，枕头有没有按平，是不是偏高，只要调整好宝宝的睡眠姿势和枕头高度，宝宝就没有鼾声了。

宝宝感冒时会流鼻涕，鼻腔黏膜充血、水肿使鼻子不通气也会导致宝宝打鼾，宝宝感冒好了之后就不打鼾了。

宝宝睡觉长期打鼾，张口呼吸，并有不同程度的呼吸暂停或呼吸不畅，伴有夜惊或易怒，这是医学上称的呼吸暂停综合征，经常出现呼吸暂停综合征会影响宝宝生长发育。例如，宝宝晚上打鼾，一方面会出现睡眠不安稳，夜间哭闹，影响生长激素的分泌，导致宝宝生长发育减缓。另一方面，宝宝呼吸暂停，会使其吸入的氧气减少，导致血液含氧量下降，影响心肺功能，使大脑处于缺氧状态。

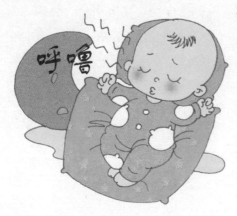

宝宝打鼾，并非宝宝睡得香，还可能是一些疾病所致，最常见的有慢性鼻炎、鼻窦炎、鼻息肉、腺样体肥大、扁桃体肥大、支气管炎。

育儿经验交流

妈妈若经常听到宝宝晚上打鼾，且调整宝宝的睡姿或枕头也不见效，就应该带宝宝去医院的耳鼻喉科做检查，如果确实患有某种疾病的话，早发现、早治疗效果会更好。

❀ 宝宝流鼻涕不一定是感冒

天气变凉，室内、外温差比较大，妈妈若护理不当，宝宝很容易流鼻涕，少则四五天，多则十几天，甚至更长时间，有时妈妈很担心，认为宝宝感冒了，就给宝宝吃药，这样做合适吗？

宝宝流鼻涕有很多原因，妈妈认为宝宝流鼻涕就是感冒，就给宝宝吃药是不科学的。

宝宝只是流清鼻涕，没有发热或其他不适，鼻塞程度不重，不影响宝宝的吃饭和睡眠，这是由于冷空气刺激鼻腔引起的。妈妈不用做什么特殊的处理，只要让宝宝到温度适宜的环境里就很快不会流鼻涕了。妈妈要注意及时给宝宝擦鼻涕，避免宝宝吃掉。白天多喂宝宝喝些温开水。

若宝宝流鼻涕比较多，没有发热或其他不适，有鼻塞，白天不影响宝宝吃饭，但晚上影响睡眠时，妈妈可以用毛巾蘸50℃左右的热水，拧干后，将毛巾叠三层热敷宝宝的鼻梁，每次1～2分钟，热敷几次后，宝宝的鼻垢就会随鼻涕流出来，妈妈用手或婴儿棉签棒将其弄出来即可。白天多喂宝宝喝些温开水。

若宝宝鼻涕中带有血丝，可能是因为室内或室外空气干燥，或者宝宝的鼻子受到外力的挤压而造成的鼻出血，妈妈不用太着急，多给宝宝喝些水，宝宝慢慢就会自愈的。

宝宝感冒初期一般流清鼻涕，有时量多有时量少，持续时间一周左右。

慢性鼻炎：鼻涕多为黏稠性，流鼻

涕的时间较长。

急性鼻窦炎：初期为清鼻涕，过了几天后宝宝的鼻涕没有减少，继续增多，由清涕转为黄色黏稠鼻涕。

过敏性鼻炎：因花粉或季节变化等原因引起宝宝流清鼻涕，量较多，打喷嚏，鼻子发痒。宝宝过敏性鼻炎一般伴有哮喘。

育儿经验交流

宝宝流鼻涕有很多原因，若没有其他症状，妈妈看宝宝一周左右是否能自愈。如果宝宝流鼻涕时间较长，妈妈应该带宝宝去医院的耳鼻喉科确诊。

如何发现宝宝得了肺炎

婴幼儿肺炎一般为支气管肺炎，主要表现为发病急，发热体温达 39～40℃，咳嗽，气急，烦躁不安，面色苍白，食欲减退，有的宝宝会出现呕吐、腹泻等现象。

早期症状不明显，婴幼儿表现为不爱吃奶、发热现象，若肺炎初期高热，宝宝精神状态不好，吃退热药不退热，妈妈要尽快带宝宝去医院。此病一年四季均可发病，但春季气候变化时发病最多，多在宝宝上呼吸道感染之后转为肺炎。

婴幼儿肺炎根据病因主要分支气管肺炎、大叶性肺炎、支原体肺炎等。一般宝宝会做血常规检查和胸部 X 线摄片或透视，以及根据宝宝的临床症状来确诊。

支气管肺炎

❶ 发病急，有发热、咳嗽、呼吸急促等症状。有的宝宝拒奶、呕吐、腹

泻等。

❷ 两肺均能听到湿音。若宝宝病情加重，有管状呼吸音，叩诊可呈浊音。

❸ 细菌感染引起者白细胞总数及中性粒细胞增多；病毒感染引起者则会减少或正常。

❹ 肺部 X 线摄片或透视可见肺纹理增粗，有点状、斑片状阴影等。

大叶性肺炎

❶ 发病急，发热、咳嗽、胸痛，肺局部叩诊浊音，呼吸音减弱，或胸部呼吸运动一侧减弱，语颤增强。

❷ 胸部 X 线摄片或透视可见有节段或大片阴影。

❸ 白细胞总数及中性粒细胞增多。

支原体肺炎

❶ 发病有急有缓，体温可高可低，刺激性频咳，呼吸困难和肺部体征不明显，有少许干、湿罗音。

❷ X线检查：常在肺门附近有毛玻璃样片状阴影，自肺门蔓延至肺野或呈斑点状阴影。

治疗方法：用于治疗细菌性肺炎有青霉素、头孢菌素、阿奇霉素。治疗支原体肺炎用红霉素。抗病毒治疗有利巴韦林（病毒唑）。辅助对症治疗有吸氧、化痰等。

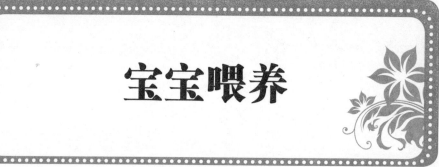

宝宝喂养

❀ 宝宝挑食怎么办

如果宝宝出现挑食，不喜欢某一种食物，这是正常的，妈妈有时候需要15～20次的尝试，才能让宝宝接受一种食物。当宝宝出现挑食的现象时，妈妈不妨使用一些小策略来改善这种情况。

让宝宝有选择食物的自由。与大人一样，宝宝对食物也有好恶之分，妈妈可以允许宝宝有一定的选择权。

❶ 营造温馨用餐气氛，共同布置餐桌，让宝宝选择安排餐具、座位。

❷ 进餐时有轻松的交流。如果宝宝对某一食物挑食，妈妈可以采用建议的口吻或一些说话技巧。如先吃这个（宝宝不是很喜欢的）后吃那个（宝宝特别喜欢的）好吗？就吃三口或两口怎么样？这个和那个拌着吃更好吃，我们一起尝尝好不好？

注意：是允许选择，绝不是迎合宝宝的挑食。有些妈妈常常事先征求宝宝的意见，问他想吃什么菜，这无疑是教他学会挑食。允许选择一般是在宝宝自己提出不愿吃的时候。

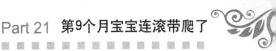

时常启发宝宝对食物的兴趣。妈妈可以用小故事启发宝宝，例如，某某就是吃了什么才长得高，成了冠军；某某动画明星很喜欢吃鸡蛋才有本事。或者妈妈用赞赏的表情诱发宝宝的食欲。

妈妈自己不要挑食，即使妈妈自己不吃的某种食物，只要是好的，利于宝宝生长发育的，也要做给宝宝吃，并尽量表现出自己很喜欢吃的样子。

当宝宝吃饭感觉香甜、不挑食时，妈妈要有关心和高兴等积极反应，并给予表扬，以达到强化的目的。

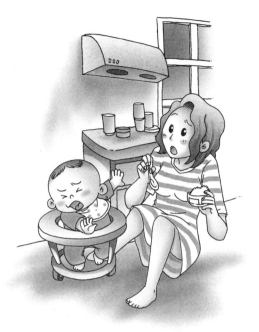

如果宝宝因身体的原因而引起食欲和胃口的变化，妈妈千万不要在宝宝面前表现出过分担心和着急，应细心观察，调整饮食，过一段时间宝宝自然会好的。

细心的妈妈在食物设计和烹饪技巧上要尽可能有变化。当宝宝不喜欢某种食物时妈妈要分析烹饪中是否有问题，例如，不要一连几天重复让宝宝吃同一种食物，一定要有变化，可以将宝宝喜欢的食物和不喜欢的食物搭配起来。

育儿小贴士

如果宝宝想自己"吃"，要尽量满足他的愿望，给他一把属于他自己的小勺让他自己拿勺吃。

育儿经验交流

其实，宝宝不会自己将饭放入口中，妈妈可以趁宝宝不注意的时候，喂宝宝一勺饭，而宝宝呢，仿佛是自己吃到的食物，就会很高兴。

宝宝服用维生素 D 越多越好吗

维生素 D 是预防和治疗佝偻病的有效药物，妈妈若给宝宝喂养不当，每天给宝宝多喂了一点儿，时间久了，就会引起宝宝维生素 D 中毒。

维生素 D 中毒早期症状：宝宝没有食欲，有的不喜欢吃东西、烦躁、经常哭闹、精神状态不好，低热、呕吐、便秘以及体重下降。严重的会出现惊厥、尿频、烦渴、夜尿多，随时可转为慢性肾衰竭。

很多妈妈担心宝宝会得佝偻病或个子长得慢，认为维生素 D 是营养药，每天多给宝宝喂几滴鱼肝油，宝宝吃了只有好处没有坏处。殊不知维生素 D 在人体内累积，时间久了就会导致宝宝体内的维生素 D 过量，引起维生素 D 中毒。

妈妈在给宝宝补充维生素 D 时，一定要遵医嘱，注意不同月龄宝宝的喂养量，妈妈不准随意增加，要严格遵守维生素 D 的预防量和治疗量。

有人会将宝宝出牙晚以及宝宝走路迟误诊为佝偻病，结果导致宝宝维生素 D 中毒。

若宝宝已经出现维生素 D 中毒的症状，妈妈应该停止维生素 D 的摄入，让宝宝少吃含钙高的食物以及少晒太阳。带宝宝去医院确诊，遵医嘱减少钙的吸收，增加钙的排泄，宝宝就会慢慢好转。

游戏开始了

妈妈教宝宝练习翻书，这样可以锻炼宝宝手指的灵活性。妈妈可以给宝宝几本书，让宝宝从中选择一本，然后妈妈先做示范翻，宝宝就可以跟着练习翻书。

❤ 育儿经验交流

妈妈若想预防宝宝得佝偻病，最好给宝宝做一些含钙高的食物，同时给宝宝多晒晒太阳，只要每天晒太阳的时间加起来超过 2 小时，宝宝就不用吃维生素 D。

❀ 健脑食品"光荣榜"

健脑食品，就是满足大脑发育的营养需要、促进宝宝大脑发育的食品。宝宝经常吃健脑食品，其大脑发育会更快，宝宝会更聪明。

健脑食品

母乳：母乳是宝宝最理想的健脑食品，含有大量大脑所必需的不饱和脂肪酸，便于宝宝消化和吸收。

鱼类：鱼油中含有 DHA（人们常说的"脑黄金"），所以宝宝多吃鱼好处多。

水果：水果中有大脑发育必需的维生素 C 和无机盐，例如锌是增强宝宝记忆力的必需微量元素。

豆类：有大脑发育必需的植物蛋白质和糖类，还有不饱和脂肪酸等。

动物的内脏、瘦肉：有丰富的蛋白质，以及大脑所必需的脂肪酸、卵磷脂。

坚果：核桃、葵花子、花生、南瓜子中含有锌，有利于提高宝宝的记忆力。

粗粮和蔬菜：它们含有大脑发育必

需的维生素 A 和 B 族维生素。

不利于宝宝大脑发育的食品

　　膨化食品，如虾条；含铅食品，如爆米花或松花蛋；使用明矾做的油条；含味精多的食品；含食品添加剂多的食品；腌制的咸菜等食品，都不利于宝宝的大脑发育，妈妈尽量不要给宝宝吃。

游戏开始了

　　妈妈可以拿一张比较软而且比较薄的白纸，将白纸拉紧放在宝宝眼前，教

宝宝用自己的小手指扎洞洞。妈妈可以让爸爸做个示范，然后宝宝再扎，这样可以锻炼宝宝的抓握能力以及手眼的协调性。宝宝熟练之后，妈妈再用比较厚的纸让宝宝练习。

育儿经验交流

　　宝宝每天总吃鸡蛋黄会腻的，鸡蛋黄吃多了也会导致大便干燥。妈妈可以给宝宝喂一些茄子或肉末等含铁多的食品。

宝宝早教

❋ 给宝宝讲故事

　　宝宝对色彩和图形非常敏感，妈妈若在宝宝清醒时，给宝宝看一些彩色图片，讲一些内容简单的小故事。这样可以促进宝宝在语言理解阶段中的学习。

　　妈妈给宝宝讲故事时，最好带一些

表情色彩，也就是用一些夸张的表情讲小故事。让宝宝学习高兴是什么样、伤心是什么样、紧张是什么样等。

　　妈妈也可以在睡前给宝宝讲故事，培养宝宝睡前听故事的好习惯。妈妈开始

可以选择比较短的小故事，之后可以选择比较长的故事，将其分成几部分，每天讲一点儿。例如《小猪照镜子》。

小猪照镜子

从前有一只小猪，脸总是脏兮兮的。有一天他去市场上闲逛，看到了一面镜子，就买回家，从此以后小猪每次出门前都要照一照镜子，看自己的脸是否脏兮兮的，若脸脏了，小猪就将脸上的泥擦掉。

有一天，小猪正在照镜子，这时从小猪的头上飞过一只燕子，燕子拉的屎掉到小猪的镜子上了，小猪看见镜子上的燕子屎还以为是自己脸上有泥点呢，于是就使劲儿地擦，却一直都擦不掉，小猪急得哭了起来。

过了一会儿，小羊来找小猪出去玩，小猪说："我的脸儿脏兮兮的，不能出去玩。"小羊看看小猪的脸说："小猪，你的

脸很干净，是你的镜子脏兮兮。"小猪终于明白了，就和小羊一起出去玩了。

从那以后，小猪看到镜子里的小脸脏兮兮时，就想起了小羊说的话，是镜子脏了，其实是小猪的脸脏了。

小宝宝，你明白吗？小猪每天照镜子，脸还是脏兮兮的。

妈妈给宝宝讲完这个故事后，可以带小宝宝去照镜子，让宝宝看看自己的小脸是否脏兮兮的。同时妈妈也要教宝宝摇头说"不"，点头说"是"。

❋ 宝宝没经过爬行就不要学走路

宝宝在成长的过程中，很多妈妈认为爬行会弄脏了宝宝的衣服和手，还担心手脏了感染细菌，宝宝会生病，就不怎么愿意让宝宝学习爬行，或者就干脆给宝宝买个学步车让他直接学走路，这样做合适吗？实际上，这种做法是不对的。

需要爬行的原因

❶ "爬"是宝宝从仰卧到直立行走的过程中最关键的一个环节。

❷ "爬"可以调节宝宝的全身肌肉、关

节的运动，使其身体姿势更加协调。

❸ "爬"接触的范围变大，促进了感知能力和智力的发育，相对不爬行的宝宝来说，爬行宝宝的反应能力和协调能力会强一些。

❹ 没有经历爬行的宝宝直接站立行走，平衡能力会比较差，特别是重心调整和四肢协调能力很不和谐。

锻炼爬行的方法

❶ 宝宝6～7个月时，妈妈先教宝宝腹部

着地的爬行姿势，宝宝用手和胳膊肘支撑交替向前爬行，腿和脚交替向后蹬爬，身体就可以向前移动了。

❷ 若宝宝不愿意爬行，妈妈可以用玩具在前面逗引宝宝向前爬行，爸爸用手在后面轻推宝宝的两只小脚即可。

❸ 宝宝8～9个月时，经过腹部爬行学习后，开始学习四肢爬行，这时应训练宝宝的胸腹离地，双臂伸直进行支撑，用手和膝盖进行爬行。

❹ 妈妈要多给宝宝练习爬行的机会，宝宝练习得越多，爬行得越好，平衡能力和下肢的力量就越强，将来走得就越好。

育儿经验交流

妈妈不要因为房间小和安全问题，不让宝宝爬行而经常抱着宝宝。

❀ 哪些宝宝感觉统合容易失调

感觉统合是指宝宝的感觉器官，包括眼、耳、手、口等器官，能有效地将外面的信息输入大脑组合起来，通过大脑统合作用，能准确对身体外的感觉做出适当的反应。感觉统合失调的宝宝在学走路时容易出现不稳状态，容易跌倒。

易出现统合失调的宝宝

剖宫产的宝宝在出生时，皮肤没有经过产道的挤压容易出现统合失调。

人工喂养的宝宝用奶瓶喝奶而不及时添加固体食物的容易统合失调。

不会连续翻滚的宝宝容易出现统合失调。

用学步车而不让宝宝爬行容易出现统合失调。

感觉统合训练方法

妈妈应该经常给宝宝做按摩，刺激其皮肤的触觉。

宝宝学俯卧时，妈妈要训练宝宝抬头，教宝宝用两只胳膊撑起前胸。

宝宝学会侧翻身后，妈妈让宝宝练习180°翻身、360°翻身，连续翻滚的动作可以刺激前庭功能发育，更好地控制身体平衡。

宝宝学习爬行时，妈妈不要嫌脏而不让宝宝爬，只要有空闲，宝宝想爬，妈妈就应该让宝宝爬。宝宝每天都要爬，先是匍匐爬，再是用膝盖爬，这样可以促进视觉、听觉、触觉的感觉统合能力。

妈妈可以给宝宝买红、黄、蓝、绿等纯色图片来刺激宝宝的视觉，并在宝宝爬行时设计障碍让宝宝"翻山越岭"，刺激宝宝的触觉，使其前庭得到充分的锻炼。前庭是大脑中控制平衡、距离感以及空间能力的器官。

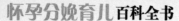
❀ 宝宝也有"小脾气"

　　宝宝的某些需要没有得到满足时，就会发脾气，经常以哭闹、跺脚的方式表达，妈妈应该怎样面对这样的宝宝呢？

❶ 妈妈在宝宝发脾气时要保持冷静，先让宝宝自己哭一会儿，或者让宝宝一个人待一会儿，等宝宝平静下来，妈妈再过来陪宝宝，并对宝宝发生这样的行为进行教育，告诉宝宝这样做会伤妈妈的心，妈妈希望宝宝以后不要这么做。

❷ 妈妈可以和宝宝玩游戏，转移宝宝的注意力，宝宝会很容易安静下来；若宝宝还不能安静下来，妈妈可以忙自己手头的事情，同时也要注意宝宝的安全，待宝宝安静之后，妈妈再走过来陪宝宝。

❸ 宝宝发脾气时，妈妈不要不高兴，或者也对宝宝发脾气，这样会使宝宝的脾气越来越坏甚至产生抵抗情绪。

❹ 妈妈看到宝宝发脾气时不要马上去哄，或是百依百顺地满足宝宝的要求，这样的行为等于强化了宝宝日后发脾气的行为，宝宝发脾气会越来越厉害，因为宝宝认为通过发脾气的方式能达到目的。

❺ 宝宝发脾气也可能是因为妈妈工作繁忙，平时对宝宝关心得不够。宝宝通过发脾气的方式引起妈妈的注意，希望妈妈多关心自己。妈妈若越注意宝宝，宝宝的脾气就越大，妈妈应该不理宝宝，待宝宝平静下来后，每天再多抽出一些时间陪宝宝玩。

❻ 宝宝无缘无故地发脾气，妈妈最好的解决办法就是让宝宝一个人留在房间。

小鱼游儿歌

　　一条鱼，水里游，孤孤单单在发愁；两条鱼，水里游，摇摇尾巴碰碰头；三条鱼，水里游，大家一起做朋友。

❋ 宝宝尖声叫喊要紧吗

宝宝的尖声叫喊是语言学习过程中传递语言信息的一种表达方式，是在为将来语言表达做准备。注意宝宝是尖声叫喊，不是哭喊。

宝宝有的时候会大声尖叫，但不是哭时，妈妈一定注意了，宝宝这是在吸引你注意，妈妈要多关心宝宝。

宝宝有时会认为大声尖叫是很有趣的活动，感觉很好玩，甚至有时叫声长达10分钟，妈妈不要认为宝宝这是在哭闹，因此就责备宝宝。

宝宝发出尖叫声也是测试嗓子的最普遍的途径，是在练习自己的发声系统。

宝宝大声尖叫有时是表达自己的需要，会用尽全身力气去喊叫，如果宝宝的叫声吸引了妈妈的注意，那下一次的叫声会更大，发出尖叫声的时间会更长。

若有的宝宝还不会发出这种尖叫声，妈妈也不要着急，因为不同宝宝的个体发育有区别，这也很正常。

宝宝的尖叫声不仅可以锻炼宝宝的发声系统，而且也表达了自己的需要，若得到妈妈的关注，宝宝就会很开心，利于亲子关系的建立。

妈妈听到宝宝尖声叫喊时，一定要安慰宝宝，拥抱宝宝，抚摸宝宝或对宝宝说话。

❤ 育儿小贴士

6个月左右的宝宝会发一种辅音或者更多，但也有不会说的，这时妈妈应该及时补救，方法就是不断地重复同一个发音，如果让宝宝发"妈妈"的音，妈妈可以不断地说"ma——ma"的发音。

❤ 育儿经验交流

妈妈给宝宝添加辅食应以清淡为主，不要加太多盐，以减少对肾脏的负担，若宝宝出现便秘时，妈妈可以喂些胡萝卜泥。

Part 22

第二〇个月宝宝会叫爸爸妈妈了

宝宝护理

❀ 宝宝不愿意洗澡怎么办

宝宝不愿意洗澡主要表现为妈妈带其去浴室洗澡，宝宝还没有被放入澡盆就开始大哭大叫，身体放挺，不愿意进浴盆里，只有将宝宝抱出浴室他才会停止哭叫。宝宝这是怎么了，为什么不愿意洗澡了？

不愿洗澡的原因

洗澡水温度过高。宝宝现在会坐了，妈妈会看到在上次洗澡时或这次洗澡时，坐在水盆中的宝宝会突然摸屁股，这可能是洗澡水温过高。

洗澡水温度过低，宝宝的皮肤会出现鸡皮疙瘩，洗完澡后会出现打喷嚏的现象。

宝宝洗澡时意外地听到奇怪的声响，为宝宝把洗澡和这奇怪的声响联系到一起，对洗澡产生了恐惧心理，导致宝宝害怕洗澡。

无论是哪一种原因，这都是宝宝自我保护性的一种条件反射。在现实生活中，宝宝白天看到吓人的东西就也会感到恐惧，甚至出现夜间哭闹的现象。

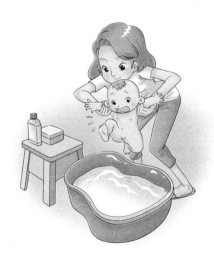

解决办法

白天的时候，妈妈可以拿洗澡盆装40℃左右的水，先让宝宝用手玩水，让宝宝害怕的心理慢慢地消失，然后妈妈再让宝宝将一只胳膊放入水中玩，接着是两只胳膊，最后再让其整个身体浸入水中。若宝宝还是不喜欢进入水中，妈妈也不要太着急，可以给宝宝几个不怕弄湿的玩具，让宝宝产生将洗澡和玩具联系到一起的条件反射，就忘记了害怕洗澡的心理。

❀ 宝宝为什么总挠耳朵

有的宝宝在吃奶时会挠耳朵，有的宝宝睡觉时闭着眼睛挠，挠得耳朵上出现一道道红印，弄得耳朵红红的，宝宝的耳朵这是怎么了？

宝宝挠耳朵的原因

❶ 油耳朵：婴儿期的宝宝外耳道的耵聍腺分泌黄色耵聍比较多，干燥后形成"耳屎"，但外耳道比较长，耳屎平时排不出来，积多的耳屎在经外耳道排出时又与黄色黏稠油状物耵聍粘在一起，这就是宝宝的"油耳屎"，这是正常的生理现象。油耳屎多了，会刺激外耳道，宝宝会不自觉地挠耳朵。

❷ 长牙：小宝宝分不清是耳朵不舒服还是牙龈不舒服，挠的时候也分不清楚在哪儿。有的宝宝长牙时就会不自觉地拽耳朵、挠耳朵和腮帮子，不爱吃奶，有时哭闹，等到牙长出来就好了。

❸ 喝奶：天气比较热，宝宝喝了一大瓶热奶很容易出汗，特别是耳后汗液比较多，宝宝的皮肤比较嫩，妈妈没有及时给宝宝擦汗，宝宝就会感觉耳后痒，于是就抓挠耳朵。

❹ 中耳炎：宝宝患感冒或奶液、洗澡水、眼泪进入宝宝的耳朵里，造成宝宝耳朵感染化脓，有液体流出，妈妈用手指按一下宝宝的耳朵，宝宝会哭闹或推妈妈的手，这时妈妈应带宝宝去医院确诊，按医嘱用药。

❺ 湿疹：有的宝宝是过敏体质，很容易在添加辅食的过程中出现湿疹，如给宝宝吃鱼肉或虾引起过敏，引起耳后的皮肤湿疹，耳道的皮肤也会出现湿疹，有时会有渗液，造成宝宝不舒服，宝宝就会挠耳朵。

> **育儿经验交流**
>
> 妈妈可以用棉签蘸温水轻轻擦洗宝宝的外耳郭，保持宝宝耳朵皮肤的干燥清爽。

❀ 妈妈不要给宝宝抠耳朵

妈妈看到宝宝经常挠耳朵，或看到宝宝耳朵里有耳屎，就想给宝宝抠耳朵，殊不知这样很危险，妈妈若抠宝宝耳朵抠得深了，就会损伤到宝宝的耳朵。妈妈不要给宝宝抠耳朵。

❶ 宝宝的耳道较小，容易堆积耳垢，再加上宝宝的皮肤比较娇嫩，妈妈用耳挖子给宝宝抠耳朵，很容易伤害宝宝的耳朵。

❷ 宝宝的耳垢一般不用清除，可以通过宝宝咀嚼食物或张口等动作自行排出，即使有少量的残留妈妈也没有必要将其全部弄干净，剩下的耳屎会和新流出的耳屎粘在一起，慢慢还会排出来。

❸ 妈妈给宝宝抠耳朵时，若宝宝不配合或突然动了一下，很容易伤害到宝宝外耳道皮肤。

❹ 若使用方法不当，很容易将耳屎推到耳道深处，容易压迫耳膜引起耳痛或头晕现象。

❺ 妈妈用耳挖子给宝宝抠耳朵，其实这样很危险，护理不当很容易损伤到外耳道，出现感染、发炎或溃烂

现象。耳挖子若抠得比较深，或抠时宝宝突然动一下，可能会伤到鼓膜或听小骨，造成鼓膜穿孔。

❻ 妈妈若经常给宝宝抠耳朵，还会给耳道造成慢性损伤，若耳挖子没有消毒或棉签棒不卫生，还可能引起中耳炎。

❼ 妈妈一般不熟悉耳道结构，若妈妈用力过大，很容易刺破耳膜，病菌很容易从外耳腔进入中耳腔，耳道会流脓，耳膜大穿孔，从而影响宝宝的听力。

游戏开始了

宝宝呈俯卧姿势，妈妈在宝宝前面放一个拨浪鼓或其他便于抓握的玩具，让宝宝练习抬头，为以后爬行做准备。

> **育儿经验交流**
>
> 若妈妈给宝宝用婴儿医用棉签清洁耳部，千万不要将棉签深入宝宝耳朵看不到的地方，棉签头要软但不能过于松散，避免棉花脱落。

❋ 帮宝宝养成乖乖睡的好习惯

10个月的宝宝，精力十分充沛，每天爬来爬去，但一到睡觉时间，就成了妈妈的头疼事，妈妈如何让宝宝乖乖入睡呢？

宝宝不上床入睡，妈妈要分析原因，是白天活动得不够，还是宝宝入睡前玩得太兴奋，若是这两种原因，妈妈可以跟宝宝说明，再玩10分钟就得睡觉，时间到了，宝宝就会乖乖入睡。

宝宝白天睡得多，妈妈可以适当地减少宝宝白天的睡眠次数，由原来的3～4次减少到2～3次。

妈妈可以合理地安排宝宝白天的生活，增加户外活动时间，让宝宝消耗过多的精力，这样宝宝到夜间就会入睡快，睡得也安稳一些。

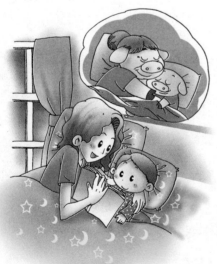

妈妈要注意给宝宝养成良好的睡眠习惯，让宝宝每天晚上按时入睡，即便是周六、周日也一样，这样有利于宝宝将来养成良好的作息习惯。

宝宝每天上床睡觉前30分钟，妈妈不要和宝宝玩能使其兴奋的游戏，否则会使宝宝的大脑过于兴奋，就不愿意入睡了。

白天妈妈不要带宝宝看吓人的东西和惊险动作，晚上不要让宝宝看内容恐怖的动画片，这些都不利于宝宝的睡眠。

如果宝宝白天的活动太多，玩得太累了，还有外界环境的刺激太多，宝宝晚上入睡后就会做梦或是刚刚入睡就会醒，这时妈妈不要离开宝宝的床边，可以看着宝宝入睡，或用手轻拍宝宝的小屁股让其入睡。但妈妈千万不要抱起宝宝哄，一旦给宝宝养成抱着哄睡的习惯，以后就辛苦了，宝宝会不抱不睡觉的。

☕ 育儿经验交流

睡眠对宝宝的身体发育十分重要，若睡眠过少，会减缓宝宝的生长发育；但若宝宝的睡眠过长，导致白天活动的时间过少，也会限制了宝宝的智力发展。

宝宝喂养

✳ 用科学的方法给宝宝断奶

　　9～10个月的宝宝，妈妈的母乳已经不能满足宝宝的营养需要了，很多妈妈想给宝宝断奶，但要采取科学的方法给宝宝断奶。

　　具体断奶方法：妈妈先断宝宝白天那顿奶，也就是每天减一顿母乳喂养，一周过后母乳也不胀了，宝宝对奶也就忌了。断奶后，妈妈要增加宝宝辅食的数量。

　　妈妈给宝宝断奶时，不要使用生硬的方法。如妈妈突然与宝宝分开，或妈妈在乳房上涂些辣椒水，这样宝宝会没有安全感，会出现厌食，还很容易上火生病。

　　添加配方奶：选择宝宝已经喜欢喝的一种配方奶，宝宝喝完后大便正常，无便秘也没有腹泻。

　　时间选择：10个月的宝宝，胃里消化酶逐渐增多，肠壁肌肉发育相对成熟，宝宝的咀嚼功能日益完善，这时是给宝宝断奶的最佳时机。若妈妈给宝宝断奶晚了，宝宝对妈妈依赖心理就会增强，导致宝宝只吃母乳不吃其他辅食。

　　季节选择：妈妈给宝宝断奶时，最好不要选择炎热的夏天，这时给宝宝断奶，宝宝会哭闹，容易引起胃肠的不适，冬天太凉容易引起宝宝睡眠不安稳，所以妈妈给宝宝断奶最好选择春天或秋天。

　　做好宝宝辅食添加工作：从宝宝4个月开始，给宝宝按月龄做好辅食添加工作，让宝宝熟悉用杯子、勺子、碗等进食的习惯，让宝宝淡忘妈妈的乳头，喜欢吃辅食食品和配方奶。

　　给宝宝断奶期间，妈妈要多关心宝宝，多陪陪宝宝，安抚宝宝不安的情绪。

💟 育儿经验交流

　　妈妈在给宝宝断奶期间，乳房会出现肿胀、疼痛，要注意别拉伤、压着胸部。妈妈最好不要选择在月经期间给宝宝断奶。

给宝宝准备过渡性食品

现在宝宝的咀嚼功能有了很大的提升，妈妈一定要做好宝宝过渡性食品的添加工作，为宝宝吃大块固体食物做好前期准备工作，否则宝宝将来遇到大块固体食物不会咀嚼，直接吞到咽部，会很难下咽，以至于出现恶心而拒绝吃它了。

妈妈可以给宝宝做小包子、小饺子或小馄饨。选择肉馅要注意不要选择带筋的肉，若肉有筋妈妈一定要将筋去掉。肉馅剁得要比成人吃的更碎一些，里面也可以加点儿蔬菜。妈妈最好不要买速冻的，要自己做，调料要放得少，不要味精。

妈妈第一次给宝宝吃小包子、小饺子、小馄饨时要注意，不要多喂，最好先喂一个，看宝宝的消化情况以及宝宝的大便是否异常，然后再逐渐增加。

妈妈可以在超市买一小袋自发粉，取 100 克自发粉放入小盆中，加入少量的温开水搅拌一下，干了加水，湿了加自发粉，揉成面团，反复揉匀，直至不粘手即可。妈妈将面团放置常温下 30

分钟左右，可以用手按一下面团，扒开面团后有蜂窝状就可以了。妈妈可以将面团重新揉一遍将空气压掉，揉匀即可待用。若宝宝暂时不需要，妈妈可以用保鲜膜将面团包上避免水分流失。饺子皮和馄饨皮不要用自发粉，用普通面粉就可以了。

妈妈可以选择猪肉做馅儿，将猪肉去筋后剁碎，加少量的料酒、盐、油、酱油、花椒面，一点儿葱末和姜末。肉馅调好放置几分钟，加入剁碎的白菜团搅拌到一起就可以了。妈妈也可以做豆沙馅儿等。

接着妈妈可以将面擀成皮，包上馅，接着上屉蒸 15～20 分钟即可。

妈妈还可以给宝宝做软米饭、肉丸子、碎菜粥、蔬菜肉末粥等食品。

育儿经验交流

宝宝现在坐得比较稳了，妈妈每天看到宝宝小脸憋得通红，有便意时，就可以让宝宝坐在小马桶上，训练宝宝在马桶上排便。

断母乳后宝宝的营养搭配

妈妈给宝宝断母乳后，一定要注意宝宝的营养搭配，每天要给宝宝添加 600 毫升左右的配方奶，再让宝宝吃足

够量的辅食，以满足宝宝的正常生长发育。

10 个月的宝宝新陈代谢比较旺盛，

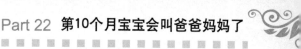

宝宝不仅需要植物蛋白质，也需要动物蛋白质。植物蛋白质有蘑菇、豆腐等，动物蛋白质有鱼肉、鸡肉、猪肉、牛奶等。

主食可选择粥、面条、馒头。

副食：鸡蛋黄、鱼肉、鸡肉、肝、猪肉、豆腐、蔬菜、水果等。

宝宝一天的食谱

早上 6：00，配方奶 180～200 毫升，没有断母乳的可以继续喂母乳。

中间妈妈可以给宝宝 2 根磨牙棒，练习宝宝的咀嚼功能。

上午 10：00，大米粥半小碗，鸡蛋黄一个，蔬菜末 30～40 克。

下午 2：00，配方奶 180～200 毫升，没有断母乳的可以继续喂母乳。

下午 4：00，苹果半个用勺刮成末，或香蕉半根用勺刮成末。

晚上 6：00，带汤面条半小碗，鱼肉泥或鸡肉泥或豆腐泥 20～30 克，蔬菜末 30～40 克。

晚上 10：00，配方奶 180～200 毫升，没有断母乳的可以继续喂母乳。

夏天天气热，妈妈可以给宝宝煮些绿豆汤喝。做法：将绿豆洗干净放入高压锅中，加入适量的水，调定时按钮压 25 分钟，让其自然放完气就好了。

育儿经验交流

妈妈可以和宝宝玩顶顶牛，就是妈妈的额头轻轻地碰到宝宝的额头上，再用一点儿劲儿，妈妈可以说："顶啊、顶啊，顶顶牛，哞、哞、哞。"

❀ 宝宝缺锌怎么办

锌对宝宝的生长激素和生长因子的分泌起重要的作用，宝宝缺锌会影响身高和智力发育，降低了人体的免疫能力，所以锌对宝宝的生长发育是十分重要的。

宝宝缺锌症状

宝宝缺锌会表现食欲减退、发育迟缓、智力低下，经常出现呼吸道疾病，反复出现口腔溃疡，伤口坏了不易愈合。

通过检测测出宝宝缺锌该如何治疗呢？有两种治疗方法：药物治疗或食补方法。

药剂：宝宝通过药剂补锌需要在医生的指导下进行治疗，可以口服硫酸锌或葡萄糖酸锌制剂口服液，每日口服的剂量需要遵医嘱。疗程不要超过 3 个月。

食补：食补对预防宝宝缺锌是一个比较好的方法。妈妈给宝宝添加辅食时，一定要添加含锌丰富的动物性食品，如猪肝、瘦肉、鱼肉、蛋等；植物性食品含锌多的有瓜子、核桃等。

食物中含锌（毫克/100 克）

食物	含量	食物	含量	食物	含量
核桃	2.05	松子	4.61	花生	1.79
鲜扇贝	11.7	香菇	8.57	黑芝麻	6.2
虾	2.38	鱼	2.08	豆腐	3.04
羊肉	10.4	奶酪	4.13	开心果	4.2
肝	3.86	银耳	4.11	瓜子	6.03

♥ 妈妈美容

珍珠粉蛋清面膜有美白、祛皱的功效。制作方法：将 0.3 克的纳米珍珠粉和 1/4 个生鸡蛋清放入碗中，用筷子将其充分搅匀成沫状，待沫消失后涂到脸上 10～15 分钟，用温水洗净。

♥ 育儿经验交流

宝宝学会扶物站立后，妈妈可以让宝宝学习蹲着取物站立，这样宝宝会一只手抓着扶杆蹲下，另一只手取地上的玩具，开始宝宝用手取玩具很不稳当，妈妈要在周围保护宝宝，注意安全。

❀ 教宝宝养成良好的饮食习惯

养成良好的饮食习惯，对宝宝的生长发育十分有益。良好的饮食习惯是指宝宝吃饭定时、定量、定位，既不会因为宝宝喜欢吃就多吃，也不会因为宝宝不喜欢吃而少吃，造成宝宝饥一顿、饱一顿，避免了宝宝得胃肠紊乱、消化不良等疾病。

吃饭时间定时

每天到了吃饭时间，妈妈要给宝宝准备好饭菜及时进餐。

不要勉强进食

宝宝吃饱了，会用手推勺子或将吃进嘴里的最后一口吐出来，这时妈妈就不要再勉强喂宝宝了。

良好的用餐环境

妈妈要给宝宝提供一个良好的用餐环境。不要在餐桌上批评宝宝，或宝宝坐在餐桌上时家里人吵架争执，这样宝宝在吃饭时就会出现紧张、忧郁、害怕等现象，时间久了就会影响宝宝的消化液的分泌，使宝宝食欲减退。

适当宽容宝宝

宝宝在餐桌上用手抓饭或扔饭菜时，妈妈不要用不让宝宝吃饭的话来惩罚宝宝，有的妈妈还直接将宝宝抱下餐桌，这些做法会影响宝宝吃饭的心情。当宝宝会说话时，宝宝会用不吃饭的方法吓唬妈妈，或出现厌食现象。

固定吃饭位置

每次大人用餐时，妈妈给宝宝准备一个固定的位置用餐，不要养成追着喂饭、抱着喂饭、吃饭时逗宝宝笑等不适合宝宝定位喂养的习惯。

饮食均衡

妈妈给宝宝添加辅食时，一定要注意营养均衡。应给宝宝添加一定量的粗粮，荤素搭配，让宝宝养成不挑食的好习惯，避免宝宝缺铁、缺锌、缺乏矿物质元素以及维生素，否则会影响宝宝的智力发育。

适合宝宝月龄的食物

妈妈给宝宝添加辅食时，应适合宝宝月龄，如流质食物、半固体食物、小块固体食物，让宝宝咀嚼到各种硬度的食物，这样会更好地锻炼咀嚼肌的协调性，避免宝宝长大后拒绝块状食品的吞咽，出现厌食现象。

育儿经验交流

妈妈不要给宝宝吃太咸的食品，如宝宝吃粥时妈妈给喂咸菜，这样很不好，因为宝宝的肾脏发育很不完善，过多的盐会增加宝宝肾的负担。另外，宝宝在妈妈的帮助下会用两只手拿杯子喝水了，这时妈妈要开始训练宝宝自己用杯子喝水。

暂不要给宝宝吃糖和巧克力

宝宝天生喜欢吃糖。喜欢吃甜食的妈妈有的喜欢在宝宝哭闹时给他吃糖或巧克力，殊不知宝宝在学习吃辅食的过程中，若吃太甜的食品就不利于辅食的添加，同时也不利于宝宝的身体发育。

宝宝经常吃糖会影响胃口，等到吃饭时就吃不下清淡而没有太多滋味的饭菜，导致宝宝添加辅食十分困难或营养不足。

宝宝平时吃过多的糖就会在体内转化为脂肪，导致宝宝发胖，严重的会出现高脂血症。

宝宝开始长乳牙了，吃糖或巧克力很容易残留在牙缝中，若妈妈不及时给宝宝清理，残留物质很容易发酵产生酸，腐蚀牙釉质，出现龋齿。

现在宝宝的味觉属于成长期，宝宝若吃过多的甜食，就会对甜食产生偏好，将来特别喜欢吃甜食，这样宝宝就会摄入大量的甜食，不仅不利于宝宝的身体发育，长大后还容易患糖尿病。

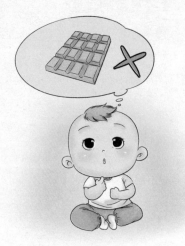

有的妈妈会说，有些运动员都把巧克力当成必需食品呢。妈妈认为巧克力是高级营养品，于是就给宝宝多吃巧克力，殊不知这样一来宝宝以后会越来越不愿意吃辅食了，还会出现便秘问题。

巧克力是高热量的食品，运动员比赛时消耗能量很大，巧克力能及时补充能量。巧克力中蛋白质和维生素、矿物质含量很少，所以宝宝吃巧克力不利于生长发育。

宝宝吃多了甜食，它就会在宝宝的胃里停留得时间过长，宝宝就不会感到饥饿，这样就会影响身体健康。

游戏开始了

妈妈可以准备几张纸，用手先撕成小条，再把着宝宝的手撕一回，然后让宝宝自己练习撕纸，促进宝宝的五指分化以及灵活性。

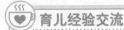

育儿经验交流

宝宝现在还小，妈妈最好不要给宝宝吃含有食品添加剂的膨化食品，这些不利于宝宝的身体健康。

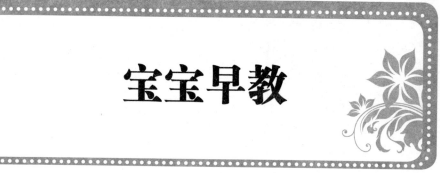

宝宝早教

❀ 从小培养良好的生活习惯

习惯是宝宝从小养成不易改变的行动、说话、生活等方式，是一种稳定的行为方式，是在宝宝的大脑中已形成的一系列的条件反射。目前宝宝的独立意识和模仿能力都特别强，所以妈妈要从小给宝宝养成良好的生活习惯。

良好的饮食习惯

宝宝现在坐得很稳，妈妈可以给宝宝准备一个儿童餐椅，每次宝宝吃饭都固定在一个位置，让宝宝养成安静坐在那里吃饭的好习惯。

按时睡觉和起床

妈妈可以在每天晚上 8：00 左右给宝宝洗澡，洗完澡后给宝宝换上干净的衣服和尿布，让宝宝躺在床上，妈妈打开 CD 机给宝宝放几首有利于睡眠的曲子，播放完后，妈妈再给宝宝讲故事，这样宝宝会很快入睡。早上 6：00 左右妈妈可以轻揉宝宝的脚心让他起床。

用杯子喝水

可以给宝宝准备一个带吸管的小杯子，妈妈做个示范，让宝宝学习双手握杯子用嘴吸水喝。过一段时间，妈妈再取下吸管和杯盖，让宝宝用嘴紧贴杯口直接喝水。妈妈要注意了，刚开始练习的时候给宝宝用杯子盛 1/4 的水就可以了。

整理玩具

妈妈可以在宝宝房间的墙角处放两个玩具箱，告诉宝宝不喜欢玩的玩具可以放到这个箱子里，喜欢玩的玩具放到那个箱子里。若宝宝不明白，妈妈可以做一个示范，并解释说小球回家了，积木也回家了，慢慢地宝宝就会自己整理玩具了。

象。妈妈要告诉宝宝大便要坐马桶。

出去散步

天气好时，妈妈可以带宝宝上午出去晒晒太阳，呼吸新鲜空气，接触一些小朋友。

游戏开始了

宝宝吃完饭时，妈妈可以给宝宝一把勺子，在宝宝的碗里放一点儿水或一点儿米饭，让宝宝练习使用勺子，知道勺子的凹面可以用来盛东西。

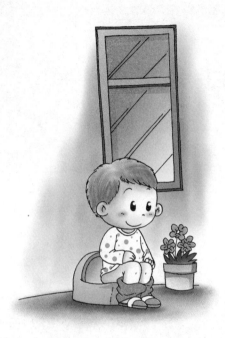

大便坐马桶

宝宝已经坐得很稳了，虽然不会开口说话，但每次大便时，宝宝的小脸会变红，身体会出现发抖或头部出汗的现

育儿经验交流

宝宝大便时，妈妈会看到大便中有没有消化的蔬菜。妈妈不用担心，只要下次将蔬菜切得块再小一些就可以了。

❀ 教宝宝认识自己的身体

10个月左右的宝宝开始有自我意识了，会发一些简单的音节，妈妈说的一些简单的话宝宝也能听懂，宝宝自己照镜子能够区分镜中的影像和自己，若妈妈继续教宝宝认识自己的身体部位，可以促进宝宝的语言发育。

认识鼻子

妈妈抱着宝宝站在镜子前面，指着宝宝的鼻子说："这是宝宝的鼻子，

鼻——子。"再让宝宝看到妈妈的嘴型，拉长音让宝宝模仿。练习几次之后，妈妈可以和宝宝玩找鼻子游戏。妈妈说："宝宝的鼻子在哪里？快来帮妈妈找一找。"然后妈妈拿着宝宝的小手摸摸他鼻子说："鼻子在这里。"

认识小手

妈妈可以与宝宝玩找手游戏。妈妈可以将宝宝的两只小手藏在宝宝身后，

妈妈问："宝宝的小手在哪里?"若宝宝将小手从后面拿出来,妈妈可以告诉宝宝这是宝宝的小手。若宝宝没有把手拿出来,妈妈可以帮宝宝把手从后面拿出来,再告诉宝宝这是手。然后妈妈也伸出自己的手,和宝宝握握手,妈妈说:"大手拉小手,我们握握手。"妈妈再不断地重复"手"的发音。妈妈每天都告诉宝宝,手可以用来拿很多东西,如拿玩具。

认识脸

妈妈每天给宝宝洗脸时,可以说"给宝宝洗脸了",宝宝洗完脸后,妈妈就要给宝宝擦香香。妈妈和宝宝聊天或鼓励宝宝时,可以说"亲亲宝宝小脸或摸摸宝宝的小脸"。

育儿经验交流

妈妈可以根据宝宝认识身体部位的情况来调整教宝宝的速度。若宝宝很快就学会了,妈妈可以再教宝宝认识头、眼睛、嘴、耳朵、脚、胳膊、腿等其他身体部位。

巧手厨房

葡萄干土豆泥做法:妈妈可以取一个小土豆,20粒葡萄干。将小土豆洗净煮熟,去皮捣成泥,葡萄干用温水泡软洗净剁成末。锅中加少量的水将土豆泥和葡萄干末煮成糊。放至温度合适时就可以喂宝宝了。

❀ 培养宝宝的乐感

宝宝的音乐才能需要在早期进行培养,妈妈要在宝宝生长的不同时期给宝宝听不同的音乐,若妈妈能和宝宝一起听,再给宝宝解释一下这首曲子,必要时拿些图片,会增加宝宝的印象和理解,更有利于宝宝的智力开发。宝宝睡觉前,妈妈可以给宝宝听听熟悉轻柔的音乐,有利于宝宝的睡眠。

宝宝练习爬行时,妈妈可以给宝宝放一些节奏欢快的音乐,让宝宝喜欢上爬行运动。

妈妈可以将宝宝欢快的笑声录下来给宝宝播放,也可以录一些动物的叫声让宝宝模仿。

妈妈带宝宝出去玩时,可以将自然界中美妙的声音录下来给宝宝听,如大海声、河水流动声、自来水声等,每天都播放给宝宝听听。

妈妈可以给宝宝准备各种能发声的玩具,如音乐架、不倒翁、小姑娘敲鼓、小铃铛等都可以刺激宝宝的听觉发育。

妈妈每天需要定时给宝宝听古典音乐,每天10～15分钟,因为这些古典音乐经过几百年的沉淀,每个音符都十分精准,有利于宝宝对音符的准确理解。妈妈可以给宝宝听舒伯特的《小夜曲》、莫扎特的《土耳其进行曲》、舒曼的《梦幻曲》、贝多芬的《G大调小步舞曲》、肖邦的《小狗圆舞曲》等。

有的宝宝在学音乐时会摆动身体或踢踢脚，带有快乐的表情，虽然与音乐节奏差距很大，但妈妈不要着急，可以拉着宝宝的手和宝宝一起晃动，宝宝慢慢地就找到感觉了。

☕ 育儿经验交流

10个月的宝宝听到自己喜欢的音乐时会表现出快乐的样子，会有一些相应的表情动作。1岁左右的宝宝会随着音乐的节奏哼哼或打拍子。会说话的宝宝会告诉妈妈这首曲子的名称，若妈妈会弹琴，可以自己弹，问宝宝是哪首曲子也可以。

✿ 宝宝学走路四部曲

宝宝在学走路的过程中，妈妈应该给宝宝提供适合其练习学走路的环境，同时妈妈也要帮助宝宝解决学习走路的各阶段的各种问题，如宝宝胆小、怕摔的心理问题。宝宝学走路有哪几个阶段呢？

10个月的宝宝

想自己扶物站起来，通过用手抓身边能扶自己站起来的东西，包括妈妈、护栏、墙壁、凳子等。若宝宝第一次自己站起来了，就会不断练习站起来，然后不满足于扶物站着，慢慢地松开手想独立站着，渐渐地宝宝就具备独立站稳的能力了。

11个月的宝宝

会自己扶物站起来了，妈妈应该教宝宝弯曲膝盖蹲下去和累了如何坐下来。学习从站立到蹲或坐，对于宝宝来

说很辛苦，也很危险，妈妈要注意保护宝宝的安全。平时妈妈可以让宝宝站起来后，再将玩具放到地上让宝宝练习捡玩具。

12个月的宝宝

通过一段时间的练习，已经能够独自站立、弯腰和下蹲，这时宝宝具备学走路的条件了。宝宝抓住妈妈的手或扶着墙壁一点一点地向前挪，需要几周的练习才能独立行走，这时宝宝还不知道前面是否有危险，身体会向前扑。妈妈可以和宝宝在小区散步时，让宝宝扶着小推车向前练习走。

12～14个月的宝宝

会自己独立走。宝宝通过几个月学走路的练习，发现前面没有危险时就会把身体重心移至双脚上，松开扶着妈妈的手或墙壁，勇敢地迈出第一步，尽管

有些摇摇晃晃，但毕竟是自己独立走的。

游戏开始了

妈妈用一根毛线绳系住宝宝喜欢的玩具，宝宝伸手要抓到玩具时，妈妈轻轻地拉线绳让玩具远离宝宝一点儿，宝宝就会向前爬，这样能促进宝宝前庭器官的发育，控制身体平衡能力。

育儿经验交流

走路时，有的宝宝是"X"形腿，就是夹着大腿走；有的宝宝是"O"形腿，就是走路像骑马，若给宝宝测微量元素是正常的话，妈妈可以陪宝宝多练习走路，慢慢宝宝自己就能调整过来。

宝宝学走路的几大误区

行走是宝宝运动能力发展的一种表现，从爬行到直立行走需要一个过程，妈妈不要揠苗助长，这样对宝宝的生长发育十分不利。宝宝学走路的过程中常会遇到以下问题。

宝宝不经历爬行直接直立行走，这样不利于宝宝协调能力的发展。因为爬行不仅有利于宝宝背部肌肉、四肢肌肉的发育，而且有利于提高宝宝的身体平衡能力。

宝宝走路不是越早越好。如果宝宝在8~9个月时模仿成人走路，不仅不利于宝宝足弓的发育，还容易引起宝宝用眼疲劳，因为1岁宝宝的视力还没有完全发育，站早了会引起睫状肌疲劳，容易导致宝宝患近视。妈妈应该让宝宝进行充分的爬行活动，一般宝宝在12~14个月会走路是很正常的。

宝宝学走路的过程中会有磕磕绊绊是很正常的，妈妈不要主动扶宝宝起来，要鼓励宝宝自己站起来，这样可以锻炼宝宝的独立性。若宝宝摔倒后自己很难站起来，妈妈可以上前扶起宝宝。

宝宝学走路时妈妈不要一直扶着宝宝走，因为宝宝有自己的思维，可以自己解决一些问题，宝宝的这些思考可以促进其大脑发育，妈妈在一边看着宝宝就可以了。为了防止意外事故的发生，妈妈可以将家里地板上的东西都移走，没有任何杂物，让宝宝练习爬、扶墙、蹲、迈步运动。

育儿经验交流

在宝宝学走路的过程中，妈妈要重视宝宝的安全，避免意外事故的发生。若宝宝想爬，妈妈可以让宝宝多爬些时间，宝宝爬得越稳，将来就会走得越好。

❀ 宝宝最好不要使用学步车

一些妈妈给不会走路的宝宝准备了学步车。妈妈看着10个月大的宝宝坐进学步车走路轻松自如，心里十分高兴，因为学步车让妈妈从弯腰扶宝宝走路中解放了出来。殊不知学步车会给宝宝带来很多问题。

学步车由底轮、车架、座椅组成，宝宝学走路靠着底轮的惯性"走路"，它与宝宝正常走路的速度以及走路形态有很大的区别，学步车不能促进宝宝学走路，反而会延迟宝宝的站立或行走等方面的发育。

学步车会影响宝宝的平衡能力，因为宝宝在学走路的过程中需要通过左右摇摆身体达到平衡，而学步车限制了宝宝的摇摆，不利于宝宝练习身体平衡能力。

宝宝有了学步车，妈妈会认为宝宝有了安全的保护而忽视对宝宝的照顾，而宝宝在学步车里想去哪里就去哪里，有时走的速度会很快，很容易接触到危险物品，如热水瓶等，发生意外事故。妈妈给宝宝买学步车有的会存在质量问题，若没有质量问题，10个月的宝宝操控行走中的学步车时并没有安全意识，很容易因为好奇而发生意外事故，如碰撞、摔倒等。

注意事项

妈妈不要将学步车当成宝宝的"临时保姆"，在使用的过程中忽视对宝宝的保护。

宝宝年龄过小，妈妈不要让宝宝在学步车中站立太久，否则容易影响宝宝的脚部发育。

地面不要太滑，在有水的地方或坡路上不要使用学步车。

游戏开始了

妈妈开始教宝宝说"不"和"是"。若不会叫"妈妈"的宝宝，可以先用摇头代替"不"，点头代替"是"。

👂 育儿经验交流

宝宝若患有佝偻病，或是低出生体重儿、早产儿、肥胖儿，妈妈不要给宝宝使用学步车。若一定要使用学步车，每次使用时间限制在5分钟内。

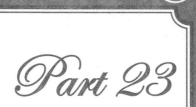

Part 23

第二个月宝宝站起来了

宝宝护理

❀ 宝宝断奶的不适症

断奶不适症

　　妈妈给宝宝断母乳，宝宝在营养上受的影响不大，不过宝宝会出现哭闹、消瘦、爱生病等症状。

　　通过4～11个月辅食的添加，宝宝的胃肠基本上适应了各种面食、蔬菜、水果、肉类食品，宝宝从流质食物已经过渡到固体食物，咀嚼能力、胃肠的消化能力、吸收能力逐渐增强。但妈妈若要给宝宝立刻断奶，宝宝会有断奶不适应症。

爱哭

　　妈妈给宝宝断奶前，宝宝对母乳一直感觉很好，对这种口味已经形成依赖，现在妈妈突然给宝宝断奶，宝宝会因为没有安全感而产生母子分离焦虑症，主要表现为妈妈一离开宝宝，宝宝就会哭闹着四处找妈妈，出现情绪低落的现象。妈妈可以每天减少一些母乳喂

养量，这样循序渐进就可以将母乳断了，宝宝就不会有太多的不适感。

消瘦

　　妈妈若给宝宝强行断奶，宝宝的情感受到严重的刺激，再加上宝宝对配方奶不适应会导致宝宝心情不好，吃辅食就变得没有食欲，宝宝会经常拒绝吃，这样会引起宝宝胃肠功能的紊乱，食欲会越来越差，每天摄入的营养不能满足宝宝身体正常的需求，导致宝宝出现消瘦、面色发黄、体重减轻的症状。妈妈要给宝宝断母乳，就要适量地给宝宝喂配方奶，找到一种宝宝喜欢吃而胃肠又适应的配方奶时，再给宝宝断奶。

爱生病

　　妈妈给宝宝断奶，但妈妈在断奶之前没有做好充分的准备，没有给宝宝准备丰富的食物，导致宝宝每天摄入的蔬

菜、水果、肉等较少，引起宝宝摄入营养不足，从而影响了宝宝的生长发育，导致宝宝抵抗力降低、爱生病，特别是容易造成缺钙而发生佝偻病。

育儿小贴士

断奶之后，妈妈不仅要保证宝宝的物质营养摄入充足，也要满足宝宝的情感依恋，让宝宝有安全感。

育儿经验交流

宝宝出现断奶不适症，妈妈应该积极地给宝宝调整均衡的饮食，保证宝宝每天摄入足够的营养，同时保证每天让宝宝喝不少于600毫升的配方奶。

❋ 缓解宝宝鼻塞的不适

冬季是呼吸道感染疾病高发的季节，宝宝经常会出现鼻塞、咳嗽、发烧等常见不适症，让宝宝难受不已。妈妈一定要精心护理，用正确的方法帮助宝宝缓解症状，减轻不适。

准备物品

吸鼻器、滴鼻液、棉签、温水、毛巾、酒精。

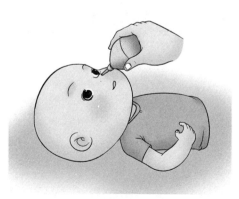

首先，妈妈抱着宝宝，让宝宝呈仰卧位。先挤几滴淡的食盐性滴鼻液，滴进宝宝的鼻子，这种滴鼻液会让黏液逐渐松懈。

其次，妈妈把消毒过的棉签轻轻伸进宝宝的鼻腔，并轻轻旋转，停留2～3秒后，再把棉签轻轻从鼻中拉出黏液。

再次，妈妈用双手食指摩擦宝宝的鼻梁两侧，直至有热感为止，以改善宝宝鼻塞的症状。

最后，妈妈用手捏住吸鼻器的皮球，将软囊内的空气排出，一直捏住不松手，待空气排净后再松开软囊将宝宝鼻内的脏东西吸出，反复几次直到吸净为止。

育儿经验交流

在宝宝感冒鼻塞时，妈妈应当多帮宝宝吸鼻涕，还要在家中开启加湿器，以增加房间的湿度，避免宝宝的鼻腔分泌物形成硬鼻痂。

❀ 教宝宝洗手

手接触外界环境的机会最多，也最容易沾上各种病原菌，尤其是手闲不住的宝宝，哪儿都想摸一摸。如果宝宝再用这双小脏手抓食物、揉眼睛、摸鼻子，病菌就会趁机进入宝宝体内引起各种疾病，妈妈要尽早教宝宝怎样洗手。

洗手的大致过程

用温水彻底打湿双手。

在手掌上涂上肥皂或倒入一定量的洗手液。

两手掌相对搓揉数秒钟，产生丰富的泡沫，然后彻底搓洗双手至少10～15秒。特别要注意手背、手指间、指甲缝等部位，也别忘了手腕部。

在流动的水下冲洗双手，直到把所有的肥皂或洗手液残留物都彻底冲洗干净。

用毛巾擦干双手，或者用热风机吹干双手。

☕ 育儿小贴士

每次洗手时，妈妈最好让宝宝双手涂满肥皂反复搓揉10秒以上，然后再用流动水冲洗干净，如果宝宝够不着洗手台，可以教他站在椅子上洗。

☕ 育儿经验交流

很多时候人们洗手只是蜻蜓点水，蘸点儿水，涂上肥皂马上就冲掉，整个过程3～5秒就完事，甚至用手在水里蘸一下就算洗过了，这样洗手很不到位。告诉宝宝洗手不能这样。

❀ 宝宝不肯洗脸怎么办

宝宝不愿意洗脸是有原因的，怕黑、怕水弄到眼睛里了，影响呼吸了，闻到肥皂的气味了……妈妈要把握宝宝不愿意洗脸的心理。对付不肯洗脸的宝宝，妈妈要使用一些小技巧，宝宝往往对感兴趣的事愿意去做，比如得到表扬、可以自己动手等。

让宝宝选择用具

把东西放在宝宝够得着的地方，让宝宝自己挑选盥洗用品，宝宝用起来会更有兴趣，例如1～2岁的宝宝喜欢印动物、小人头的毛巾。给宝宝使用无刺激性的香皂，以免刺激宝宝眼睛从而觉得洗脸很不愉快。妈妈把用剩下的小皂头切成小片缝在小口袋里，制成一个"自动"香皂器，让宝宝用手指蘸着皂液把手和脸洗干净，宝宝会觉得很好玩。

调动宝宝对洗脸的兴趣

比如大人做个示范，把洗脸和玩结合起来，引起宝宝的兴趣。

给玩具洗脸

一般来说宝宝都喜欢模仿，妈妈拿个小动物、娃娃，一边给宝宝洗脸，一边给它们洗脸，也可以让宝宝给它们洗脸，妈妈就给宝宝洗脸，慢慢地宝宝自然会喜欢上洗脸。

表扬宝宝

宝宝一般都爱漂亮，洗完了告诉他很漂亮、很白，他会喜欢洗脸的。

奖励宝宝

在浴室贴一张图表，宝宝每次饭前便后都洗手，妈妈就在上面画个红色的钩；当宝宝把脸和手洗得干干净净坐在饭桌前时，就可赢得一张笑脸贴在图上；当分数攒够一定数目时，奖励宝宝一个他喜欢的玩具或者他爱吃的点心。

妈妈监督：妈妈扮成一位检察官或巡警，宝宝盥洗完毕后就仔细检查，只要妈妈演得很滑稽，宝宝就会乐不可支，觉得这件事很好玩。如果宝宝洗得很干净，妈妈应该马上表扬他。

☕ 育儿经验交流

妈妈在给宝宝洗脸时动作要温柔，轻轻地擦洗，边洗边跟宝宝说话，千万不要因为宝宝不爱洗脸就硬来，使劲儿擦，这样只会令宝宝更加反感。

✿ 预防宝宝秋季腹泻

秋季腹泻是指腹泻发生在秋季，是由病毒感染引起的，初期伴有呕吐，还有发热现象，体温多在 $38\sim40℃$。大便每天 10 次左右，呈水样便或蛋花汤样便，伴有少量黏液，没有特殊的腥臭味。

预防腹泻

秋季腹泻一般在宝宝发病后 $4\sim7$ 天自愈，但也有的宝宝 20 天左右才能恢复。

妈妈每次给宝宝换尿布后、喂奶前、冲奶前、给宝宝喂饭前都要洗手。

奶瓶、奶具要消毒，妈妈不要给宝宝喂放置在空气中时间过长或变质的奶。在常温下放置的剩奶，不能超过 3 个小时。

妈妈给宝宝制作辅食时应选用新鲜的蔬菜和肉，现做现吃，不要给宝宝吃隔顿的饭菜。

冰箱内放置的食物必须煮沸后再食用，要更换一个干净的容器放置。

经常让室内通风，保持空气新鲜，减少病毒感染的机会。

妈妈不要把饭嚼了再给宝宝吃，妈妈口腔中的细菌会传给宝宝，引起宝宝腹泻。

妈妈给宝宝试温度热不热时，不要养成用嘴尝一尝的不好习惯，妈妈口腔内的正常细菌对宝宝来说可能就是致病菌。妈妈可以将食物取出一点儿放到手背上来试温度。

宝宝平时不要接触其他腹泻的宝宝，尽量不要带宝宝到公共场所，如医院。

护理注意事项

宝宝轻微的腹泻不需要禁食，妈妈反而要鼓励宝宝多食少餐。只有在宝宝频繁呕吐时才需要禁食。

食物以流质和半流质为主，不要吃固体食物，如宝宝可以吃奶、米汤、粥等。

暂时不要让宝宝吃过敏性食物，如海鲜、鸡蛋等。

妈妈可以给宝宝煮苹果吃，这样可以止泻。苹果含有丰富的鞣酸蛋白，有吸附作用，可以止泻。

每次宝宝大便后妈妈都要给宝宝用温水擦洗干净屁股，给宝宝及时更换尿布。

育儿小贴士

宝宝腹泻减轻可以进食后，给宝宝的喂养应由少到多，由稀到稠。宝宝脱水较重时，妈妈应该带宝宝去医院及时就诊。

育儿经验交流

宝宝秋季腹泻时，要注意腹部保暖，避免因腹部着凉而加重腹泻。

宝宝夜间磨牙

宝宝夜间磨牙或咀嚼往往是某些疾病或不良生活习惯的信号，妈妈要仔细观察和分析，及时予以纠正。

肚子里有寄生虫

蛔虫：一般寄生在宝宝的小肠内，不仅掠夺营养物质，还会刺激肠壁分泌毒素引起消化不良。肚子里有蛔虫时，宝宝会失眠、烦躁，并且夜间磨牙。

蛲虫：蛲虫平时寄生在人体的大肠内，宝宝入睡后它会悄悄地爬到肛门口产卵，引起肛门瘙痒，使宝宝睡得不安稳，出现磨牙现象。

纠正办法：给宝宝驱虫，平时应给宝宝养成良好的卫生习惯。

晚餐吃得过饱：晚餐吃得过饱或者临睡前加餐会增加胃肠道的负担，消化系统晚上不休息，连续工作，甚至连咀嚼肌也被动员起来，不由自主地收缩，从而引起磨牙。

纠正办法：不要在临睡前让宝宝吃东西，吃饭后不要立即睡觉，待休息一会儿再上床睡觉。

缺乏维生素 D：宝宝缺乏维生素 D 时，体内钙、磷代谢紊乱，骨骼缺钙时会导致肌肉酸痛和自主神经紊乱，出现多汗、夜惊、烦躁不安和夜间磨牙。

纠正方法：平时多晒太阳，必要时在医生的指导下给宝宝补充维生素 D 和钙片。

牙齿排列不齐：牙齿排列不整齐的宝宝，往往咀嚼肌的位置也不正常，咀嚼肌常常会无意识地收缩，引起磨牙。若宝宝长期用一侧牙齿咀嚼食物也容易引起牙齿排列不齐，导致磨牙。

纠正方法：定期带宝宝去看牙科，注意培养宝宝正确的咀嚼习惯，不要让宝宝只用一边牙齿咀嚼。

睡眠姿势不当：如果宝宝睡觉时头经常偏向一侧，会造成咀嚼肌不协调，受压的一侧咀嚼肌会发生异常收缩，因而出现磨牙。此外，宝宝蒙头睡觉时，缺氧也会引起磨牙。

纠正方法：如果发现宝宝睡觉时经常将头偏向一边，要帮助他进行调整，不要给宝宝把被子盖得太往上，以免宝宝蒙头睡。

育儿经验交流

有的宝宝平时并不磨牙，但会偶尔磨牙，这可能是精神紧张所致。妈妈要注意临睡前不要让宝宝过于兴奋或刺激，也不要让家庭气氛过于紧张。

宝宝便秘

宝宝每天正常的大便次数为 1～2 次，如果宝宝 2 天以上才大便一次就要注意了，粪便在结肠内积聚时间过长，水分就会被过量地吸收，粪便干燥会导致排便更加困难，引起便秘。

防患于未然才是应对宝宝便秘的根本方法，妈妈应该注意从调理宝宝饮食、养成定时排便习惯、保证适当活动量这几个方面入手。

均衡饮食

宝宝的饮食一定要均衡，不能偏食，五谷杂粮以及各种水果、蔬菜都应该均衡摄入。可以让宝宝吃一些果泥、菜泥，或喝些果蔬汁，这些都可以增加肠道内的纤维素，促进胃肠蠕动，使宝宝排便通畅。

定时排便

训练宝宝养成定时排便的好习惯。

每天早晨喂奶后，妈妈就可以帮助宝宝定时排便，排便时要注意室内的温度，不要让宝宝产生厌烦或不适感。

保证活动量

运动量不够有时也容易导致排便不畅，因此每天都要保证宝宝有一定的活动量。妈妈要多抱抱他，或适当揉揉他的小肚子，而不要长时间把宝宝独自放在婴儿床上。

适合便秘宝宝的口服药

适合婴幼儿服用的治疗便秘的口服药有妈咪爱、整肠生、金双歧片、四磨汤口服液等。具体用药及用量请遵医嘱。

如何护理患便秘的宝宝

❶ 可以让宝宝多吃粗纤维丰富的蔬菜和水果，如芹菜、韭菜、萝卜、香蕉等，以刺激肠壁使肠蠕动加快，粪便就容易排出体外了。

❷ 清晨起床后给宝宝饮 1 杯温开水，可以促进肠蠕动。要注意多给宝宝饮水，最好是蜂蜜水，蜂蜜水能润肠，也有助于缓解便秘。

❸ 如果是用牛奶喂养的宝宝，在牛奶中加入适当的糖（5％～8％的蔗糖）可以软化大便。

❹ 按摩。手掌向下，平放在宝宝的脐部，按顺时针方向轻轻推揉。这样不仅可以加快宝宝肠道蠕动进而促进排便，还有助于消化。每天进行10～15分钟。

❺ 如宝宝多天未解大便，可用宝宝开塞露或是肥皂条，但不要长期使用。

育儿经验交流

便秘的宝宝不宜吃话梅、柠檬等酸性果品，食用过多会不利于排便。

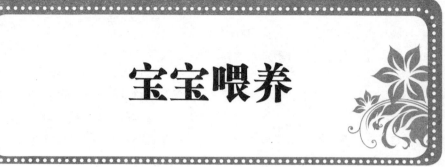

宝宝喂养

❋ 宝宝不爱吃饭怎么办

经常听到妈妈们说，宝宝不爱吃饭，经常需要妈妈追着喂，吃一顿饭，少则半小时，多则一小时，搞得大家筋疲力尽。宝宝不爱吃饭怎么办呢？

制订宝宝吃饭规则

宝宝在规定的时间不吃饭，离开饭桌就没有饭吃，让宝宝感觉一下饥饿的滋味，宝宝就会在规定的时间回到饭桌。

吃饭定时定位

每天妈妈给宝宝准备的辅食，时间固定，喂养量固定，就餐位置固定。

不喂零食

家里人都要配合妈妈，不要给宝宝零食，宝宝胃里总有食物，血糖就会高，宝宝没有饥饿感就不爱吃饭。

饭菜软硬度要适合宝宝

给宝宝吃的饭菜不能太软，也不能太硬、块太大，而且要换着花样给宝宝吃，让宝宝有新鲜感，避免宝宝吃腻了。

变换食物形状

宝宝不爱吃苹果泥，不是口味问题，而是宝宝喜欢换一种吃法，宝宝长牙了，喜欢吃苹果条了。宝宝左一顿面条，右一顿面条，有点儿腻了，妈妈不如做些小馒头或小包子等给宝宝吃。

提前告知宝宝吃饭了

每次吃饭前，妈妈要提前告诉宝宝只能再玩 10 分钟，10 分钟后就要吃饭了，避免宝宝玩得正高兴时终止宝宝的行为，宝宝会生气或拒绝吃饭。

在宝宝面前不评论食物的好坏

妈妈不要在宝宝面前评论食物好不好吃，避免宝宝形成印象而不爱吃这种食物。

游戏开始了

妈妈准备一本彩色大图片书和宝宝一起看，从小培养宝宝喜欢翻书、看书的好习惯。

育儿经验交流

若宝宝对某一项食物感到讨厌不爱吃，这可能是暂时性不爱吃，妈妈可以过一段时间再给宝宝吃。若宝宝真的不喜欢吃，妈妈可以找营养成分相类似的食物来代替，保持营养均衡。

❀ 宝宝不爱吃蔬菜

一些宝宝对饮食流露出明显的好恶倾向，有的宝宝不爱吃蔬菜，可是不爱吃蔬菜会使宝宝维生素摄入量不足，导致营养不良，影响身体健康，还会使宝宝偏爱肉食，长大后更不容易接受蔬菜，怎么才能让宝宝多吃蔬菜呢？

言传身教，为宝宝做个好榜样

妈妈平时在餐桌上应多吃蔬菜，并表现出很好吃的样子，不在宝宝面前议论自己不爱吃什么菜、什么菜不好吃之类的话题，以免误导宝宝。

多向宝宝讲吃蔬菜的好处和不吃蔬菜的后果

妈妈有意识地通过讲故事的形式让宝宝知道吃蔬菜可以使身体长得更结实、更健康，不吃蔬菜就长不高，会生病。

多改善蔬菜的烹调方法

妈妈要多注意色、香、味、形的搭配，转移宝宝的注意力，增进他的食欲，要注意给宝宝做的菜应该比为大人做的菜切得细一些、碎一些，便于宝宝咀嚼。如：宝宝一般不喜欢吃整块的胡萝卜，妈妈可以将胡萝卜做成不同的菜肴，如榨汁喝，如果宝宝不喜欢胡萝卜汁，可以跟苹果一起榨汁中和胡萝卜的味道。此外，做鸡肉、猪肉、牛肉时可以把胡萝卜切成细丝一起炒，这样不仅可以调味儿，营养也更丰富。

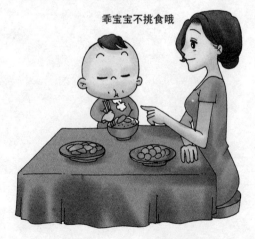

乖宝宝不挑食哦

如果宝宝对蔬菜特别敏感，换了形式作用还不大，妈妈可以将蔬菜做成宝宝不知不觉能接受的形式，如把蔬菜做成馅，包在包子、饺子或小馅饼里给宝宝吃。

使用替代法

如果宝宝只对个别几样蔬菜不肯接受时，不必太勉强他，可通过其他营养功效相近的蔬菜来代替，如不吃大白菜的宝宝可用卷心菜来替代，过一段时间宝宝也许会自己改变，妈妈千万不要采取强硬的手段逼宝宝接受不爱吃的蔬菜种类。

巧手厨房

妈妈在选择给宝宝添加蔬菜汁时，可先选择添加胡萝卜做成的蔬菜汁，口感会好一些，然后是番茄汁、莴苣汁，再到菠菜汁，这样宝宝就会喜欢吃蔬菜了。

❀ 如何给宝宝做营养美味的早餐

怎样给宝宝准备一顿精彩的早餐？谷类、肉类、乳制品，还有富含维生素的水果蔬菜，但现实是：在忙碌的早晨，妈妈亲手为宝宝削一个苹果都是件相当奢侈的事。妈妈怎样才能保证宝宝的早餐营养又美味呢？

一定要喝水

早晨一定要让宝宝喝一杯温开水或牛奶。经过一夜的代谢，身体里水分散失很快，而且有许多废物需要排出。喝水可以补充身体里的水分，促进新陈代谢。

牛奶中除了水分，还提供优质蛋白质、易于消化吸收的脂肪和丰富的乳糖，更是钙的最好来源，有利于宝宝的生长发育。

除了淀粉，还要蛋白质和脂肪

如果早餐只有面包、米饭、粥之类的淀粉类食物，虽然宝宝当时吃饱了，但因为淀粉容易消化，过了一段时间，宝宝又会感到饿。所以早餐一定要有一些含蛋白质和脂肪的食物，可以让食物在胃中停留比较长的时间。

做到这一点并不难，比如，给宝宝喝一杯牛奶，再配一个鸡蛋和一些主食；如果给宝宝准备了粥，就配上咸蛋、豆腐干、香肠；如果吃面，就配上荷包蛋或一块排骨。

最好有维生素

维生素对宝宝的成长至关重要。给宝宝一个水果，或在汤面里加一点儿绿叶蔬菜都是获取维生素的好办法。

做到了以上三点，再忙碌也能保证宝宝的早餐既营养又美味啦。

> ☕ 育儿经验交流
>
> 妈妈不能为了速度快就随意应付宝宝的一日三餐，只要用心做并每天换不一样的食物，宝宝所需的营养就能得到充足供应了。

宝宝早教

❀ 11个月的宝宝必备的玩具

宝宝的手运动得更加自如，妈妈需要为宝宝准备一些可以开发和锻炼手部灵活性的玩具来开发智力，妈妈要注意选择能激发宝宝兴趣的玩具，以及可以陪宝宝一起玩的玩具。

球

妈妈可以买各种材料的球，如橡皮、塑料、皮革材料制成的小球，这类球大小适合，宝宝便于抓握。

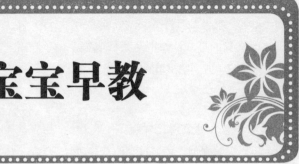

动物卡片

宝宝天生喜欢动物，妈妈可以买和真实动物一样色彩的动物卡片书或动物图书，这些可以吸引宝宝翻阅和学习。

积木

积木是一项开发智力的玩具，妈妈可以给宝宝买塑料、木头制成的积木。开始妈妈可以给宝宝示范一下，教宝宝怎么搭，慢慢地宝宝就会自己搭积木了。

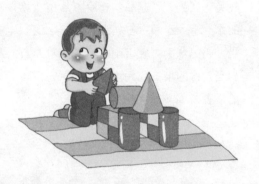

玩具车

妈妈可以给宝宝买玩具车，宝宝可以自己拿着玩，妈妈也可以和宝宝一起玩，让小车从妈妈那边跑到宝宝这边来，吸引宝宝寻找车到哪里去了。

出声玩具

妈妈可以用能发出声的玩具和宝宝一起玩，还可以将其藏到衣服下边、枕头底下，让宝宝沿着声音自己找，初期可以露出玩具的一部分让宝宝找。

自己动手组合玩具

妈妈可以给宝宝准备一些圆圈和一根线绳，让宝宝自己穿圈圈。

塑料剪子

妈妈可以给宝宝买 2 把不同颜色的塑料剪子，教宝宝剪纸。开始妈妈可以示范告诉宝宝怎样拿剪刀、怎样剪纸，慢慢宝宝就会自己剪纸了。妈妈要注意了，要剪的纸不能太锋利，否则容易伤到宝宝的手。

游戏开始了

扔皮球游戏，妈妈可以和宝宝一起玩皮球，将球放到宝宝手里，由宝宝扔给妈妈，反复地做，慢慢地宝宝就可以将球扔到妈妈这边来了。

育儿经验交流

妈妈给宝宝准备玩具时一定要注意玩具的质量，同时也要注意玩具的大小以及上面的附件，避免宝宝抠下来吃进嘴里，带来不必要的伤害。

教宝宝学动物叫

宝宝现在会发出一些音节了，妈妈先教宝宝模仿动物的叫声，再结合这个时期宝宝的特点设计一些声音游戏来训练宝宝的语言发音能力，同时结合宝宝喜欢的动物图片，让宝宝对图片有更好的认识。

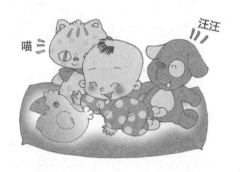

妈妈可以先准备一些图片，模仿小猫、小狗、小羊、小鸡、牛、老虎的叫声，然后妈妈可以给宝宝一张小猫的图片，对宝宝说："小猫在哪里？小猫在这里。小猫怎么叫，'喵喵喵'。"宝宝听到"喵喵"的声音，就会找到小猫图片了。

妈妈也可以带宝宝到养小动物的小朋友家或去动物园，看看真实的动物，听听动物叫声，宝宝大脑里就会记忆这些动物图片，学起来会更有兴趣。

妈妈可以将宝宝要学习的小动物编成儿歌，每天和宝宝练习对唱游戏。

妈妈说："小猫小猫怎么叫?"宝宝说："喵喵喵。"

妈妈说："小狗小狗怎么叫?"宝宝说："汪汪汪。"

妈妈说："小羊小羊怎么叫?"宝宝说："咩咩咩。"

妈妈说："小鸡小鸡怎么叫?"宝宝说："叽叽叽。"

妈妈说："老牛老牛怎么叫?"宝宝说："哞哞哞。"

妈妈说："老虎老虎怎么叫?"宝宝说："嗷嗷嗷。"

妈妈可以将日常生活中的一些声音添加到声音游戏中,如:下雨了,哗哗哗;刮风了,呼呼呼。

平时妈妈可以和宝宝玩辨音游戏,妈妈藏起来后说："这是谁的声音,是妈妈吗?"爸爸、爷爷、奶奶都可以加入辨音游戏中让宝宝找。

宝宝学习动物叫,有利于宝宝发音,同时辨音也是宝宝学习音乐的启蒙教育。

♥ 育儿经验交流

可以给宝宝准备几小块干净的手纸,妈妈先用手揉成团,然后教宝宝自己揉成团或更小的纸球。宝宝可以一只手揉或用两只手玩这个游戏。

❀ 教宝宝如何打开瓶盖

打开瓶子或盖子对成人来说是一件很容易的事,但对于宝宝来说是一件复杂的事。宝宝需要花一段时间学习,才能将瓶子打开或盖上。打开瓶盖可以提高宝宝手、脑的协调能力,还会促进宝宝的智力发育。

妈妈可以先从家里找到各种颜色的塑料瓶子给宝宝玩,吸引宝宝的注意力。若宝宝不感兴趣,妈妈可以在宝宝面前不停地玩瓶子来吸引宝宝的注意力。

宝宝对瓶子感兴趣了,妈妈可以给宝宝做示范,教宝宝瓶子是怎么打开的、瓶子是怎么盖上的。

妈妈将瓶子递到宝宝的手里,宝宝最初只会拿着瓶子和盖子玩,偶尔、无意识地将盖子碰到瓶子口,慢慢地宝宝就会将盖子盖到瓶子口上了。

宝宝将盖子盖到瓶子上时,就会模仿妈妈盖上瓶盖、打开瓶盖。

宝宝开始盖瓶盖时,会将盖子拧得很斜,妈妈也要鼓励宝宝,告诉宝宝"你真棒"。

妈妈可以将家里的大瓶子、小瓶子都拿给宝宝,让宝宝练习打开瓶盖。

妈妈可以用塑料套杯给宝宝练习,选择色彩鲜艳的红色、绿色的杯子,让宝宝练习盖盖子,宝宝每盖上一次,妈妈都要鼓励宝宝说:"宝宝,你真棒。"

妈妈可以把装钱包的纸盒给宝宝用来练习盖上盖子,这样宝宝很容易就会盖上盖子。

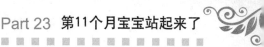

儿歌

"小兔乖乖把门开开，快点开开，我要进来。""不开不开我不开，妈妈没回来，谁叫也不开。""小兔乖乖把门开开，快点开开，我要进来。""就开就开我就开，妈妈回来了，我就把门开。"

 育儿经验交流

宝宝入睡时，妈妈不要让宝宝含着奶瓶睡觉，无论奶瓶里是配方奶还是含糖的果汁，还有母乳喂养妈妈的乳头，都可能引起宝宝出现奶瓶龋。若宝宝睡前刷牙，可将残留在牙上的食物残渣清除掉，起到预防龋齿的作用。

✿ 教宝宝学站立

11个月的宝宝坐得很稳了，甚至有时不满足于坐着了。妈妈轻轻地拉宝宝的两只手，宝宝就会主动站起来，妈妈应该抓住宝宝自己想学站的机会，教宝宝学站立。

妈妈开始教宝宝站立时，可以先用双手托住宝宝的腋下，让宝宝练习站立一会儿。开始宝宝学站时，有一条腿不会站，妈妈不要着急，站几次就会了。当宝宝站得比较稳后，妈妈再适当地延长宝宝站立的时间。

宝宝在妈妈的帮助下会用两只脚站稳后，妈妈再让宝宝学习用手扶着床边站立，一定要注意保护宝宝，注意宝宝的安全。

宝宝自己会扶着东西站立后，妈妈再教宝宝练习由站位到蹲位，再由蹲位到坐位，以及由坐位到俯位的练习，每天重复几次。开始宝宝做每一个动作的练习都会出现不配合或不想做的现象，妈妈不要着急，可以每天自己做几次，让宝宝模仿妈妈的动作，或用宝宝喜欢的玩具吸引宝宝这样做，宝宝很快会喜欢做这些运动。

当宝宝的这些动作都练习得很协调后，妈妈可以让宝宝练习学走路。

巧手厨房

豌豆泥制作方法：准备100克带皮的豌豆，用锅煮15分钟，煮熟后去豌豆荚和豌豆皮，然后用小勺将去皮的豌豆压成泥，待放凉就可以喂宝宝了。

 育儿经验交流

宝宝的头发黄且少时，妈妈要经常给宝宝剪头发，多晒晒太阳，这样可以保证发根营养充足，有利于头发生长。妈妈给宝宝梳头时，要选择质地软的橡胶或塑料梳子，不要弄伤宝宝的头皮。

❀ 宝宝喜欢敲打东西

敲打东西，是宝宝认知世界的一种探索方式，满足了宝宝的好奇心，这是宝宝的正常行为。

接近1岁的宝宝大多数喜欢拿东西敲。妈妈没有必要给宝宝买功能很多的高档玩具，因为宝宝现在还不会玩，宝宝只会敲或扔玩具，高档玩具不耐敲，没敲几下就坏了，很可惜。

宝宝想通过各种物体之间的敲打碰撞发出不同的声响，并对此很感兴趣，玩得很开心。

宝宝通过自己的用力情况，感知敲打物体会发出不同的音响效果，宝宝一旦发现，就会使劲儿地敲，因为敲打声音刺激宝宝的大脑反应，会引起宝宝的思考。

宝宝敲完之后，还会用自己的小手触摸一下敲打的东西，这样也会引起宝宝的好奇。

妈妈可以给宝宝一双筷子和一个不锈钢碗，宝宝会用筷子敲敲碗和敲敲桌子，会好奇地想：为什么敲碗的声音和敲桌子的声音不一样？为什么敲碗的声音比较清脆，敲桌子的声音比较闷呢？

待宝宝熟悉这些敲打声音之后，妈妈给宝宝一把钢勺和几个碗，如瓷碗、塑料碗、不锈钢碗，宝宝会玩得更开心。

妈妈在给宝宝敲打东西时，可以告诉宝宝哪些东西可以敲，哪些东西不可以敲，如宝宝敲了玻璃制作的东西很容易破碎，妈妈要告诉宝宝注意安全。

有的宝宝会用东西敲自己的脑袋，妈妈可以观察宝宝是想通过这种方式了解自己，还是吸引妈妈的注意，若两者都不是，妈妈应该带宝宝去医院检查，看看宝宝头部是否有病。

☕ 育儿经验交流

妈妈可以给宝宝准备一个大瓶盖和一个小瓶盖，教宝宝认识瓶盖的大小，但要注意安全，避免宝宝误食。妈妈也可以拿一个苹果和一个山楂，让宝宝学习比较大小。

❀ 给宝宝一个独立思考的环境

11个月的宝宝对什么事物都充满好奇，一旦发现有趣的东西，就会被吸引过去，并以他特有的方式去探索，所以妈妈要给宝宝营造一个能玩耍、能专注注意力的环境。

宝宝在专心摆积木时，妈妈不要打扰宝宝，应该让宝宝自己玩一会儿，宝宝叫妈妈时，妈妈再过去陪宝宝玩或给宝宝喂东西。

宝宝在地上玩小车时，妈妈不要干扰宝宝，否则宝宝很容易分心，注意到别的玩具，手中的玩具就不玩了，以后什么玩具玩一会儿就不想玩了。

妈妈可以在宝宝的小床边挂一个不易碎的小镜子，宝宝既可以摸也可以照镜子，这样宝宝能很快地区分开镜子里的影像和自己，会很快认识鼻子、脸以及其他身体部位。

妈妈可以在宝宝的小床上放一个音乐架，宝宝小的时候可以用手抓以及用脚蹬踹。现在宝宝会坐起来了，妈妈可以将音乐架调高，让宝宝坐起来拉踹，感觉是哪个发出音乐声，哪个没有发出音乐声。

宝宝睡觉时，居室环境要保持相对安静没有噪声，不要有人聊天、大声说话或放音乐。

育儿小贴士

妈妈可以用洗脸盆装半盆水，再给宝宝一个小塑料瓶，让宝宝往瓶子里装水，看宝宝如何将水盛满，同时也锻炼了宝宝蹲着的能力。宝宝若累了，妈妈可以给宝宝准备个小凳子。

育儿经验交流

妈妈给宝宝提供一个有趣且能让宝宝专注的环境，一方面宝宝会玩得很开心，另一方面会开发宝宝的智力和激发宝宝的创造力。所以给宝宝一个属于自己的环境，宝宝会感觉更快乐、更有安全感，在这种环境中长大，有利于宝宝集中注意力，静心做事。

如何进行手部精细动作训练

让宝宝尽情涂鸦

妈妈可以给宝宝一支粉笔，让宝宝在小黑板上或地板上随意地画。也可给宝宝一张纸，不同颜色、不同类型的画笔，让宝宝随时将生活体验、感受与情绪通过画笔表现出来。

面对宝宝的涂鸦活动，不管他涂得如何，父母都不要过早地教给宝宝绘画的规则，想象力比绘画技巧重要得多。如果父母总是试图给宝宝的涂鸦活动给予指导，试图灌输给宝宝所谓的美感及对色彩与空间的认知，就会扼杀宝宝天生的直觉与创意。

训练宝宝的双手

❶ 锻炼手部皮肤的感觉：经常给宝宝手部皮肤以有力的刺激，如玩沙子、玩石子、玩豆豆等。这样可以锻炼宝宝手的神经反射，促进大脑的发育。

② 增强手指的柔韧性：如让宝宝经常伸、屈手指，扣扣子，练习写字绘画，这些锻炼有利于提高宝宝大脑的活动效率。

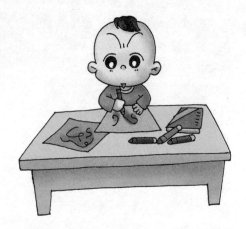

③ 锻炼手指的灵活性：让宝宝的手指做一些比较精细的活动，如打算盘、做手指操等。要让宝宝手脑并用，边做边思考，以增强大脑和手指间的信息传递，提高健脑效果。

④ 培养宝宝自己动手的习惯：为宝宝选择玩具时，要从培养宝宝自己的动手习惯出发，积木、橡皮泥或能拆能拼的玩具有利于动手能力的培养。

⑤ 交替使用左、右手：交替使用和锻炼左、右手，可以更好地开发大脑两半球的智力。

育儿经验交流

　　这个时候的宝宝喜欢敲敲打打，妈妈不用给宝宝买高档新玩具，只需找一些带把的勺子、玩具锤子、玩具小铁锅、纸盒之类的东西就足够了。

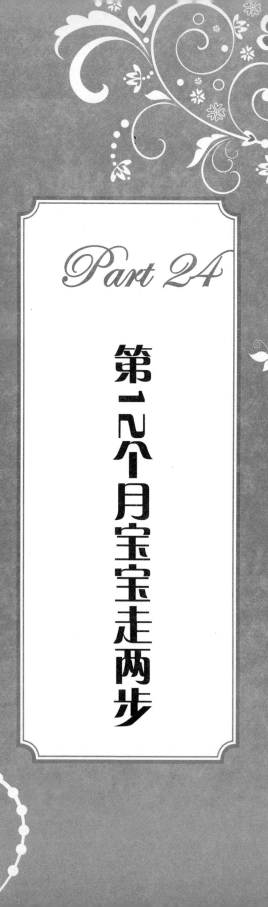

Part 24

第二八个月宝宝走两步

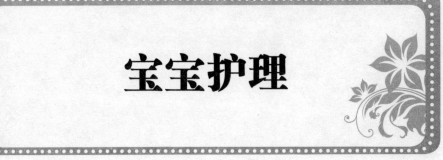

宝宝护理

❀ 宝宝出水痘了

水痘是由带状疱疹病毒感染引起的急性病，并具有一定的传染性，初次感染为水痘，二次感染为带状疱疹，多发于婴幼儿，主要发生在春、冬季节。

宝宝被传染后，14～17 天出现发热现象，持续 1～2 天。宝宝有头痛、流涕、咳嗽等症状。

水痘初期主要发生在腹部或背部，出现像被蚊子咬了似的红色小疹点，开始时仅有 1～2 个，几小时后就发展到手腕和腿部等处，一部分变成水疱疹（由小米粒到绿豆大小），周围红晕，最后结痂，主要集中于躯干、面、头皮和四肢。

水痘 2～3 周脱落，若宝宝抓破，水痘结痂后不会留任何瘢痕。

宝宝每次出皮疹的数量不定，一般有 10 多个或 20～30 个，成批出现，同一个宝宝患者可看到丘疹、水疱、结痂。

护理方法

妈妈每次护理宝宝时，要将手洗干净，再给宝宝涂药。

宝宝出疹期间会烦躁不安，会感觉很痒，妈妈可以给宝宝涂抹止痒药，如炉甘石洗剂。

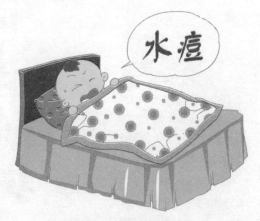

宝宝得水痘期间，妈妈一定要看住宝宝，将宝宝的手指甲剪短，避免宝宝抓伤自己。

宝宝出水痘期间，妈妈一定要注意

宝宝的皮肤护理，不要让水痘沾水，避免宝宝抓伤自己。若宝宝有破溃感染现象，妈妈可以给宝宝涂上婴儿专用的龙胆紫溶液。

宝宝出水痘期间，妈妈可以给宝宝煮绿豆汤，有利于宝宝身体恢复。

注意隔离，避免交叉感染，宝宝的水痘结痂后就没有传染性了。

育儿经验交流

出生6个月至1岁半的宝宝若突然高热，体温高达39.6℃，宝宝的精神状态良好，发热3天后出现红色小疹子，妈妈不要担心，宝宝这是幼儿急疹，疹子出来宝宝的烧就退了。

❀ 光脚丫走路好处多

很多宝宝都喜欢光脚丫走路，但很多妈妈都会阻止宝宝光脚丫走路，理由是地上脏、容易扎了宝宝的脚，怕宝宝的脚受凉而生病。殊不知宝宝光脚丫走路好处多多。

宝宝的双脚裸露在阳光下，有利于脚部汗液的分泌和蒸发，可以促进神经末梢的血液循环，增强宝宝抵抗疾病的能力和耐寒能力，预防感冒和腹泻。

宝宝光脚丫走路促进了足部的血液循环，增强了足部肌肉和韧带的发育，有利于足弓的形成，可以减少扁平足的发生。

脚部皮肤神经末梢十分丰富，光脚走路可以刺激神经末梢感受器，提高宝宝感觉的灵敏性，提高宝宝大脑的思维判断力，增强宝宝的记忆力，使宝宝更聪明。

宝宝的足底有多条经络经过，脚底有很多穴位，光脚走路可以调节宝宝的脏器功能，疏通经络，有强身健体的功效。

宝宝光脚走路可以促进脚部以及全身的血液循环，加快新陈代谢，增加食欲，促使宝宝个子长高，体重增加。

宝宝光脚走路能锻炼踝关节，增强踝关节的灵活性，减少宝宝摔倒的机会。

妈妈可以在家里让宝宝光脚在床上爬、学站，锻炼脚部肌肉，增强脚趾的抓攀能力，有利于学走，之后妈妈再让宝宝在室内地板上行走。

宝宝光脚走路时，妈妈要注意不要让宝宝的脚被锐利的东西刺伤，光脚走完后妈妈要及时给宝宝洗干净小脚丫。夏天宝宝在沙滩上走时，避免脚部被烫伤。

育儿经验交流

妈妈将帽子戴到宝宝头上，抱到镜子前面让他看帽子戴得是否合适。教宝宝戴帽子，重复几次之后，宝宝就学会自己戴帽子了。

❀ 不要给宝宝穿开裆裤

开裆裤对妈妈来说并不陌生，很多妈妈都给宝宝穿过，认为宝宝穿着开裆裤舒服方便，一蹲下就能解决大、小便的问题，不用洗尿布，也不用使用纸尿裤，经济又实惠。殊不知穿开裆裤对宝宝来说有很多缺点，妈妈应该与开裆裤说"不"。

在婴幼儿期间，宝宝是通过手来探索外面的世界，包括了解自己的身体。妈妈若给宝宝穿开裆裤，小手很脏的宝宝会用手触摸自己的阴部，很容易出现尿道感染。

若宝宝大便后屁股没有擦洗干净，再用小手去抓，残留在肛门口周围的粪便很容易污染宝宝的小手，宝宝又有吃手的习惯，这种行为很容易将大肠杆菌等细菌带到宝宝体内，引起呼吸道或消化道疾病。

在日常生活中，1 岁的宝宝喜欢坐在地上，穿开裆裤宝宝的阴部很容易与外界接触，如地板、家人衣服的表面、外面的椅子上或草地上，接触的过程中出现相互污染引起疾病。

宝宝自己控制大、小便的能力不强，当天气变冷时，宝宝穿开裆裤很容易着凉感冒，或引起腹泻，增加大、小便排便次数。

宝宝穿开裆裤随时想拉就拉，不利于养成控制自己排便的条件反射。

1 岁宝宝的活动范围变大，在爬行或学走路时，穿开裆裤的宝宝阴部很容易受到碰、刮蹭等伤害。

宝宝穿开裆裤时没有衣服或尿布的保护，在夏、秋两季很容易受到蚊虫叮咬，会影响宝宝的健康。

育儿经验交流

宝宝穿开裆裤虽然给妈妈带来了方便，但为了宝宝的安全和卫生，妈妈最好不要给宝宝穿开裆裤，若要给宝宝穿开裆裤，就一定要给宝宝戴上尿布。

❀ 预防意外事故

1岁左右的宝宝活动范围变大，宝宝喜欢伸手抓东西，抓到的东西很自然地放在嘴里，妈妈在这段时间里，一定要为宝宝的安全设好第一道安全防线，避免意外事故的发生。

妈妈不要给宝宝买质量不合格的玩具，避免零部件脱落被宝宝误食。

妈妈不要给宝宝喂食果冻、花生、豆粒等食品，若喂食，一定要在确保安全的情况下方可。

室内加热电暖器、电炉子、热水壶、电风扇等要远离宝宝，避免弄伤宝宝。

妈妈将家里的电源插座、尖角的桌椅都套上安全保护套，避免宝宝用小手指去抠。

妈妈不要单独给宝宝易拆卸的布娃娃玩，宝宝喜欢用手指抠娃娃的眼睛放在嘴里吃。

妈妈每次做好热饭、热粥、热汤、热菜，要放到宝宝够不着的安全地方，避免宝宝去抓而被烫伤。

妈妈要时常关注宝宝衣服上的纽扣，避免纽扣松动后宝宝拿到嘴里吃。

家里的药品、清洁剂、洗衣粉等日常用品妈妈要保管好，避免宝宝误食。

宝宝爬得很熟练了，妈妈不要将睡觉的宝宝一个人放在家里，宝宝突然醒来找妈妈，看妈妈不在家会到处爬，很容易发生意外事故。

妈妈在宝宝学走路期间要照顾好宝宝。宝宝的生活离不开人，无论走到哪里，必须有一个人看护宝宝，避免出现意外事故。

妈妈不要将硬币给宝宝玩，宝宝会放嘴里吃。带有橡皮头的铅笔不要给宝宝玩，宝宝会将橡皮头咬掉误吃下去。

妈妈在给宝宝喂鱼类食物时，一定要将鱼刺挑干净后再给宝宝吃，避免宝宝卡着。

☕ 育儿经验交流

1岁左右的宝宝有了自己的想法，什么东西都想用手去摸来感觉一下，妈妈一定要多花时间，告诉宝宝哪些是可以这么做的，哪些是危险的。

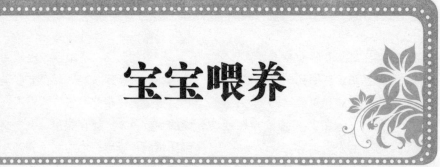

❀ 宝宝恋乳怎么办

许多宝宝在断奶时会哭闹、拒绝食物，甚至养成咬被角、吮手指的毛病，这些宝宝都不同程度地有恋乳危机。

断奶期是第二次母婴分离，也是宝宝成长过程中的一个重要里程碑。从完全吸食母乳到断奶，从习惯于母亲香甜的乳汁到彻底告别，宝宝需要一个适应过程，更需要妈妈采取正确的方式从生理到心理上戒断宝宝对母乳的依恋。

转移宝宝的注意力

宝宝出现碰触乳房行为时，妈妈应不动声色地握住他的手，拉着他去做他感兴趣的事情，比如讲故事、玩游戏、和他一起看动画片等，转移他的注意力，也逐渐淡化他对乳房的关注。给宝宝布置充满温馨与童趣的房间，鼓励宝宝听音乐，看适合他的漫画与图书，培养宝宝的兴趣与爱好，引导他过充实而有规律的生活，条件允许的话经常陪宝宝到大自然中走走，让绚丽多姿的大自然开阔他的视野，陶冶他的心灵，丰富他的内心体验，让宝宝在心旷神怡中养成开朗豁达的心胸，转移摸乳房的不良习惯。

加强亲子沟通

宝宝碰触妈妈乳房其实是情感上依恋母亲、渴望母爱的信号，所以妈妈不管工作多忙，每天一定要抽点儿时间陪宝宝，跟他交谈，陪他游戏，跟他做朋友，让他享受到充沛健康的母爱，如果宝宝能感受到并且获得了安全感，自己就会减少对母乳的依恋。

☕ 育儿经验交流

断乳时宝宝会吵闹几天的，但不管怎样吵闹妈妈也不要授乳，这样宝宝只好死心。假如坚持了2天，到第3天妈妈见宝宝喊得太可怜而又重新授乳时，宝宝则认为这2天是故意整他。因此要让宝宝知道再也不能吃母乳了，妈妈就得采取果断措施。

❋ 宝宝营养不良的信号

宝宝的营养状况不好时往往会出现种种信号，妈妈若能及时发现这些信号并采取相应的措施，可将营养不良扼制在萌芽状态，以下信号需要特别留心。

宝宝郁郁寡欢、反应迟钝、表情麻木：提示宝宝体内缺乏蛋白质与铁质。

处理措施：应多给宝宝吃一点儿水产品、肉类、奶制品、畜禽血、蛋黄等高铁、高蛋白质的食品。

宝宝惊恐不安、失眠健忘：表明体内 B 族维生素不足。

处理措施：补充一些豆类、动物肝脏、核桃仁、土豆等 B 族维生素丰富的食品。

宝宝情绪多变、爱发脾气：多与吃甜食过多有关，医学上称为"嗜糖性精神烦躁症"。

处理措施：除了减少甜食外，多安排点儿富含 B 族维生素的食物也是必要的，如芦笋、杏仁、瘦肉、蛋、鸡肉等。

宝宝固执、胆小怕事：多表示维生素 A、B 族维生素、维生素 C 及钙质摄取不足。

处理措施：多吃一些动物肝脏、鱼、虾、奶类、蔬菜、水果等食物。

不爱交往、行为孤僻、动作笨拙：多提示体内缺乏维生素 C。

处理措施：在食物中添加富含此类维生素的食物，如番茄、橘子、苹果、白菜、莴苣等，这些食物所含丰富的酸类和维生素，可增强神经的信息传递功能，缓解或消除上述症状。

夜间磨牙、手脚抽动、易惊醒：是缺乏钙质的信号。

处理措施：应及时增加绿色蔬菜、奶制品、鱼、肉松、虾皮等。

喜欢吃纸屑、泥土等异物：多提示缺乏锌、铁、锰等微量元素，这种行为常称为"异食癖"。

处理措施：海带、木耳、蘑菇等含锌较多，禽肉及海产品中锌、锰含量高，可多给宝宝吃。

宝宝肥胖：部分婴儿肥胖属于营养过剩，另外一部分胖宝宝则是起因于营养不良，因挑食、偏食等造成某些微量营养素摄入不足，导致体内的脂肪不能正常代谢，积存于腹部与皮下。

处理措施：除了减少高脂肪食物（如肉类）的摄取外，还应增加食物品种，做到粗粮、细粮、荤素之间的合理搭配。

🍵 育儿经验交流

宝宝的营养状况滑坡往往在疾病出现前就会发出信号，妈妈要多留心观察，千万不要等到宝宝出现身体消瘦、发育迟缓、贫血等营养缺乏性疾病时，才断定宝宝是营养不良了。

宝宝早教

❋ 妈妈这么说宝宝更爱听

11个月的宝宝还不会用语言表达自己的需要或感受，但妈妈的语气会对宝宝的性格、智商有一定的影响。宝宝学说话时，妈妈该如何说呢？

妈妈和宝宝说话时，要注意自己说话的语气，同时也要使用简单有效的词汇，帮助宝宝更快地理解这个词的意思，学会说话。

妈妈用鼓励或欣赏的语气说

宝宝每说出一个字，妈妈都要表扬宝宝，并告诉宝宝"你这样做妈妈很高兴"。这样宝宝就会多说，并说得越来越好。

妈妈用商量的语气说

宝宝做错事情后，妈妈不要用严厉的语气和宝宝说，可以用商量的语气和宝宝说："宝宝，把米饭倒在桌上是个不好的习惯，你和妈妈一起把米饭捡起来装到碗里好不好？看是你捡得快还是妈妈捡得快。"宝宝就会使用手或勺子将米饭捡到碗里。相反，妈妈用命令的语气和宝宝说，宝宝就会不高兴，会出现抵触情绪。

妈妈用信任的语气说

宝宝在玩积木时，自己搭不好会出现不耐烦的现象，妈妈可以用信任的语气和宝宝说，宝宝会自己搭好的。或宝宝说出"搭"，需要妈妈帮忙时，妈妈可以握着宝宝的手搭一遍，然后再让宝宝自己搭积木，妈妈在一边看着，说："妈妈相信宝宝这次自己能搭好积木。"或者说："妈妈给宝宝鼓鼓掌。"这样宝宝会自己搭好积木的。

☕ 育儿经验交流

妈妈若看到宝宝扔自己手中的食物时一定要制止，如果宝宝哭闹，妈妈可以先安慰宝宝吃东西，若不吃可以拿开，不要让宝宝养成扔食物的坏习惯。

❀ 让宝宝练习翻书

妈妈可以找一些带有色彩鲜艳、画面简单的彩色图片的图书，这样可以吸引宝宝的注意力。妈妈在教宝宝翻书的过程中，边翻边讲书中的内容，不仅锻炼宝宝手指的灵活性，还能提高宝宝的语言和认知能力。

宝宝翻书无论是有意识还是无意识的，找到的图不管正确与否，妈妈都应该表扬宝宝或鼓励宝宝，因为妈妈的态度不好或发脾气会影响宝宝日后读书的兴趣。

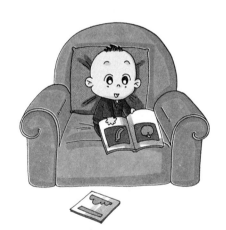

宝宝因为手指肌肉不够发达，最初翻书动作只会打开或合上，慢慢会几页几页地翻，妈妈不要太心急，练习翻书只是培养宝宝翻书的兴趣。

宝宝的手部控制能力较差，很容易在翻书的过程中将书撕破。妈妈最好选择图书纸张比较柔软或不易撕碎的有塑料膜装帧的纸，避免宝宝撕碎纸时划破手指。

妈妈在教宝宝练习翻书的过程中，看到宝宝有撕书的偏好，应该告诉宝宝要爱护图书。

宝宝因为不认识字，对书中的图片和文字是模糊的，很自然地将书拿颠倒了看。妈妈应该告诉宝宝书要正着看，同时也要告诉宝宝看书要保持良好的距离，从小养成良好的用眼习惯。

妈妈可以在桌子上放不同类型的书，让宝宝选择自己喜欢的图书翻，重复地翻，慢慢地宝宝就学会一页一页地翻了。

♥ 育儿经验交流

宝宝在翻书时，妈妈可以配合宝宝一起玩翻书，指着宝宝翻到的图片说："小狗在这里呢，找到了。"并告诉宝宝"你真棒"！

❀ 如何教宝宝看书

1岁的宝宝已经具备了看书的能力，妈妈可以教宝宝认识颜色、图形、动物卡片以及宝宝经常吃的水果的图片，这些需要妈妈的配合和指导。

宝宝在 10 个月时，妈妈可以给宝宝认知大卡片或家人的相册。妈妈先培养宝宝的注意力、观察力以及辨别能力，这有利于宝宝的智力开发。

宝宝 1 岁时，妈妈最好教宝宝看书，因为 1 岁的宝宝正处在语言能力快速成长期。妈妈可以教宝宝从图书上知道动物名称、水果名称、交通工具名称、植物名称，这样宝宝大脑里储存了大量的词汇信息，为宝宝将来流利地说话打下了良好的基础。

妈妈在教宝宝看书时应该从简单到复杂，有一个循序渐进的过程。最初妈妈可以结合实物和水果图片，教宝宝辨认，如："这是苹果。"或者说："宝宝，苹果在哪里？帮妈妈找一找。"等宝宝找到之后说："宝宝，你真棒。"

妈妈在给宝宝选择图画书时，图画要大、颜色要正而且鲜艳，一张卡片上面最好有一个大图片。不要选择上面文字较多并带故事情节的图书，这种图书等宝宝 2 岁以后再看。

在宝宝 1 岁半时，妈妈可以将这些卡片用绳穿起来让宝宝自己翻，从中找到自己喜欢的图片。妈妈也可以买一些硬纸壳图书，每天带宝宝一起翻一遍，

时间久了，宝宝就养成了自己主动看书的好习惯了。

妈妈在教宝宝看书时，若图片上有 1～3 个大字，妈妈可以教一个字，如"猪"，可以让宝宝用手指头指着说"猪"，不要教宝宝"小猪猪"、"肥猪"，一定要按书上的文字来教，避免宝宝搞乱了。

宝宝 2 岁时应该就会说出书中物品的名称了。

育儿小贴士

妈妈每天教宝宝看书时，可以给宝宝念一些比较顺口的歌谣，有利于宝宝的成长，这样妈妈也可以快乐地和宝宝度过亲子时光。

育儿经验交流

妈妈给宝宝选择书籍时要注意图书的纸张，不要给宝宝买光面的铜版纸，这种书籍漂亮但有很高的反光率，不适合宝宝长时间观看，很容易造成宝宝的视觉疲劳，伤害到宝宝。

如何给宝宝选择动画片

在婴幼儿阶段，宝宝从外界环境汲取大量的信息，妈妈若给宝宝选择一部好的动画片，宝宝会从中获得许多好的

信息。若宝宝看到一部好的动画片，会让宝宝学会好的语言和行为。

妈妈首先给宝宝选择有教育意义的

动画片为宜，因为宝宝看动画片可以培养高度的注意力，要比其他教育工具好得多。妈妈每次给宝宝看动画片时，最好先自己看一看，判断是否适合宝宝观赏。

妈妈可以给宝宝选择适合年龄的动画片，动画片中的语言要简单，说话语速要慢而且经常有重复，动画的图片变换要慢，这对婴幼儿学习说话非常有利。如英国BBC公司出版的天线宝宝非常适合0～4岁的宝宝，花园宝宝适合0～3岁的宝宝。

天线宝宝适合宝宝白天看，花园宝宝适合宝宝晚上要睡觉之前看。

宝宝看动画片时，妈妈最好陪着一起看，看到积极方面妈妈要适当地鼓励宝宝这么做，看到消极方面妈妈要提出自己的观点，并告诉宝宝该怎么做，做出正确的指导。

1岁左右的宝宝，妈妈可以选择主题单一、配乐优美、动画画面变换慢、内容短小的儿歌动画片，这些有助于宝宝语言的开发。

2岁左右的宝宝开始有较强的观察力，越来越喜欢动画片，妈妈可以给宝宝选择简单易懂的经典故事或者是中央电视台少儿频道播出的《小小智慧树》节目。

选择动画片的人物要可爱，具有一定的欣赏性，不要选择人物面相可憎的动画片。

妈妈可以给宝宝选择各种题材的动画片，不仅满足了宝宝的好奇心，还促进了宝宝各方面的发展。

育儿经验交流

在婴幼儿时期宝宝的感知能力差，没有时间观念。妈妈每次让宝宝看动画片时一定要控制时间，以10分钟为宜。

❊ 训练宝宝自己走

妈妈看到宝宝从扶着东西移步到独自站立时，说明宝宝有了自己想独立行走的想法和能力，妈妈可以按照宝宝的自身情况训练宝宝独立行走。

宝宝第一次独立走时，动作会向前倾斜，跌跌撞撞扑向妈妈的怀中，收不住脚，这是很正常的表现，因为宝宝还没有掌握好重心，所以妈妈要鼓励宝宝大胆地走第二次……第n次。

妈妈训练宝宝独立行走，开始可以选择室内，站在距离宝宝一步远处，用宝宝喜欢的玩具或妈妈张开双臂欢迎宝宝走过来拥抱的样子，逗引宝宝独立行走。当宝宝练习得很好后，妈妈可以慢慢地向后倒退，增加宝宝和妈妈之间的距离，同时也要不停地表扬宝宝"你真棒"。

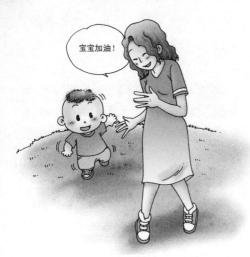

爸爸和妈妈也可以在周末带宝宝到室外比较空旷的地方，选择路面比较平的地方，妈妈一个人拿个玩具在前面逗宝宝，爸爸在宝宝的身后保护宝宝，避免宝宝因走路不稳伤害到自己。

宝宝开始学走路时会很喜欢走，妈妈一定要注意保护宝宝的安全，避免宝宝因摔伤而受到惊吓，失去了学走路的兴趣。

宝宝在学走路的过程中，磕磕绊绊在所难免。每次磕倒时，妈妈都要鼓励宝宝自己站起来，告诉宝宝他是勇敢的宝宝，摔倒了不哭。

在学走路的过程中，有的宝宝会喊累而不愿意走，希望妈妈抱，这时妈妈一定要坚持住让宝宝自己走，宝宝才能得到训练。

育儿小贴士

宝宝初学走路时，身体各部位很不协调，有时两条胳臂伸开，有时横着走来保持身体的平衡。

育儿经验交流

妈妈在教宝宝练习独立行走时，一定要让宝宝每天练习独立行走，宝宝就会很快学会走路了。

❀ 给宝宝说话的机会

1岁的宝宝能听懂妈妈对宝宝说的一些简单的语句，而且会用手势表达自己的意思了，妈妈现在应该给宝宝提供"开口"说话的机会和环境，这样更有利于宝宝学说话。

这个时期宝宝的接触面扩大，宝宝会主动和小朋友沟通，会发出一些让人听不懂的对话，妈妈应该鼓励宝宝，给宝宝多提供这种环境。

宝宝在家里时，会有意识地喊"妈妈"或"爸爸"，妈妈应该有意识地引导宝宝，看宝宝要做什么。比如宝宝想喝水，妈妈要鼓励宝宝说出来，不要宝宝一伸手拿杯子，妈妈就很快拿给宝宝，这样会使宝宝的语言一直处在"口难开"的阶段，使宝宝懒得开口说话，出现语言发育迟缓现象。

0～3岁是宝宝语言发展的敏感期，

妈妈应该想各种方法让宝宝早开口说话，尽量用语言代替手势，即使是一个字一个字地说，妈妈也要鼓励宝宝说。

晚上睡觉时，妈妈可以给宝宝讲故事。妈妈每天可以重复讲一个故事，看宝宝很熟悉了，可以将故事中的某个句子讲错，宝宝会睁开眼睛看妈妈一眼，撅起小嘴或摇摇头告诉妈妈你讲错了，为了促使宝宝开口说话，妈妈可以继续说错，就当没有看到宝宝的反应，直到宝宝开口说话，说出"不"为止。

妈妈可以暂时与宝宝分开，妈妈在另一房间打家里座机，爸爸抱着宝宝接电话，妈妈可以说："喂喂，是宝宝吗？"不断重复"是宝宝吗"，让宝宝开口说话，然后说"我是妈妈"。就这样妈妈不断地给宝宝打几次电话，宝宝就学会开口说话了。

育儿经验交流

妈妈可以给宝宝一个不倒翁，让宝宝推着玩，妈妈可以在一边念："不倒翁，推不倒，宝宝推，推不倒，妈妈推，推不倒。"

教宝宝如何与人交往

每个妈妈都希望自己的宝宝长大之后有一定的社会交往能力，殊不知宝宝有良好的社交能力需要从婴幼儿时开始学习，妈妈要从小重视宝宝交往能力的培养。

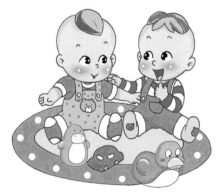

培养宝宝与人的交往能力，首先从妈妈与宝宝的注视开始，从无意识微笑到有意识微笑，从熟悉人到陌生人，再到同龄的小朋友，宝宝首先需要学习如何交往。

妈妈要鼓励宝宝与小朋友交往，宝宝也可以拿自己的玩具和小朋友一起玩，让宝宝学会与小朋友一起分享自己的玩具，宝宝会变得轻松快乐、愿意与人相处。

宝宝在与小朋友交往时，妈妈最初还要教宝宝如何通过商量解决交往中的一些问题。例如，几个宝宝同玩一个玩具时，妈妈应该告诉宝宝要和小朋友商量，大家是一起玩一个球，还是每个人轮流玩一会儿，这样每个小朋友都会玩得很开心，大家会成为好朋友。

宝宝和小朋友交往的过程中，也会出现小朋友之间抢夺玩具、扔玩具的现象，妈妈可以观察自家宝宝的表现，告诉宝宝扔玩具或抢玩具这种行为是错误的，宝宝不要模仿其他小朋友抢玩具，若自己的宝宝抢玩具，妈妈可以告诉宝宝将玩具还给小朋友。

妈妈可以经常带宝宝去超市，让宝宝熟悉环境，熟悉妈妈买东西的过程，通过这种潜移默化的影响，宝宝会无意中获得各种交往技能。

妈妈也可以带宝宝去别的小朋友家与小朋友一起玩，去得多了，宝宝就没有了交往中的紧张和不适，逐渐克服了害怕心理，轻松地和小朋友玩在一起。

妈妈在家里要为宝宝树立好榜样，创造和谐的家庭气氛，和宝宝平等相处，遇事多为别人想。宝宝会向妈妈学习，懂得谦让以及遇事与别人商量。

育儿经验交流

妈妈要提高宝宝的交往能力，需要长时间培养宝宝，带宝宝参与各种交往活动，妈妈耐心指导，只有这样，宝宝才能有更好的交往能力。

❀ 不要给宝宝独自玩手机

宝宝看到爸爸妈妈接打电话时就有伸手取的想法，很多妈妈看宝宝喜欢手机就随手给宝宝玩，殊不知妈妈的这种溺爱很可能给宝宝带来一些无意识的伤害。

妈妈给1岁的宝宝玩手机，宝宝会感觉很好玩，会好奇地按，不知什么时候电话就会响或宝宝无意识地拨出去，手机发出的电磁波会给宝宝带来伤害。手机电磁波会使宝宝生长发育迟缓，免疫力降低，增大了白血病等疾病发生的概率。

手机在接通的过程中会发出电磁波，不仅仅停留在耳朵里，而且会伤害到宝宝的大脑，即使是2分钟的通话，也会影响宝宝脑部天然的电流活动。

若妈妈给宝宝玩废旧的手机，但不把电池拿出来那就更危险了，因为1岁的宝宝很喜欢扔东西，旧手机很容易在宝宝扔着玩时发生爆炸。为了宝宝的安全妈妈可以给宝宝买个玩具手机玩。

近距离地看手机的彩屏会很刺眼，很容易伤害到宝宝的眼睛。

妈妈看宝宝哭，无奈地将手机给宝宝玩，但一定要注意，宝宝喜欢扔东西，也会把你的手机扔到地上，反复地扔。随后等会走路了，宝宝会自己拿妈妈的手机往水盆里扔。还有的宝宝喜欢用嘴吃手机，宝宝的口水把电源插孔弄湿了，手机主板很容易就烧了。

妈妈不要因为宝宝要玩手机就满足他，应该正确地引导宝宝，至少不能让宝宝独自一个人玩手机，要不然将来宝宝长大了，想要的东西多了，妈妈都能满足宝宝吗？

育儿经验交流

　　妈妈可以与宝宝一起学动物叫，先学一种，小猫喵喵叫，妈妈在图片上找到一只小猫，让宝宝看着图片学小猫叫。然后再教宝宝学习小狗、小鸡、小羊、小鸭子、牛、老虎的叫声。

❋宝宝喜欢抢小朋友的玩具怎么办

　　很多妈妈经常抱怨宝宝喜欢抢别人的玩具，对自己的玩具却不感兴趣，是宝宝的本性就喜欢新奇事物还是妈妈过于依赖用玩具哄宝宝玩呢？

　　宝宝喜欢抢别的宝宝的玩具，妈妈一定要坚持让宝宝将玩具还给小朋友，面对宝宝的这种行为，妈妈立场一定要明确，告诉宝宝这样不可以。

　　宝宝在抢别人的玩具时，妈妈不应该埋怨或指责宝宝，妈妈过激的行为可能给宝宝心理上造成不必要的压力，妈妈应该给宝宝讲道理，了解宝宝抢小朋友玩具的原因。

　　若宝宝此时是无意识地抢小朋友的玩具，妈妈的具体做法是：双手托着宝宝的腋下，让宝宝将玩具还给别的小朋友。宝宝抢多少次，妈妈就这样做多少次。

　　若宝宝抢玩具是为了吸引妈妈的注意，妈妈可以采取冷处理的方式，对宝宝的这种行为视而不见，这样可以慢慢地淡化宝宝这种行为。妈妈若此时关注宝宝，会加强宝宝抢东西的习惯。

　　平时看到新奇玩具，只要宝宝想要有的妈妈就会买。在宝宝提出购买玩具时，若因得不到满足而哭闹，有的妈妈迫于无奈而满足了宝宝的要求，这些做法都鼓励了宝宝抢东西的行为。解决办法是妈妈不要对宝宝所有的要求都满足，应该对宝宝说"不"。

　　妈妈平时工作忙，给宝宝过多的玩具，使宝宝形成对玩具的依赖，看到玩具就会抢。解决办法是妈妈应该多陪陪宝宝。

　　妈妈给宝宝购买的玩具没有新意时，也会引起宝宝抢别人的玩具的行为。宝宝天生就喜欢新奇玩具，解决办法是妈妈应该分散宝宝对别人玩具的注意力，给宝宝挑一些他喜欢的玩具。

育儿经验交流

　　宝宝无论是哪种原因抢其他宝宝的玩具，妈妈都应该告诉宝宝这是不对的，每次抢了都应该立刻还给小朋友。

Part 25

0~3岁宝宝常见病的防治

宝宝护理

新生儿鹅口疮怎么防治

新生儿患鹅口疮的原因

鹅口疮一般是由于宝宝免疫功能低下、营养不良、腹泻或因感染而长期服用各种抗生素或激素造成的，也有2%～5%的正常新生儿是由于使用被污染的哺乳器具以及出生时吸入或咽下产道中的白色念球菌而发病的。

鹅口疮的基本症状

轻者除口腔舌上出现白屑外，并无其他症状表现；重者白屑可蔓延至鼻腔、咽喉、食管，甚至白屑叠叠，堵塞气管，妨碍哺乳，婴儿啼哭不止。如见患儿脸色苍白、呼吸急促、啼声不出者，为危重征象。

另外，鹅口疮和"奶瓣"比较像，如果宝宝口腔壁上长了像奶瓣一样的东西，妈妈可以先试着用棉签擦一下，能用棉签擦掉的是奶瓣，擦不掉的则为鹅口疮。

鹅口疮的防治措施

❶ 注意饮食卫生，保持餐具和食品的清洁，如奶瓶、奶头、碗勺要专用，每次用完后需用碱水清洗并煮沸消毒。

❷ 喂乳前后用温水将乳头冲洗干净，喂乳后再给宝宝喂服少量温开水。

❸ 平时注意宝宝的口腔卫生，给宝宝喂食以后帮助清洁口腔。如果宝宝年龄太小，可以用温湿的纱布清洁口腔；如果年龄大一些，则可以让宝宝用水漱口。可用1∶3金银花甘草液等擦洗口腔，每日3～4次，如局部溃破可外涂适量冰硼散或1%紫药水。

❹ 加强宝宝的营养，进行适量的户外活动，增强抗病能力。

❺ 宝宝的被褥和玩具要定期拆洗、晾晒，洗漱用具应和家人的分开，并定期消毒。

育儿经验交流

发现宝宝患鹅口疮要及时到医院治疗。

❋ 如何防治宝宝尿布疹

尿布疹就是兜尿布的小宝宝的臀部出现臀红、皮肤上有红色斑点状疹子，甚至溃烂流水。发生红臀时，由于皮肤破损，细菌极易繁殖造成局部感染，严重时细菌从感染的局部侵入血液引起败血症。所以新生宝宝的尿布疹重在预防，发现宝宝臀部发红、糜烂时一定要及时治疗。

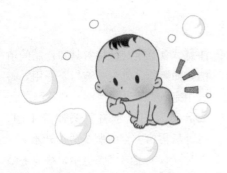

家庭预防与护理方法

❶ 红屁屁是可以预防的。预防的关键是给宝宝勤把尿，及时更换尿布，及时清洗粪便，保持宝宝的臀部干燥，每次大便后要将臀部洗净、擦干。切忌用碱性的皂类洗涤尿布，应用水、温和的脂类或柔和的宝宝湿纸巾进行清洁。使用宝宝护臀霜给宝宝的臀部薄薄地涂抹一层，可有效预防和治疗尿布疹。

❷ 由于宝宝的皮肤娇嫩，易对洗涤剂、柔顺剂等物质过敏，注意给宝宝洗衣服时不要添加这些东西。

❸ 尿布洗烫后在阳光下晒干再使用。选用合适的纸尿裤与纯棉尿布交替使用，既经济实用又有助于宝宝的发育。

❹ 预防臀红还可在擦干臀部水分后，涂上蒸熟晾凉后的花生油、豆油等或凡士林，使油脂将宝宝的尿液与皮肤隔开。

❺ 在尿布疹严重时可暂时不用尿布，让宝宝的臀部暴露在空气中以保持皮肤干爽。

> **❤ 育儿经验交流**
>
> 有些宝宝的屁屁受碱性洗涤液的影响，可能会引起白色念珠菌感染的皮疹，表面看似尿布疹，实际是一种真菌感染，一定要及时治疗。

❋ 宝宝得了脐疝怎么办

宝宝呱呱落地后，随着宝宝的成长发育、脐带的愈合和脱落，腹部的这个

开口通常会在宝宝1～2岁内逐渐封闭，无须做特别处理。但是如果疮痕没有愈

合或是宝宝过度哭闹、咳嗽使腹压升高，使腹膜等组织从脐环内向外突出，造成部分肠子从下面跑出来，就会形成脐疝（肚脐外凸）。

脐疝是新生儿期的常见病，早产儿发生较多。虽然脐疝看起来挺吓人，但只要这个突出部位是软的，按压时有弹性，肿得也不厉害，并且宝宝不难受，不觉得疼，那就不要紧。这种脐疝一般在宝宝 12～18 个月大时就会消失。只有在少数情况下，才需要通过手术来闭合这个开口。

这种情况要赶紧看医生

如果你发现宝宝肚脐周围肿胀得厉害，触摸时疼痛或有变色等现象，一定要赶快带宝宝去看医生。在极为罕见的情况下，宝宝的小肠会卡在这个开口处，中断这个部位的供血，这就需要立刻做手术了。如果宝宝出现呕吐和便秘，也可能说明有这个问题存在。

护理方法

新生儿发生脐疝的原因是由于新生儿腹部肌肉相对没有肠道肌肉发育得好，脐孔两边的腹直肌还没有合拢，脐孔由一层薄薄的瘢疤性皮肤覆盖，收缩不好。当新生儿啼哭时，腹压升高，腹腔内的肠子就向脐环鼓出到皮下而形成脐疝。所以一定要减少宝宝哭闹、咳嗽、便秘等因素引起的腹压增大。

育儿经验交流

有的妈妈为了减少肠管疝出、促进脐疝愈合，用布包上钱币压在脐疝上，还有些妈妈用脐布粘贴牵拉，这些都是不可取的办法。其实，脐疝不处理也不会对宝宝的发育造成影响。

如何对待宝宝脱水热

气候炎热，有些宝宝常会出现发热、哭闹、烦躁、睡眠不安稳等症状，可是到医院检查却一切正常，服药也无确切疗效，究其原因，是由于宝宝体内缺乏水分所致。医学上将这种情况称之为"脱水热"。

鉴别宝宝是否缺水

鉴别宝宝是否缺水可注意观察宝宝的睡眠与排尿情况。发现宝宝未到喂奶时间就哭闹不停，睡眠不安稳或排尿次数明显减少，而且排尿量多，同时还伴有发热、口唇干燥、情绪烦躁等症状，那就可能是因缺水所致的脱水热。这时就要及时给宝宝喂水，最好在两次喂奶中间喂些 0.5% 的淡盐开水，人工喂养的宝宝在夏季更应多喂些淡盐水，以免发生脱水热。

预防宝宝脱水

❶ 给宝宝一个凉爽的环境：如果宝宝

缺水没有得到及时补充则容易引起脱水，对于这种非病理性脱水，父母只要细心护理就能预防和改善，例如，为宝宝营造一个舒适凉爽的环境非常关键，周围温度不能过高，以免宝宝大量出汗。

❷ 多喂白开水：宝宝出汗很多、烦躁不安甚至大便干燥就是脱水的迹象，及时补水是防止脱水的最佳途径，而与体温温度相似的白开水是最佳选择。此外，4个月以下纯母乳喂养的宝宝，夏天也可以适当喝水。

对于已经添加辅食的宝宝，不仅要注意喝水，还要多喝些蔬果汁，但口味一定要注意清淡，避免加过多盐或糖而增加宝宝肾脏的负担，从而加重脱水。

病理性脱水要就医

与正常脱水不同的是病理性脱水，例如，腹泻、脱水热引起的宝宝脱水，父母一定要谨慎对待。光靠喝水并不能解决脱水的问题，父母一定要遵照医嘱，例如，在医院进行输液，或到药店购买口服的补液盐，严格按照说明分次给宝宝服用。

☕ 育儿经验交流

很多宝宝的脱水属于"新生儿脱水热"，这种情况除了给宝宝进行物理降温外，其他最好交给医生处理。

✿ 怎样预防和护理新生儿肺炎

新生儿肺炎是新生儿期常见的一种疾病，由于没有成人肺炎的明显症状，所以不易察觉，但危害严重，所以父母需要对其有一定的了解，以便预防和及时诊治。

新生儿肺炎的症状

新生儿肺炎的表现与婴幼儿或儿童患肺炎的症状是很不同的，尤其是出生一两周以内的宝宝，像发烧、咳嗽、咳痰这些肺炎常见的症状是很少见到的。他们的主要表现是精神不好、呼吸加快、不爱吃奶、吐奶或呛奶等，大多数宝宝不发烧，有的有低烧，接近满月的新生儿可出现咳嗽的症状。如果观察到以上这些现象，父母应及时带宝宝去医院就诊，通过医生的检查和拍肺部X线片，做出诊断。

新生儿肺炎较严重时宝宝可出现气促、鼻翼翕动、三凹征、心率加快的现象。大部分患儿有口周及鼻根部发青，缺乏肺部阳性体征，在患儿深吸气时，能听到细小泡音。

家庭护理方法

❶ 宝宝的居室要保持空气新鲜、阳光

充足、室温恒定，保持在 22~24℃。每天通风半个小时，同时要保持 50% 以上的湿度。

❷ 宝宝穿衣、盖被要注意适度，不能过厚，否则容易加重呼吸困难。

❸ 要尽量减少亲戚朋友的探视，尤其是患感冒等感染性疾病的人员不宜接触宝宝，家庭成员接触宝宝应认真洗手，以防将病原体传给宝宝而使其患病。

❹ 注意宝宝卫生，最好天天给宝宝洗澡，避免皮肤、黏膜破损，保持脐部清洁干燥，避免污染，以达到预防宝宝肺炎的目的。

❺ 宝宝得了肺炎后要及时到医院诊治，轻者可在医师指导下在家治疗。

 育儿经验交流

患肺炎的宝宝易呛奶，喂养时以少量多次为宜，不要一次喂得太饱，以防呕吐和影响呼吸运动。

❀ 如何护理患湿疹的宝宝

湿疹俗称奶癣，是宝宝常见的过敏性、传染性皮肤病，具有复发性，以喂牛奶的宝宝多见。其发生原因主要与宝宝胃肠道尚未发育完善，免疫功能比较差等因素有关。湿疹主要发生在宝宝两边颊部、额部和下颌部。开始时皮肤发红，上面有针头大小的红色丘疹，慢慢会出现水疱，直至结痂脱落。出奶癣时，宝宝又痒又痛，常常哭闹不安，影响喂养和睡眠，或用小手抓痒，导致皮肤受细菌感染，使病情进一步加重。

湿疹的护理方法

❶ 急性期水疱破后不要洗澡，局部每天用 1%~4% 硼酸溶液湿敷 15 分钟，外面涂 15% 氧化锌软膏。

❷ 当湿疹以红丘疹为主时，注意用温水洗澡，不要使用肥皂或浴液，可继续用 1%~4% 硼酸溶液湿敷，然后外涂炉甘石洗剂。

❸ 室温不宜过高，否则会使湿疹痒感加重。环境中要最大限度地减少过敏原，以降低刺激引起的过敏反应，家里最好不要养宠物。保持室内通风，室内不要放地毯。打扫卫生最好是湿擦，避免扬尘，或用吸尘器处理家里灰尘多的地方。

❹ 宝宝的贴身衣服和被褥必须是棉质的，所有的衣服领子也最好是棉质的，避免化纤、羊毛制品对宝宝造成刺激。给宝宝穿衣服要略偏凉，衣着应较宽松、轻软，因为过热、出汗都会造成湿疹加重。要经常给宝宝更换衣物、枕头、被褥等，保持干爽。

❺ 宝宝得了奶癣，会长期反复，要一

段时间才会慢慢好，不要刺激他的皮肤，喂完东西后要擦干，保持皮肤干爽，要经常换口水垫。每天为宝宝洗澡时要将皮肤皱褶处洗净擦干。

❀ 怎样预防和治疗泪囊炎

很多细心的父母会发现有时宝宝的眼屎很多，尤其是在夏天，许多父母以为这是宝宝火气重，就给宝宝采取降火措施，其实宝宝很有可能是患了泪囊炎。

泪囊炎的症状

患泪囊炎的宝宝眼屎多，稍大的婴儿可能会伴有流泪，挤压泪囊区往往有脓性分泌物流出。宝宝满月后或稍大时，在不哭闹的情况下，眼睛经常不由自主地流泪。

泪囊炎若长时间没得到有效治疗，会引起宝宝角膜炎、角膜白斑，导致视力明显下降或造成弱视、近视等。此外泪囊炎还有可能引起泪囊周围组织发炎或形成泪囊瘘，可影响容貌的美观。

防病胜于治病

❶ 早发现早治疗，一旦发现宝宝经常流泪、结膜充血及眼屎增多等症状，应及时就诊。

❷ 妈妈在家给宝宝擦拭分泌物时应将自己的指甲剪去磨平，以防损伤宝宝皮肤。

❸ 使用消炎眼药水前应先洗净双手。

护理方法

❶ 冲洗法：对大多数单纯的鼻泪管闭塞的宝宝，可在眼部滴抗生素眼药水冲洗泪道，有一部分可通过冲洗通畅。通常冲洗泪道 3 次左右无效的话，就要采取探通术。

❷ 探通法：最好在宝宝出生后 2～4 个月间探通较好，探通前 3～4 天每日给宝宝冲洗泪囊、滴抗生素眼药水。该手术的难度较大，有一定的风险，对医生的技术水平要求比较高，因此最好带宝宝到正规的大医院就诊，一般宝宝满月后就可接受探通。

❋ 如何预防和治疗红眼病

红眼病主要通过接触进行传染，宝宝只要接触了病人的眼屎或眼泪污染过的东西，如毛巾、手帕、脸盆、玩具或门把手等，就会受到传染，在几小时后或 1～6 天内发病。表现为流泪、眼睛灼热、有异物感；有大量黏液性或脓性分泌物，宝宝早晨会睁不开眼睛；眼睑红肿、白眼珠充血明显，甚至结膜下出血，但一般不会影响视力。

一旦宝宝患上红眼病，应及时到医院诊治，医生会对症下药，若治疗不彻底可变成慢性结膜炎并引起并发症。一般来说去医院配点抗生素眼药水（普通药店要处方才能买到，所以建议患病后马上带宝宝去医院）。

家庭护理要点

❶ 宝宝一旦得上红眼病应进行适当隔离，不要带他串门，暂时不要去幼儿园，不要到理发店、浴池，以免疾病蔓延。

❷ 患红眼病的宝宝使用过的毛巾、手帕和脸盆要煮沸消毒，晒干后再用，并为他准备专用的洗脸用具。

❸ 饮食清淡，多食蔬菜、新鲜水果等，保持大便通畅。

❹ 开放患眼，不能遮盖，否则眼部分泌物不能排出，反而加重病情。

❺ 平时教育宝宝注意个人卫生，做到不用脏手揉眼睛，勤剪指甲，饭前便后要洗手。眼屎多时，要用干净手帕或纱布轻拭。洗漱用具个人专用，在红眼病流行期间尽量不去公共场所。

 育儿经验交流

父母不要自行给宝宝用眼药，以免用药不当加重病情。

❋ 如何防止宝宝患佝偻病

病因

由于体内维生素 D 不足引起的全身钙、磷代谢失常，使钙、磷不能正常沉着在骨骼的生长部分，严重的可以发生骨骼畸形。

症状

患病的宝宝抵抗力低下，烦躁不安、易激惹、夜惊和多汗，在吃奶或哭闹时出汗特别明显，睡觉时汗多，可浸湿枕头。由于汗的刺激，小儿常摇头擦枕，以致枕部一圈头发脱落；出现方颅、前囟门大、10 个月还没有出牙等症状。

消瘦的宝宝双臂向上举起时，可以看到一部分的前胸肋骨像串珠一样凸起，有的宝宝胸廓下方像喇叭一样张开，最下面的肋骨明显向外突出，有的宝宝胸骨下部凹陷呈漏斗状，还有的宝宝胸骨中央突起，呈鸡胸状。

患儿运动功能发育也明显迟缓，容易并发呼吸道和消化道感染性疾病而危及生命。

预防

❶ 宝宝每天在室外活动 2 小时以上，体内的 7-脱氢胆固醇就会在紫外线的照射下转化为具有活性的维生素 D。

❷ 要及时、合理地添加蛋黄、猪肝、豆制品和蔬菜等辅食，也能增加维生素 D 的摄入量。

❸ 母乳喂养宝宝的妈妈，每天应该服用 400～800 国际单位的维生素 D。

❹ 在医生的指导下，给宝宝服用复合维生素 D 制剂。

♥ 育儿经验交流

在北方冬、春季节，小儿户外活动较少，阳光照射就不足。尤其是烟尘笼罩的城市，阻挡了部分紫外线的透过，所以发病率较高，所以北方城市里的宝宝更要及早添加辅食和鱼肝油。

❀ 如何发现急性肠套叠

肠套叠是婴幼儿常见的一种急腹症，是指一段肠管套入邻近的另一段肠腔内，多发生于 4～12 个月的宝宝。

婴幼儿时期宝宝的肠管蠕动规律变化较大，容易发生肠蠕动紊乱，如宝宝吃些不易消化的食物或过食冷饮及有刺激性的食品，就更会增加胃肠负担，易诱发肠蠕动紊乱，导致肠套叠的发生。

当宝宝发生肠套叠时常常表现为阵发性大声哭闹，四肢乱挣动，面色苍白，额出冷汗，表情非常痛苦，还会频繁呕吐、拒食。和一般胃肠道感染最大不同的是在剧烈阵痛后，宝宝似乎又和平常一样会玩、会笑，可是下一波阵痛开始时，又会哭号不已，很难安抚，而且间隔时间越来越近。发病后 4～12 小时出现暗红色果酱样便或深红色血水便。而在触摸宝宝腹部时，可能会摸到一团像香肠样的东西。

这种情况要赶紧看医生

阵发性哭闹的宝宝有疑似肠套叠的症状时，应迅速到医院就诊。肠套叠多在宝宝 6 个月左右发生，父母要尤为注意，一旦发现宝宝有肠套叠症状应立即送医院，如超过 1～2 天，宝宝会伴有严重的脱水、休克等症状，需手术治疗。

在送医过程中需注意

❶ 立即给宝宝禁食禁水，以减轻胃肠内的压力。

❷ 不能给宝宝服用止痛药，以防掩盖症状，影响医生的诊断。

❸ 在途中，父母应注意观察宝宝病情变化，如呕吐物、大便的次数、量等，使自己在向医生讲述病情的时候做到尽可能详细。

 育儿经验交流

父母不要突然改变宝宝的饮食，辅食要逐渐添加，使宝宝娇嫩的肠道有适应的过程，防止肠管蠕动异常。同时还要讲究哺乳卫生，严防病从口入。

❀ 宝宝患了风疹怎么办

风疹与麻疹相似，多见于1～5岁的宝宝，风疹并发症较少见，预后多良好。

风疹从接触感染到症状出现，要经过14～21天。起初1～2天症状很轻，可有低热或中度发热，轻微咳嗽、乏力、胃口不好、咽痛和眼发红等症状，一般不易察觉。通常于发热1～2天后出现皮疹，皮疹初为稀疏的红色斑丘疹，以后面部及四肢皮疹可以融合类似麻疹。出疹第2天开始面部及四肢皮疹可变成针尖样红点如猩红热样皮疹，一般不伴有痒痛等感觉。

风疹无须特殊治疗，一般在皮疹出现后一周左右即可痊愈，可在医生的指导下给宝宝服用中成药或涂抹软膏。但病情严重的，如宝宝高热不退，精神委靡、面色苍白，应立即送医院治疗，以防止并发心肌炎。

家庭护理方法

❶ 若发现宝宝感染风疹，一定要及时隔离，隔离至出疹后一周。

❷ 让宝宝卧床休息，避免直接吹风，以免加重病情。

❸ 宝宝发热期间，让他多喝水。饮食宜清淡、有营养、易消化，多食富含维生素的食物。

❹ 注意宝宝皮肤的清洁卫生，避免宝宝搔破皮肤，引起感染。

 育儿经验交流

宝宝长到8个月时，应带宝宝去疫苗接种处接种风疹疫苗。

❀ 缓解宝宝咳嗽的方法

家庭科学的护理可显著缩短宝宝的咳嗽时间、减轻咳嗽症状，在宝宝疾病康复中的作用不容忽视。

❶ 打开窗户透透气：宝宝晚上咳嗽时，妈妈可以在确保宝宝暖和的情况下打开卧室窗户，让新鲜的空气进入房间，有助于缓解呼吸道膨胀的症状。

❷ 尽量保持宝宝鼻腔的清洁：如果宝宝咳嗽并伴有鼻塞或流鼻涕的症状，应及时为宝宝清理鼻腔，鼻塞或流鼻涕都将加重咳嗽症状。

❸ 夜间抬高宝宝头部：如果宝宝入睡时咳个不停，可将其头部抬高。头部抬高对大部分由感染引起的咳嗽是有帮助的。还要经常给宝宝调换睡的位置，最好是左右侧轮换着睡，有利于呼吸道分泌物的排出。咳嗽的宝宝喂奶后不要马上躺下睡觉，以防止咳嗽引起吐奶和误吸。如果出现误吸呛咳时，应立即取头低脚高位，轻拍背部，鼓励宝宝咳嗽，通过咳嗽将吸入物咳出。

❹ 水蒸气止咳法：咳嗽不止的宝宝在室温为 20℃ 左右，湿度为 60％～65％的环境下症状会有所缓解。如果宝宝咳嗽严重，可让宝宝吸入蒸气；或者抱着宝宝在充满蒸气的浴室里坐 5 分钟，潮湿的空气有助于帮助宝宝清除肺部的黏液，平息咳嗽。

❺ 热水袋敷背止咳法：热水袋中灌满 40℃左右的热水，外面用薄毛巾包好，然后敷于宝宝背部靠近肺部的位置，这样可以加速驱寒，能很快止咳。

❻ 热饮止咳法：多喝温热的饮料可使宝宝黏痰变得稀薄，缓解呼吸道黏膜的紧张状态，促进痰液咳出。最好让宝宝喝温开水或温的牛奶、米汤等，也可给宝宝喝鲜果汁，果汁应选用刺激性小的苹果汁和梨汁等，不宜喝橙汁、西柚汁等柑橘类的果汁。

♥ 育儿经验交流

给宝宝使用咳嗽药时，要注意不要单纯使用中枢镇咳药，小孩咳嗽多为有痰咳嗽，应先祛痰再止咳。

❀ 小儿支气管炎如何防治

小儿支气管炎多见于 1 岁以下的宝宝，春、冬季节是该病的高发期。前期有感冒症状，如咳嗽、打喷嚏，1～2天后咳嗽加重，出现呼吸困难、喘憋、面色苍白、夜间张口呼吸，肺部有哮鸣音。症状严重时可伴充血性心力衰竭、呼吸衰竭、缺氧性脑病以及水和电解质紊乱。一般体温不超过 38.5℃，持续 1～2 周。

急性支气管炎一般 1 周左右可治愈。有部分患儿咳嗽的时间要长些，会逐渐减轻、消失，适当地服些止咳剂即可。不过在患病的早期，对于痰多的患儿不主张用止咳剂，以免影响排痰。痰稠咳重者可服用祛痰药。

护理方法

❶ 注意保暖：寒冷的刺激会加重支气管炎病情，父母要随气温变化及时给宝宝增减衣物，特别是宝宝睡觉时要使体温保持在 36.5℃以上。

❷ 补充水分：小儿患支气管炎时有不同程度的发热，水分蒸发较大，应注意给宝宝多喂水。可用糖水或糖盐水补充，也可用米汤、蛋汤补给。

饮食以半流质为主，以增加体内水分，满足机体需要。

❸ 营养充分：小儿患支气管炎时营养物质消耗较大，容易造成宝宝体内营养缺乏。父母对宝宝要采取少量多餐的方法，多让宝宝吃清淡、营养充分、均衡、易消化吸收的半流质或流质食物，如稀饭、煮透的面条、鸡蛋羹、新鲜蔬菜、水果汁等。

❹ 翻身拍背：宝宝咳嗽、咳痰时，表明支气管内分泌物增多，为促进分泌物顺利排出，可给宝宝拍背，还应帮助其翻身，每 1～2 小时一次，使宝宝保持半卧位，有利痰液排出。

育儿经验交流

有部分患儿发展为肺炎，就按护理肺炎患儿的方法精心护理。如果急性支气管炎发作时缺氧、发热，必须住院治疗。

宝宝患中耳炎如何护理

中耳炎，一般是普通感冒或咽喉感染等上呼吸道感染所引发的疼痛并发症，是宝宝发生耳痛的一种常见病因。

中耳炎的症状

❶ 听力减退：听力下降、自听增强。宝宝常对声音反应迟钝，注意力不集中。如一耳患病，另一耳听力正常，可能长期不被觉察，而于体检

时始被发现。

❷ 耳痛：急性者可有隐隐耳痛，常为患者的第一症状，可为持续性，也可为抽痛。慢性者耳痛不明显。本病常伴有耳内闭塞或闷胀感，按压耳屏后可暂时减轻。

❸ 耳鸣：多为低调间歇性，如"噼啪"声、"嗡嗡"声及流水声等。当头部

运动或打呵欠、擤鼻时，耳内可出现气过水声。

护理方法

如果不小心将宝宝耳朵弄湿，不论是否有感染的迹象，父母都应记得去除宝宝耳朵内的水分。方法：将外耳向上及向外拉，使耳道伸直。让吹风机距离耳朵5～10厘米远处向耳内吹，以暖风或冷风吹30秒。如此可以消除细菌及真菌生长的温湿环境。

当宝宝患上中耳炎后，父母应该让宝宝服用解热镇痛剂溶液，而且让患部靠在包裹着毛巾的热水袋上。用温水充填热水袋，让头部疼痛的那一侧朝下，以便让耳朵的渗出液排出来。如果是婴儿耳痛，用一条柔软的毛巾紧靠他的患部即可，还应该在24小时内带他前去医院就诊。

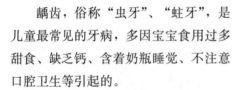

育儿经验交流

擤鼻涕方法不正确也可导致中耳炎。有的人擤鼻涕时往往用两手指捏住两侧鼻翼，用力将鼻涕擤出。这种擤鼻涕的方法容易引发中耳炎。

❋ 如何预防宝宝龋齿

龋齿，俗称"虫牙"、"蛀牙"，是儿童最常见的牙病，多因宝宝食用过多甜食、缺乏钙、含着奶瓶睡觉、不注意口腔卫生等引起的。

预防牙病最有效的方法：刷牙

宝宝到了2岁以后，白生生的牙齿就基本长齐了，这时就该正式开始学刷牙了。

❶ 宝宝2岁后就可练习刷牙，养成早晚刷牙的好习惯，要给宝宝选择合适的牙刷和牙膏，要竖刷不要横刷。不能刷牙的要坚持漱口，在喂奶后给宝宝喝清水。

❷ 少让宝宝吃零食、甜食，尤其是睡前不要吃东西。

❸ 按时给宝宝添加辅食，练习宝宝的咀嚼能力。正确服用维生素D和钙制剂，增强牙齿强度。

❹ 宝宝幼儿时磨牙的表面窝沟比较深，容易积聚细菌而引发龋齿。因此将窝沟封闭起来以阻止细菌侵入，可有效预防龋齿发生。

❺ 父母亲近宝宝前应用药物牙膏刷牙；咳嗽、打喷嚏时应避开宝宝；切勿将食物经自己咀嚼后再喂给宝宝。

护理方法

❶ 1～2岁的宝宝，父母可用消过毒或煮沸的纱布蘸一下洁净的温开水轻轻擦拭宝宝口腔两侧内的黏膜、牙床及已萌出的牙齿，坚持每次饭后、睡前各一次。

❷ 2岁后的宝宝，除了用上述方法外，

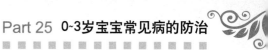

父母还应以示范的办法教会宝宝用淡盐水或温开水练习漱口，坚持每次饭后、睡前各一次。

❸ 3岁的宝宝，父母应开始引导和教会他们自己刷牙，要督促宝宝养成饭后漱口的习惯。

育儿经验交流

发现龋齿，父母应及时带宝宝看牙科医生。最好半年带宝宝做一次牙齿检查，检查宝宝的牙齿，包括乳牙的生长情况、有无龋齿等，以便及早发现异常情况。